PRÉFACE DE
CAROLINE BONGRAND

DAVID LEDUN

PRISONNIER

AVEC CÉCILE MARTIN-COCHER & EMMANUEL RAZAVI

DE MON CORPS

MALADIE DE CHARCOT, UN COMBAT POUR ENTRETENIR L'ESPOIR

bōld

bōld
label audacieux
par
AMPHORA

Suivi éditorial et relecture :
Delphine Dubois et Servane Heudiard
Couverture : Lionel Rousseau - Amphora
Mise en page : Artemishqc.com
Crédit Photos couverture :
Erwan Maitre et Adobe Stock : cristovao31
Crédits cahier photos : Aurélie Demarez et Maxime Ledun
pour les photos prises aux États-Unis.

Imprimé en Europe par Sagrafic - Pasaje Carsi, 6 - Barcelona

978 275 760 456 4

À Stéphanie Ledun,
héroïne du quotidien.

« Le handicap ne peut pas être un handicap. »

Stephen Hawking

« Mais l'homme
ne doit jamais s'avouer vaincu, dit-il.
Un homme, ça peut être détruit,
mais pas vaincu. »

Ernest Hemingway

PRÉFACE

Tout ce qu'un homme a en lui, quand le révèle-t-il ? Tout ce qu'il possède de forces, de ressort, de combativité, quand y a-t-il enfin accès ? Car lorsque la vie est « facile », ou relativement simple, il n'est pas besoin d'aller puiser en nous, au fond du fond de notre âme et de notre moelle épinière, l'essence même de notre force de vie. C'est seulement mis à mal, poussé jusqu'à ses derniers, ultimes retranchements, non pas au bord d'un précipice mais déjà en descente, et quelle descente, que l'homme peut développer cette capacité à « sortir de lui-même » et de son destin, s'extraire d'un enfermement programmé, annoncé, pour déployer des sortes d'ailes. C'est lorsque nous sommes au bout de nous-mêmes, et seulement à ce moment-là, que nous sommes en mesure de véritablement nous révéler. Une volonté surhumaine ? Non, une volonté humaine, justement.

Mais aussi une puissance de vie, qui ne prend toutefois sa pleine dimension que si elle est accompagnée. Ici, elle l'est. On ne fera jamais assez l'éloge du clan, lorsqu'il est tellement bienveillant, si aimant et bénéfique. Non seulement dévoué, mais ultradynamique, plein de projets, positif, joyeux. Dans cette histoire, tous ne cessent de choisir la vie, jour après jour, et voient le verre à moitié plein. Ils ont décidé

UN LIVRE PAS COMME LES AUTRES

Parce que ce témoignage n'est pareil à aucun autre, nous devons au lecteur de lui expliquer dans quelles conditions il a pris forme.

Notre profession de journaliste nous habitue à rencontrer des situations extraordinaires. Si, bien souvent, nous les provoquons, parfois, elles se présentent à nous de façon inattendue. Pourtant, le hasard a-t-il sa place dans l'histoire qui va vous être racontée ? À l'inverse, ce livre que vous tenez entre les mains est-il le fruit de quelque chose qui aurait pu être préparé ? Avouons-le. Ce récit autobiographique n'aurait jamais dû voir le jour, et cela, pour plusieurs raisons.

D'abord, parce que son protagoniste principal ne peut ni écrire ni parler. Entièrement paralysé, il a perdu l'usage de tous ses membres, ainsi que celui, essentiel, de la parole. Il vit confiné dans un fauteuil médicalisé, ne communiquant avec ses proches que par le mouvement de ses yeux et le battement de ses paupières. Depuis son fauteuil, devenu en quelque sorte sa tour de contrôle, il manœuvre à distance un ordinateur doté d'un savant système à commande oculaire, qui lui permet de transformer chaque clignement de ses paupières en lettres ou en un son métallique qui traduit sa parole.

Toutefois, il faut comprendre que là où nous mettons quelques secondes à former une phrase sur un clavier, lui y passe plusieurs minutes. Là où il nous faut une heure pour écrire une lettre, lui en a besoin de dix, de sorte que chacun de ses mots, chacune de ses phrases ont le poids et la force de mille. Chacune de ses actions oculaires le conduit ainsi au bord d'un épuisement insoutenable, qu'il dissimule avec une étonnante dignité.

Ajoutons à la situation que nous venons de décrire que, pendant les quelques mois où nous nous sommes retrouvés chez lui, dans ce joli petit appartement médicalisé qu'il occupe avec son épouse Stéphanie – qui est aussi son amour de jeunesse –, il a été hospitalisé à trois reprises, se retrouvant sur le seuil de la mort, en proie à de terribles asphyxies dont il a réchappé grâce à une détermination inouïe, là où d'autres, usés par l'incessant combat contre le mal qui les ronge, se seraient laissés aller de l'autre côté du miroir.

Alors que nous avions commencé à nous voir régulièrement est survenue la pandémie de covid-19. Le moindre risque de contamination pouvant lui être fatal, cela nous a empêchés de continuer à le rencontrer. Déjà enfermé dans son corps, il se retrouvait maintenant à subir le confinement. Il a donc fallu imaginer comment communiquer à distance avec quelqu'un qui ne pouvait ni nous parler au téléphone, ni répondre à plus de trois questions par écrit sans que cela ne lui prenne au moins une semaine et ne l'épuise terriblement. Au final, nous avons décidé que nous dialoguerions le plus souvent à partir de questions et de réponses courtes, adressées par mail ou formulées simplement lors de visioconférences organisées en compagnie de son épouse et de ses enfants sur *WhatsApp*, lesquelles donnent d'ailleurs le ton au récit qui va suivre.

Évacuons d'emblée toute forme de pathos. Cet homme au visage toujours lumineux et au regard étincelant qui va vous raconter son étonnant destin à travers ce livre est une sorte de flibustier, un leadeur insolent, un être au caractère fortifié par une force inconnue, force que la maladie lui a permis d'aller puiser dans les tréfonds de son âme. Sans doute ni meilleur ni moins bon qu'un autre, mais doué d'une intelligence de la vie et d'une volonté prodigieuse, à aucun moment il n'a douté que nous puissions trouver une solution pour parvenir, ensemble, au bout de ce récit. À aucun moment, surtout, il n'a reculé devant la fatigue, se battant jusqu'à l'épuisement avec les lettres et les mots qui composent cet ouvrage, pour nous livrer son témoignage.

Ainsi, un fil invisible s'est tissé entre le véritable auteur de ce livre qui en est aussi son personnage central et les journalistes que nous sommes. Tout au long de ces pages, ce sont donc ses mots, ses propres formules que nous avons remis en forme avec son assentiment. En aucun cas, nous ne nous sommes mis à sa place – c'était impossible –, mais nous avons fait l'effort de l'écouter, de le comprendre et d'imaginer ce qu'il pouvait penser et ressentir face à des situations qui apparaissent le plus souvent banales pour le commun des mortels, mais qui, pour lui, tiennent du véritable défi.

Malgré la distance et le confinement, nous avons vécu 24 heures sur 24 avec lui. Un effet miroir s'est installé entre nous, à tel point que nous nous sommes projetés en lui, et lui en nous. Jusqu'à nos retrouvailles, en juin 2020, nous avons travaillé et dialogué ensemble presque chaque jour.

L'enjeu de ce livre, il l'avait compris, est très important. Non pas pour lui, déjà reclus à l'intérieur de son corps depuis si longtemps, mais pour ceux de l'extérieur. Ceux qui se préparent à affronter le terrible destin que va leur imposer la maladie, comme ceux qui s'apprêtent à entourer un proche sur le point de sombrer, victime d'une affection inconnue et orpheline, que les savants ont baptisée du nom de Charcot, dans un hommage sinistre au fondateur de la neurologie moderne et découvreur de la sclérose latérale amyotrophique.

Quoi d'étonnant à cela, quand ses amis le décrivent tel un cavalier solitaire qui aurait troqué son Alezan contre une Harley-Davidson, un dur à cuire et un éternel optimiste, qui a découvert que, pour survivre, il fallait, face à la terrible maladie qui le frappait, refonder sa nature première sur la résilience. Comme ces héros de l'Ouest américain qu'il aime tant, il a su, très vite, qu'il fallait se montrer plus fort que l'ennemi, allant puiser jusqu'au fond de son âme et de sa chair les deux armes qui le feraient tenir : l'amour et la combativité.

Il faut comprendre qu'à ce jour, aucun traitement connu ne peut vaincre la maladie de Charcot, laquelle laisse le plus souvent une espérance de vie de 3 à 5 ans à ses victimes. En France, 800 nouveaux cas sont diagnostiqués chaque année, et près de 7 000 personnes en sont atteintes. Avant de conduire sa proie à une mort lente, mais inexorable, la maladie de Charcot atteint progressivement les neurones, induisant une faiblesse musculaire qui va jusqu'à la paralysie des bras, des jambes, des muscles respiratoires et de la parole. Étrangement, cette pathologie dont on ne connaît pas très bien l'origine affecte le plus souvent des hommes très actifs, parfois des sportifs de haut niveau.

Les premiers symptômes, tels que les identifient les médecins la plupart du temps, sont composés de crampes musculaires, d'un ralentissement des mouvements, d'une modification de la voix, de contractions involontaires des faisceaux musculaires, de difficultés alimentaires ou de troubles de la déglutition et de la parole. Charcot, c'est en fait le synonyme d'un emprisonnement progressif de l'esprit dans un corps qui ne répond plus à rien. Cette maladie est sans aucun doute l'une des plus cruelles, car n'affectant aucunement l'intelligence, elle isole peu à peu le malade qui, semaine après semaine, se retrouve coupé de toute possibilité de communiquer avec son entourage. Il voit tout, comprend tout, mais ne peut interagir avec ses proches que par le mouvement de ses yeux ou de sons extrêmement faibles, apparentés, bien souvent à tort, à des gémissements.

Mais revenons quelques mois en arrière.

teuil médicalisé, auquel faisait face une tablette en plastique sur laquelle trônait un écran d'ordinateur.

Il était entouré de ses deux autres fils, Maxime et Grégoire, et d'une auxiliaire de vie lui massant les jambes, inertes. « Mon père a constamment besoin d'assistance, nous dit Simon. Comme il ne peut pas bouger, il faut aider à faire circuler le sang. Il a besoin d'une assistance permanente », insista-t-il. Nous saluâmes alors David qui, pour toute réponse, nous fixa de ses yeux verts, embués de petites larmes. Nous comprîmes à quel point il était ému de nous voir. À quel point il attendait la visite de ces journalistes venus recueillir son témoignage. Il était beau, dégageait un charisme et une apparente sérénité qui nous en imposèrent immédiatement. On aurait dit qu'une aura flottait autour de son corps.

Il est difficile de l'expliquer, mais à ce moment précis, nous comprîmes que nous ferions ce livre. Nous nous assîmes alors face à David et commençâmes à parler. Il fut convenu que, ne pouvant nous substituer à lui, nous l'aiderions au mieux de nos compétences à formuler ce qu'il avait à raconter, en nous appuyant également sur les témoignages de ses proches et surtout, comme nous l'avons indiqué précédemment, en nous rapprochant le plus de lui, en l'écoutant patiemment et en essayant de le comprendre pour l'aider à traduire sa perception de la vie et à décrire son épreuve. Nous ne le savions pas encore, mais nous nous préparions à livrer un combat titanesque, non pas pour entrer dans sa tête, mais pour tenter de traduire son état d'esprit, le son métallique d'un ordinateur et son regard étant presque tout ce qui nous reliait à lui.

Pour nous qui avons passé le plus clair de notre vie professionnelle à raconter des histoires de guerres, participer à l'écriture de ce livre est sans aucun doute le défi le plus étonnant que nous ayons eu à relever. Un défi qui tient surtout à la personnalité singulière et à la volonté fabuleuse de son personnage principal.

Cécile Martin-Cocher
et Emmanuel Razavi
Montpellier, le 10 juillet 2020

FINI, LES DOIGTS D'HONNEUR !

Disons-le franchement. Ce livre, je ne l'écris pas pour moi, mais pour tous ceux que cette *foutue* maladie a frappés de plein fouet. Pour leurs familles, aussi. Je veux qu'il leur serve à comprendre ce que nous, les malades de Charcot, ressentons. Car même paralysés, même privés de la parole, nous ressentons des choses. Probablement plus que quiconque.

À l'heure où j'écris ces lignes, je suis privé de tout. De mes mouvements. Du verbe. En quelques années, je me suis vu glisser vers une situation presque impossible à comprendre pour qui ne la vit pas. Ce livre ne peut donc ressembler à aucun autre. Quoi qu'il en soit, ce n'est pas une leçon de vie, mais plutôt un témoignage, une leçon d'espoir qui vous fera comprendre, je l'espère, qu'un sourire, une caresse ou simplement un peu d'amour valent parfois beaucoup mieux que tous les médicaments du monde.

Mon histoire, c'est aussi celle d'une famille de Français moyens touchée par un drame. Vous savez, ce truc improbable qui peut arriver à n'importe qui… Et « n'importe qui », justement, c'est moi ! Je vais donc vous raconter comment c'est arrivé, comment je me suis organisé avec ma femme et mes enfants pour faire face à la maladie et ne pas sombrer.

Vous l'avez compris. Pour écrire chacun des mots, chacune des lignes qui vous apparaissent sous les yeux, je mets des heures, parfois des jours entiers. Imaginez, en effet, devoir écrire un livre à la seule force de vos battements de paupières. C'est un véritable défi. Si cet ouvrage vous semble bien différent des autres, c'est parce que chaque mot, chaque situation qui y sont décrits comptent au centuple de ce qu'il paraît.

Comme disait Joseph Kessel, « une phrase, c'est un sujet, un verbe et un complément. » Alors mon parti est de vous raconter mon histoire en étant le plus chirurgical et le plus précis possible, en donnant à chaque situation racontée un sens profond. Le reste, je le laisse à la littérature, car moi, je n'ai plus le temps ; désolé pour les critiques littéraires !

Quant à ceux qui recueillent mon témoignage et me permettent de donner forme à ce texte, si je les en remercie du fond du cœur, je me dois de préciser une chose : celui qui donne le ton au fil de ces pages, c'est moi. Je leur ai donc demandé d'éviter toute forme de baratin dans l'écriture, afin que vous me perceviez tel que je suis, et non tel que d'autres pourraient me percevoir.

J'insiste. Pour moi, l'essentiel est que ce livre apporte un éclairage au lecteur sur cette *putain* de maladie. Qu'il permette à chacun de comprendre et d'appréhender ce qu'un enfant, un mari ou une épouse atteint par cette *merde* peut ressentir en se voyant lentement, mais sûrement glisser vers une autre vie, privé de toutes ses facultés motrices, mais pas de ses facultés mentales. Qu'il comprenne aussi ce qui peut lui faire du bien. Car malgré le handicap terrible qui me touche et l'issue fatale qui m'attend, mon cerveau fonctionne à plein régime. Je dirais d'ailleurs que plus mes capacités motrices diminuent, plus mes facultés mentales s'accroissent.

Si nous, les malades de Charcot, devenons, malgré nous, des êtres à part aux yeux de la plupart des gens, nous demeurons surtout des êtres humains à part entière. Ce qui nous fait vivre – et non survivre –, c'est l'amour de nos proches. C'est aussi l'exigence de continuer à servir à quelque chose. Enfin, c'est l'espérance de continuer à exister en donnant du sens à ce qui nous reste de vie. Et s'il y a trois choses à avoir comprises en refermant ce livre, ce sont bien celles-là.

Voici donc le récit de ma vie avec Charcot, depuis le premier jour.

Je suis touché dans ce que j'ai de plus cher.

Juin 2016. L'événement dont je vais vous parler est particulièrement important dans l'histoire de notre famille. Il l'est aussi, et surtout, dans celle de ma maladie. Il y a des moments comme cela, dans une vie, où après avoir vécu d'intenses instants de bonheur, l'on doit se préparer à traverser d'infinies zones de turbulences. C'est un peu comme si l'on franchissait un sas qui nous fait passer d'une réalité à une autre. Le début de ces périodes est presque toujours marqué par un événement fort, qui s'accroche à la mémoire.

Ainsi, le 20 juin, mon fils aîné, Maxime, un solide et beau gaillard à l'allure sportive, maître de lui et toujours souriant, est victime d'un accident de moto après un match de foot auquel nous avons participé avec quelques amis gendarmes. Il a quitté la caserne où se déroulait la partie aux environs de 22 h, alors que la nuit estivale venait de choir sur Montpellier. Tandis qu'il roule à une vitesse raisonnable, profitant de la température si douce en cette saison, une voiture grille un cédez-le-passage et lui coupe la route. À l'intérieur, il y a quatre passagers, parmi lesquels deux jeunes filles mineures. Max prend la voiture de plein fouet et percute le sol violemment. La moto vole en éclats, et le véhicule manque de rouler sur la tête de mon fils, qui ne comprend pas ce qui lui arrive.

En tant que gendarme, je suis bien placé pour savoir qu'à moto, un accident pardonne rarement. Il n'y a pas de ceinture de sécurité, pas d'airbag. C'est pourquoi la moindre chute est souvent la cause de blessures graves, voire mortelles. Max s'est donc probablement vu mourir : il a dû penser que la vie allait le quitter d'un coup.

Le chauffard, quant à lui, tente lâchement de prendre la fuite avec ses compagnons. Toutefois, étendu sur le sol et dans les vapes, Max a le réflexe d'appeler les pompiers. Fort heureusement, il ne perd pas connaissance et, dans un ultime effort, il réussit à composer leur numéro. Parvenus sur place dans un vacarme assourdissant, les pompiers déverrouillent le casque de mon fils, découvrant son visage abîmé et tuméfié.

Prévenu par radio alors que je suis de service ce soir-là, j'arrive très vite sur le lieu de l'accident. Il y a là les ambulances avec leurs gyrophares et leur tintamarre, ainsi que plusieurs collègues qui ont eu vent de la catastrophe par le biais de leurs radios. Quel choc lorsque je découvre mon fils ainsi étendu sur le sol, le visage gonflé et ensanglanté, dans un décor que l'on dirait tout droit sorti d'une scène de guerre !

Le type qui a provoqué l'accident n'a absolument pas respecté le code de la route. C'est un petit voyou, comme tant d'autres, qui n'ont pas plus de respect pour la loi qu'ils n'en ont probablement pour leurs congénères.

Max est très rapidement conduit vers les urgences de Montpellier. Après de nombreux et interminables examens, les médecins le laissent sortir. Il est 4 heures du matin.

Heureusement, Max n'a rien de très grave, mais je dois dire que cet accident m'a terriblement marqué. Moi qui n'avais peur de rien, ce soir-là, j'ai connu celle de perdre l'un de mes trois fils. J'ai pleuré, et je crois que c'était bien la première fois depuis très, très longtemps. Étrange mélange de sentiments auxquels je fais face à ce moment-là, avec l'envie de régler son compte au chauffard et, dans le même temps, celui d'être là pour mon fils. Je l'avoue, j'ai ressenti un stress immense, ainsi qu'une détresse infinie. En fait, je suis touché dans ce que j'ai de plus cher.

Dans les semaines qui suivent, mes collègues gendarmes font preuve d'une solidarité exceptionnelle. Ils font tout pour m'aider à mener l'enquête et faire condamner le voyou qui a failli m'enlever Maxime. Je dois admettre qu'en ce qui me concerne, les investigations tournent à l'obsession. J'y pense jour et nuit, faisant de terribles cauchemars. Je veux absolument que ce *salopard* soit puni, pas seulement parce qu'il a failli prendre la vie de mon fils, mais pour qu'il ne recommence pas, qu'il ne prenne pas celle d'un autre jeune qui aura moins de chance.

Au final, ce voyou n'a pas écopé de grand-chose : 6 mois de suspension de permis et 1 500 € d'amende... Pas cher payé pour avoir failli tuer et tenté de s'échapper ! Quoi qu'il en soit, ce choc est terriblement brutal, et son souvenir me hante des nuits durant. Je crois même qu'aujourd'hui encore, il me fait faire de terribles cauchemars.

Je ne me souviens que de très peu de choses des semaines qui ont précédé ma maladie, mais cette nuit-là, je ne l'oublierai jamais, même si, rétrospectivement, je me dis qu'une force inconnue nous a protégés du pire.

J'ai vu de la détresse dans ses yeux.

Juillet 2016. Depuis quelques semaines, je ne me sens pas très bien. J'éprouve une sensation de fourmillement dans les bras, j'ai du mal à tenir ma fourchette et à refermer ma main gauche sur un objet. Je perds aussi l'équilibre, je sens que mes forces déclinent et que mes muscles me lâchent. Je mets cela sur le compte de la fatigue, mais je sens bien que ce n'est pas normal, même si je ne m'inquiète pas outre mesure. Il faut dire que je suis un sportif accompli. Je gère une équipe de football, je pratique le cross fit, la natation, le VTT et la course à pied. Bref, je ne suis pas du genre à me laisser abattre. Approchant de la cinquantaine, je veux surtout continuer à m'entretenir.

Il se trouve que cette période est particulièrement délicate professionnellement. Depuis un an, une vague d'attentats sans précédent endeuille la France. De fait, la gendarmerie est sur les dents. Cette ambiance m'affecte terriblement, car je ne me résous pas à voir mon pays ainsi frappé par les islamistes ni à voir des innocents mourir. Plus qu'un patriote, je suis un citoyen attaché à la paix, qui veut transmettre de belles valeurs à ses enfants et aux générations futures. Comme nombre de mes collègues, je suis donc très sensible aux violences exceptionnelles auxquelles est confronté notre pays. Stéphanie me fait d'ailleurs remarquer que je semble plus sensible au stress que d'habitude. Pourtant, je ne m'exprime pas ou peu sur le sujet. Même avec elle. Lorsqu'il s'agit de mon travail, je n'extériorise rien. J'ai fait en sorte d'ériger une barrière entre le professionnel et la famille.

Tous ces signes répétitifs auraient dû m'alerter, d'autant que je ressens des douleurs inhabituelles au bras gauche. D'ailleurs, je me suis blessé plusieurs fois. La première, c'était lors d'un cross fit : pendant la course, j'ai reçu un élastique de plein fouet dans l'œil et presque perdu la vision durant un mois.

Ensuite, il y a eu un autre incident, lors d'une sortie en canoë organisée par Simon, mon deuxième fils, près de Ganges. Ce jour-là, je ne parvenais pas à monter dans l'embarcation. J'avais du mal à tenir sur mes jambes. Une fois sur le bateau en compagnie de Stéphanie, je n'ai pas été davantage capable de ramer ou de maintenir le cap. Lors du passage d'un petit rapide, nous avons chaviré. Cela a fait rire les gens qui étaient sur la berge. Moi, j'étais désespéré, d'autant que Simon s'est montré inquiet de me voir dans cet état. J'ai vu de la détresse dans ses yeux. Il a senti que quelque chose de grave se présentait à nous, alors il s'en est ouvert à sa mère, qui lui a dit qu'elle allait prendre rendez-vous chez un médecin.

Je ne suis pas certain de bien exprimer ce que je ressens, mais je crois que cette journée a été déterminante. Pour la première fois de mon existence, j'ai laissé apparaître mes faiblesses. Sur le moment, d'ailleurs, j'en ai eu honte. Heureusement que mes deux autres fils étaient absents, tous deux pris par leurs occupations estivales à l'autre bout de la France. Assurément, ils auraient été choqués de voir leur père dans cet état.

Dans la soirée qui a suivi cet épisode, les symptômes ont persisté : je trébuche lorsque je marche, et lors du dîner, je ne parviens pas à boire correctement. C'en est à tel point que je suis totalement trempé. Stéphanie me convainc donc de prendre rendez-vous dès le lundi suivant chez le médecin. Je ne peux pas dire que je sois particulièrement motivé, mais au moins serai-je fixé.

Vous avez la maladie de Charcot !

Cet après-midi-là, après une journée de routine passée sur la route, je dépose ma moto et mon arme à la caserne, puis je rejoins Stéphanie avec qui nous nous rendons en voiture chez le médecin. Après avoir patienté quelques longues minutes dans le silence abyssal d'une salle d'attente aseptisée, nous entrons enfin dans son cabinet. Stoïquement assis derrière un large bureau et visiblement très concentré sur ce qu'il a à faire, le médecin commence par égrener, sans vraiment me regarder, un chapelet de questions toutes plus agaçantes les unes que les autres. Questions suivies d'un électromyogramme, d'une prise de sang, puis d'une prise de rendez-vous pour une I.R.M. cervicale. Le jeu des questions-réponses se déroule ainsi, sans que je comprenne bien où il veut en venir, quand survient son terrible verdict, qui me fait l'effet d'un coup de marteau : « Voilà ! Vous avez la maladie de Charcot ! »

Je ne sais pas bien de quoi il s'agit, mais j'ai lu deux ou trois choses sur le sujet et comprends donc que la nouvelle qu'il m'annonce n'est pas bonne. Sans prendre de gants, il me fait alors part de la terrible échéance. D'un coup net, sans aucun tact. « Pas de remède connu, maladie orpheline, espérance de vie entre 2 et 5 ans… Prochain rendez-vous dans 3 mois. Au revoir, Monsieur ! » Pas un mot de plus. Quel *con !*

Je suis abasourdi. Le sol se dérobe sous mes pieds. Je ne comprends pas ce qui m'arrive. Je ne peux pas croire qu'il n'existe aucun traitement. Je pose des questions, mais qui restent sans réponse. Stéphanie, irritée par le regard du médecin qui me fixe avec un sourire gêné, se lève et me dit : « David, écoute-moi. Il est en train de te dire que tu vas mourir. » Assommés, nous quittons les lieux.

Je me retrouve alors dehors, sans comprendre ce qui m'arrive. Le sol semble se dérober sous mes pieds ; je ne sais plus où j'en suis. Nous montons dans notre voiture complètement abasourdis et restons assis à l'intérieur durant deux heures, à nous regarder, à pleurer. Notre vie et nos projets viennent d'exploser en mille morceaux. En quelques instants.

Notre première pensée est pour nos garçons. Comment leur expliquer que notre vie de famille va basculer ?

Déroutés, nous appelons deux couples parmi nos amis proches, Claudine et Éric, ainsi que Marie-Laure et Alain, pour leur raconter ce qui nous arrive, trouver un soutien et prendre conseil. Si les entendre nous fait du bien, ils ne peuvent toutefois pas nous rassurer, car face à Charcot, il n'y a rien : que du néant, du désespoir et la mort. Lorsque nous raccrochons, la question des enfants nous assaille de nouveau. Comment leur expliquer ce qui nous attend ? Après réflexion, nous décidons de ne rien leur dire, de laisser passer quinze jours. Nous avons besoin de temps pour nous organiser, pour aborder les choses avec le plus de tact possible. Nous voulons les protéger par-dessus tout.

Dès notre retour à notre appartement, situé dans un petit immeuble grisâtre de deux étages au cœur de la caserne de Castelnau-le-Lez où nous logeons, nous nous précipitons sur l'ordinateur et sur Internet, afin d'avoir plus d'informations sur la maladie de Charcot. Il nous faut comprendre, nous préparer. Nous surfons en quête du moindre renseignement, consultant Google et les sites médicaux qui relatent l'expérience de ceux qui ont eu à affronter ce fléau bien avant nous. En réalité, nous sommes envahis par une véritable terreur, car en passant d'un site à l'autre, nous comprenons que je vais peu à peu me retrouver diminué, perdre l'usage de mes muscles, puis celui de la parole. Je vais m'enfoncer dans l'immobilisme le plus complet et ne pourrai plus communiquer avec ceux que j'aime. Je vais me retrouver prisonnier d'un corps qui ne me permettra plus d'embrasser ma femme, ni de serrer mes enfants dans mes bras. Y a-t-il pire punition ? Je ne le crois pas.

Stéphanie passe ainsi la nuit sur le Web – il y en aura bien d'autres –, à étudier tout ce qu'elle peut trouver sur cette pathologie. Elle cherche à savoir s'il existe un moyen de ralentir la maladie. Mon immense amour, combattante insoumise, a compris qu'il faut réagir rapidement, qu'il n'y a pas une minute à perdre. En réalité, elle vient d'entrer – bien avant moi – dans une guerre contre un tueur impitoyable, dont elle sait qu'il sera sans concession.

Dès le lendemain, elle contacte des spécialistes, notamment des kinésithérapeutes, des orthophonistes et des naturopathes, mais aussi des familles qui sont confrontées à cette terrible affection depuis plusieurs mois ou plusieurs années. Nous sommes tellement démunis qu'il nous faut à tout prix trouver des réponses, recevoir des conseils, avoir le retour d'expériences des vétérans de Charcot. À dire vrai, nous essayons tout et allons voir partout où nous le pouvons. Si les témoignages et les conseils que nous recueillons nous aident énormément, rien n'enlève l'angoisse, cependant, et encore moins la peur d'un futur dont on connaît l'issue fatale… Le seul avantage possible que l'on peut avoir sur la maladie – et il est bien faible – est de pouvoir gagner du temps.

Alors je me mets à suivre des séances de kiné, je vois aussi une orthophoniste, sans toujours comprendre pourquoi l'un m'oblige à faire des exercices de musculation qui me paraissent vains, compte tenu de ma condition physique, quand l'autre me fait répéter inlassablement les mêmes suites de mots… « Répétez après moi "Bon-jour", en articulant bien lentement », me dit-elle, comme si je ne savais pas dire bonjour… C'est insupportable !

Au bout de quelques semaines, de nouveaux symptômes apparaissent. Mes mains ne répondent plus à aucune des consignes que leur donne mon cerveau. Mes articulations semblent se figer, mes doigts peinent à répondre. Pourtant, j'y mets toutes mes forces… Mais non, cela ne marche pas. Quelle étrange sensation que celle de se retrouver à ne plus pouvoir faire des choses aussi banales que bouger ses mains. C'est donc cela, le début de la paralysie ? Je prends alors conscience de ma situation en constatant que je ne pourrai bientôt plus faire de doigt d'honneur !

À dire vrai, lors de l'annonce de la maladie, j'ai cru que seuls les muscles de mes bras et de mes jambes seraient vraiment affectés. Je ne peux pas dire que je ne savais pas ce qui m'attendait, puisque j'avais lu des choses sur le sujet et savais qu'il n'existait aucun traitement, mais honnêtement, je n'avais pas réellement pris conscience de ce que j'allais subir. Comment parvenir à imaginer l'inimaginable ? Il doit y avoir quelque chose en nous qui nous pousse à ne jamais vouloir accepter le pire. Peut-être en est-il de même du condamné à mort qui sait qu'une sentence inévitable l'attend, mais ne peut s'y résoudre. Face à la mort, on a toujours envie de la dernière cigarette…

Le plus cruel des coups qui m'est porté est lorsque je commence à avoir des problèmes d'élocution. Je crois que je m'étais fait à l'idée de perdre l'usage du reste, mais pas de la parole. Sans elle, qu'est-on vraiment ? Bien sûr, lorsque l'on dispose de l'usage de ses membres, on peut se dire que l'on apprendra le langage des signes. Seulement, dans mon cas, il n'est même pas question d'envisager cette option.

Ainsi, la maladie s'immisce jusqu'au plus profond de moi. Tel un envahisseur, elle semble prendre possession de chaque partie de mon corps. Lentement. Jour après jour, je me rends compte que je perds de la mobilité, que ma manière de marcher et de me mouvoir a changé. Je me vois pris d'assaut par un ennemi plus fort que moi, sans autre arme que ma volonté.

Charcot peut bien prendre mon corps, elle n'aura toutefois ni mon âme ni ma détermination à vivre ! Je veux me battre pour ma femme et mes enfants, profiter avec eux des moments qu'il nous reste à passer ensemble.

Cependant, j'ai un autre ennemi à combattre. L'allié le plus infâme de cette maladie : le stress. Les spécialistes que j'ai questionnés sur le sujet m'ont bien dit qu'il leur apparaissait tel un facteur aggravant et qu'il ne fallait pas lui céder. Mais quand tout vous tombe comme cela sur la tête, comment ne pas stresser ? Cette *saloperie* de stress, avec son lot de troubles musculosquelettiques ou digestifs qui rongent de l'intérieur m'avait déjà décoché ses terribles flèches lors de l'accident de Max. J'ai beau me dire qu'il ne faut pas lui céder, à cause de lui, je perds de plus en plus rapidement mes facultés physiques. Foutu stress !

Psychologiquement, c'est très dur. Je suis impuissant face à ce corps qui n'obéit plus ! Je ne le reconnais plus... Je ne me reconnais plus ! Petit à petit, je prends conscience que je vais sombrer dans la vie d'une « personne à mobilité réduite ». Drôle d'expression pour résumer l'enfermement qui m'attend... Il est vrai que nous évoluons dans une société où l'on a parfois bien du mal à nommer les choses.

Une question m'assaille, me hante jour et nuit... Pourquoi moi ? Qu'ai-je fait de mal ? Pourquoi la vie est-elle si cruelle ? Je ne mérite pas cela, et encore moins ma famille ! Je suis perdu. J'éprouve un sentiment d'injustice, prenant conscience que je n'ai plus d'avenir, puisqu'il n'y a pas de traitement pour vaincre la maladie, excepté peut-être une molécule, le riluzole, qui prolonge la vie de quelques mois.

Comment puis-je accepter ce diagnostic qui ruine ma vie et celle de mes proches ? Une phrase bourdonne sans cesse dans ma tête : « c'est incurable ! »

Je n'ai pas de chance sur ce coup-là, alors que j'ai une famille extraordinaire, que je travaille et que j'aime mon métier, que j'ai une vie normale – et donc si belle – comme bien des Français. Il va falloir que je me fasse une raison, que j'accepte ce qui se passe. De toute façon, je n'ai pas d'autre choix.

Je te rendrai tous tes rêves bien avant que tu ne sois parti !

Tous les jours, je pense aux enfants. Comment leur annoncer la nouvelle ? Comment vont-ils réagir ? Que vont-ils ressentir ? Je veux les protéger, d'autant que le petit dernier, Grégoire, n'a que 18 ans et qu'il passe son bac cette année. Cependant, on ne peut pas leur cacher indéfiniment la vérité, surtout qu'ils voient bien que je suis fatigué, que je perds l'équilibre et plusieurs de mes facultés motrices. Quand on leur dira, leur monde va s'effondrer. Ils seront anéantis. Ils n'ont pas mérité cela. Ils n'y sont pour rien.

Putain de maladie de *merde* ! Je ressens tellement d'injustice... Mais j'ai un mental de fou, une famille en or. Alors je ne dois pas sombrer.

Avec Stéphanie, nous voulions réunir nos trois fils pour leur annoncer la nouvelle. Compte tenu de mon état, il devenait nécessaire de leur fournir des explications. Même s'ils ne sont pas là au quotidien et si nous jouons la comédie, ils se doutent forcément de quelque chose. Malheureusement, notre plan n'a pas fonctionné comme prévu.

En effet, Simon a appris la nouvelle avant ses frères, surprenant par hasard l'une de nos conversations. C'était par une belle matinée ensoleillée du mois d'août ; l'un de ces débuts de journée d'été où l'on se prépare habituellement à partir au bord de la mer. Installés dans la cuisine, nous parlions avec Stéphanie de la maladie, sans penser un instant que quelqu'un pouvait nous entendre.

Je me souviens de ce moment, terrible.

Lorsqu'il entre dans notre petite cuisine blanche aménagée tout en longueur, nos regards se croisent. Avec Stéphanie, nous sommes accoudés à l'îlot sur lequel nous partageons notre petit déjeuner. Simon se tient face à moi, figé. À son regard, je comprends qu'il a entendu quelque chose. Je connais bien mon fils et je sais qu'il ne va pas en rester là, qu'il va nous questionner, qu'il ne lâchera pas le morceau. Je n'ai pas le courage de lui dire quoi que ce soit. Pas maintenant, c'est trop dur. Fais *chier* ! Il s'approche de nous et demande : « Que se passe-t-il ? »

À ce moment-là, il ne sait pas que la réponse à cette question va bouleverser sa vie. Une question insignifiante, mais qui me fait l'effet d'une abominable séance de torture et me ramène deux semaines en arrière, lors du diagnostic. Lui répondre et lui expliquer ce qui se passe, c'est comme si on m'annonçait une deuxième fois la sentence. Je me rends compte du désarroi dans lequel je me trouve, mais surtout de celui que va subir mon fils. Cette maladie est une horreur, elle engendre des contraintes auxquelles je ne suis pas préparé et qui vont s'imposer à Simon et ses frères, comme à toute notre famille.

Stéphanie se lance, cash, et lui assène le coup fatal : « Ton père a une maladie orpheline ! » Simon l'interroge sur ce terme : « De quoi s'agit-il ? » Sa mère lui explique que les maladies orphelines sont des maladies non héréditaires et que tout le monde peut en être atteint à n'importe quel âge, à n'importe quel moment.

« Quelle est sa maladie ? demande-t-il.

— La maladie de Charcot, lui répond-elle.

— Est-ce que papa va mourir ?

— C'est une maladie irréversible », soupire-t-elle, ébranlée.

À cet instant, je crois que Simon comprend qu'il va me perdre. Que cette maladie me détruira à petit feu, que je ne serai bientôt plus l'exemple de l'autorité paternelle que j'incarne encore pour ses frères et lui. Nos regards se croisent à nouveau, et il voit la peur envahir mon visage. Il faut le comprendre, Simon. Il m'a toujours vu comme une puissance à l'état brut.

À nouveau, j'ai peur. De sa réaction, comme de celle de ma femme. Est-ce qu'ils vont m'abandonner maintenant qu'ils savent que je ne suis pas parfait ? Je suis désemparé.

Simon reprend alors la parole : « Qui a dit que tu allais mourir ? Un médecin ? C'était quoi sa spécialité ? Neurologue ? Il te donne entre deux et cinq ans à vivre... Et alors ? L'être humain peut bien se tromper, non ? La seule question que nous devons nous poser, c'est que faisons-nous pour nous battre ? Moi, je ferai en sorte que tu vives le plus longtemps possible. Et notre famille doit mener ce combat à mes côtés ! Soyons clair, papa. Je ne te parle pas d'un combat contre la maladie, mais du combat d'une vie ! Je veux que la vie te donne ce que tu nous as donné, à mes frères et moi. Une enfance heureuse, des valeurs, des souvenirs incroyables ! Tu es un papa en or, et je te rendrai tous tes rêves bien avant que tu ne sois parti ! Je vais mener la vie tellement dure à cette maladie qu'elle ne gagnera pas ! »

Avec ses yeux bleus, son regard d'ange et son beau sourire, il se dégage de Simon une force incroyable. C'est un combattant, formaté par l'éducation et les valeurs que nous lui avons transmises. Ainsi, dès le lendemain, il veut déjà en découdre. Son premier objectif, c'est de faire connaître cette maladie au plus grand nombre. Mais de quelle manière ? Eh bien, ce sera grâce au sport. Mais j'y reviendrai.

Je suis un peu comme
le dernier des Mohicans.

Reste maintenant à annoncer la nouvelle à Grégoire et Maxime, mes deux autres fils. Je ne souhaite pas que ce soit Simon qui s'en charge. Ce n'est pas son rôle. Je pense particulièrement à Maxime, qui vient de subir un traumatisme à la suite de son accident de moto. Il y a aussi Grégoire, le plus jeune. Tout cela est d'une telle violence. Du jour au lendemain, leur vie va être totalement chamboulée.

En raison des vacances, Maxime et Grégoire ne sont pas à Castelnau-le-Lez. Depuis l'âge de 13 ans, Grégoire a l'habitude de passer ses vacances d'été à Trouville-sur-Mer, dans la famille de ma femme. À 17 ans, pour la première fois, il a la chance de travailler en tant que plagiste. Il peut ainsi profiter des beaux rivages avec ses amis. Entre son travail et son temps libre, passé à jouer au beach soccer, l'ambiance est plutôt joyeuse. Grégoire est un garçon très sociable, qui adore la Normandie. Assurément, son retour risque d'être cauchemardesque.

Quant à Maxime, chaque année depuis trois ans, il travaille sur les plages de l'Hérault. Cependant, cet été, pour la première fois, il est parti deux mois en tant que sauveteur en mer sur les plages de Montalivet, sur la côte atlantique. J'étais content qu'il parte loin de ses repères méditerranéens, qu'il se risque à aller ailleurs, qu'il profite de la vie. Il en avait tellement besoin. C'est un sentimental plutôt réservé, qui nous appelle chaque soir pour prendre des nouvelles. Lors de nos échanges, il nous raconte ses journées à sillonner la côte, ses premiers vols en hélicoptère. Il nous parle aussi beaucoup de sa petite amie Pauline.

Alors que les appels se succèdent quotidiennement, nous commençons toutefois à moins nous parler. S'il nous raconte beaucoup de choses de son quotidien, je peine de plus en plus à lui répondre. Je laisse faire Stéphanie, car je n'ai pas envie qu'il se rende compte de mes problèmes d'élocution. Il interroge donc sa mère à mon sujet, comprenant que si je ne lui parle pas, c'est que quelque chose ne tourne pas rond. Imperturbable, celle-ci reste cependant évasive quant à mon état de santé.

Max se pose d'autant plus de questions que Simon lui a récemment adressé un texto pour lui dire que Stéphanie et moi voulions lui parler, mais qu'il ne devait pas s'inquiéter. Bien évidemment, lorsque l'on reçoit ce genre de message, c'est tout le contraire qui se produit... Alors il essaie à chaque fois d'obtenir des informations, sans résultat.

Je me sens triste de devoir le traiter ainsi, mais cela n'aura qu'un temps. Son frère et lui seront bientôt de retour, et je n'aurai d'autre choix que de leur dire la vérité.

Arrive ainsi la fin de l'été. Les enfants sont de retour. Nous avons décidé de les réunir lors d'un déjeuner à la maison. Pour l'occasion, nous avons aussi invité Pauline, à laquelle Max semble s'être particulièrement attaché.

Assis tous les six autour de la table, autour d'un bon repas préparé par Stéphanie, nous devisons des vacances, de tout et de rien. Je vois bien que nos fils s'impatientent, qu'ils attendent que je leur parle, mais je me sens mal à l'aise, avec toujours ce même sentiment de leur apparaître affaibli, de n'être plus capable de leur offrir la vie qu'ils méritent. Ils vont me voir diminuer peu à peu, comme ils vont voir le mal m'enserrer progressivement entre ses griffes, jusqu'à m'enclaver. Ce n'est pas la maladie qu'il va falloir combattre. Non. C'est bien autre chose, une sorte de fléau qui, jour après jour, lentement mais sûrement, va aspirer toute forme d'énergie jusqu'au moment ultime où il ne me restera plus un souffle de vie. Ce sont des choses auxquelles je ne devrais pas penser, car je sais bien qu'ils m'aiment. Je sais aussi que je suis doté d'un mental en béton armé pour faire face. Seulement, dans un moment pareil, je découvre, malgré moi, qu'il est impossible d'éluder ce type de questionnements.

Comme dans un vieux western américain, je suis cerné, telle une caravane de pionniers qui fait face aux Indiens en attendant l'arrivée de la cavalerie. Sauf que moi, j'ai conscience que je ne serai pas sauvé. Je suis un peu comme le dernier des Mohicans. Un vieux chef, voué à disparaître au cœur de la grande prairie.

Tout à coup, me voilà tiré de mes pensées. Une fois de plus, Stéphanie, ma guerrière au regard azur, a décidé de prendre les choses en main. Elle lance : « Les enfants, nous avons appris que votre père a la maladie de Charcot.

— C'est quoi, la maladie Charcot ? » demande alors Maxime.

Elle lui explique, ainsi qu'à son frère, ce qui m'attend. Alors que je vois leurs visages se figer, je leur dis simplement, d'une voix posée : « Ne vous inquiétez pas. Nous allons faire avec… » Puis je me lève lentement et quitte la table, les abandonnant sous prétexte d'un rendez-vous avec le kiné. Je fuis, laissant leur mère prendre le lead, car de nous deux, j'ai bien compris que c'est elle la plus vaillante. Elle saura mieux leur expliquer que moi. Alors que je m'éloigne en direction de la porte, je l'entends prononcer ces mots : « Surtout les enfants, ne cherchez pas d'informations sur cette maladie, car ce que vous allez trouver risque de vous paraître très violent. »

Maxime, livide, regarde son petit frère, dont les yeux s'emplissent de larmes. Pauline, émue, l'attrape par le bras pour le réconforter. Grégoire, quant à lui, se lève et file dans sa chambre. Je suis sûr qu'il n'a pas voulu qu'on le voie pleurer.

Je veux courir pour toi, papa.

Depuis ce jour, Grégoire s'est replié sur lui-même. Il ne communique plus et n'a pratiquement plus jamais pleuré. Son mutisme est tel que ses frères, non sans humour, ont fini par le surnommer Bernardo, en référence au serviteur muet de la série *Zorro*. Il n'a jamais accepté ma maladie. Il a juste fait semblant. Pour lui, je resterai jusqu'au bout son papa, celui qui lui fait des bisous, le dispute ou rigole avec lui… Enfin… jusqu'au jour où en rentrant du lycée, il risque de me retrouver allongé en sang sur le sol…

Simon, lui, c'est encore autre chose. Ancien joueur de la Clermontaise Football de Clermont-l'Hérault, reçu au concours du GIGN, c'est une forte tête, un dur au cœur tendre, dont je vais découvrir la folle énergie. Il a joué dans différents clubs avant de signer un contrat en tant que professionnel au sein de l'équipe des Perth Glory en Australie. Il devait d'ailleurs s'installer là-bas. Mais dès l'annonce de la maladie, il a décidé de rester près de nous.

D'ailleurs, quelques jours après le fameux repas, il débarque à la maison, sourire aux lèvres. Stéphanie et moi sommes assis dans le canapé, avec ses frères. Tout en arborant un T-shirt qu'il vient de créer, il nous expose une idée qu'il vient d'avoir. Il va porter ce T-shirt lors de défis sportifs, afin de faire connaître la maladie de Charcot. Il pense que nous devons communiquer auprès des médias pour soutenir tous ceux qui font face à cette pathologie mystérieuse, mais sans pathos. Le truc de Simon, ce sont les défis. Alors je sais qu'il ne va pas hésiter une seule seconde à se mettre en danger pour parvenir à ses fins. Pour lui, c'est aussi une façon de lutter, de montrer que la maladie n'aura pas raison de notre cellule familiale, de notre énergie.

Son premier challenge : courir trois marathons en trois mois. Il est fier de nous annoncer cela, Simon, avec son T-shirt sur les épaules sur lequel figure un logo qui va nous suivre longtemps : une branche de laurier, symbole de paix, entourant trois étoiles les représentant, ses frères et lui, le tout encerclant un poing fermé en signe de révolte et d'appel au combat surmonté d'un mot : *ESPOIR !*

Ce que je n'avais pas prévu, c'est la réaction de Max. Les sourcils froncés et l'air énervé, il se met à hurler en direction de son frère : « Papa n'est pas une bête de foire ! Tu ne feras jamais ça, montrer à tous que notre père est malade ! » Furieux, il se lève, quitte l'appartement en claquant la porte et prend sa moto pour faire un tour. La route défile sous ses roues, il va vite. Être seul avec son chagrin, face à une situation qui nous dépasse tous, c'est sa manière de se vider la tête.

Quant à Grégoire, il a le visage en larmes. Lui aussi se lève pour aller se réfugier dans sa chambre.

Simon nous regarde alors et dit : « Je veux courir pour toi, papa.

— C'est une très bonne idée, lui dis-je.

— Oui, réplique-t-il, aussitôt. Je pense que ces défis vont permettre de raconter notre histoire. Le T-shirt et le logo seront notre marque. Et au lieu de courir dans le vent, autant se donner du sens. »

Je l'encourage en souriant et lui dis sans y croire : « Si mon corps le permet, je t'accompagnerai ! » En tant que sportif, je ne veux pas l'abandonner. Son projet me booste, et je veux lui montrer que je ne baisserai pas les bras. Pour cela, je dois continuer à me maintenir en forme. Le plus longtemps possible. À cet instant, le regard de Simon change. J'y lis de l'émotion et de la fierté.

À la caserne, nous habitons au deuxième et dernier étage sans ascenseur, avec des escaliers en colimaçon. Alors, tous les jours, je me force à monter et descendre ces escaliers pour prouver que je suis plus fort que la maladie. J'ai toujours cette volonté de me surpasser. Mon comportement peut paraître puéril, mais il est à l'image de ce que je suis : un combattant !

En parlant de combattant, mes deux autres fils vont aussi rapidement démontrer qu'ils entendent bien ne rien lâcher. En effet, après mûre réflexion, les tensions étant retombées avec leur frère, ils décident de l'accompagner sur toutes les courses et d'assurer la logistique.

Je deviens prisonnier de mon corps.

Décembre 2016. À ce stade, la maladie est bien présente, mais je peux encore bouger correctement. Alors Patrick, l'un de mes vieux amis qui vit au Canada, a décidé de nous inviter chez lui, dans la région de Québec, où il exerce la profession de pharmacien. Je l'ai rencontré chez des amis il y a près de dix ans à Montpellier, et nous nous sommes tout de suite bien entendus. Je dirais que nous avons eu un coup de cœur l'un pour l'autre. C'est un type toujours enthousiaste et ouvert sur le monde, qui place les relations humaines au-dessus de tout. Fort de notre relation, il connaît ma passion pour l'Amérique et a bien conscience que c'est l'un des derniers voyages que je vais pouvoir faire. Pour lui, l'idée est que nous nous retrouvions là-bas à l'occasion des fêtes de Noël.

Comme nous disposons de peu de ressources financières, ce sont nos trois fils qui se cotisent pour nous offrir nos billets d'avion. Une fois sur place, Stéphanie et moi serons pris en charge par Patrick durant toute la durée de notre séjour. Je sais que cela peut vous paraître anecdotique, mais imaginez comme il est bon de se sentir aimé et supporté par sa famille et ses vieux copains. C'est le meilleur des médicaments ! Cela n'a peut-être l'air de rien, mais dans ces moments-là, le bonheur éprouvé me fait oublier tout le reste.

Courant décembre 2016, nous nous retrouvons donc dans l'avion en partance pour la Belle Province. Une sorte de voyage en amoureux dont on se dit qu'il sera peut-être le dernier. Un selfie fait pour les enfants à bord de l'avion me montre collé à ma belle blonde toute souriante. Je suis vêtu d'un sweat bordeaux, sur lequel est floqué un logo *Espoir*, d'un jean et d'une de mes paires de baskets favorites. Même malade, je tiens à préserver mon look et mon apparence. Je veux rester séduisant pour Stéphanie qui, assise à mes côtés, est resplendissante avec son chemisier bleu marine à pois blancs, sous un petit gilet gris.

Après 7 h 30 de vol sans encombre, nous atterrissons enfin à l'aéroport Pierre-Eliott-Trudeau de Montréal. Nous sommes attendus par nos amis qui vont nous conduire dans leur maison de Joliette, près de Saint-Charles, au Québec. Quelle joie de revoir Patrick, de retrouver ses yeux d'un bleu si profond et son visage rayonnant !

Après deux heures de route, nous découvrons ainsi une immense maison canadienne dont le toit est tapissé de neige. À l'intérieur, un grand escalier en bois, bordé par une rampe en acier sur laquelle sont accrochées des chaussettes de Noël rouges et vertes, et une guirlande scintillante, s'échappe d'un hall d'entrée cossu pour mener à l'étage où se trouvent des chambres au confort douillet. Dans cette demeure, tout respire la joie de vivre et l'apaisement. « C'est féerique ! » s'exclame Stéphanie.

Pour la durée du séjour, Patrick et sa femme ont mis à notre disposition une pièce magnifique, équipée d'un immense lit moelleux. Ils tiennent à ce que nous soyons bien.

Chaque jour, nous dévorons des mets locaux, nous allons nous balader dans la neige et découvrons de merveilleux endroits. Avec ses magnifiques parcs et jardins, ses maisons en bois et en pierres apparentes, Québec, ville fortifiée, fondée en 1608 par l'aventurier Samuel de Champlain, est l'un des derniers témoignages architecturaux de la présence française en Amérique du Nord. Cette ville en tous points splendide nous ramène aux temps de la conquête de l'Amérique. Ici se sont côtoyés Indiens et trappeurs européens. C'est aussi là que se sont combattues forces françaises et britanniques durant la Guerre de sept ans.

Grâce à Patrick, nous allons aussi connaître le luxe de passer quelques nuits au Château Frontenac, un hôtel mythique, situé dans la vieille ville et qui surplombe le fleuve Saint-Laurent. C'est une page d'histoire que je tourne à chaque instant : je me sens pris dans un voyage à travers le temps, chaque endroit, chaque paysage étant plus impressionnant que celui auquel il succède. Stéphanie a raison : c'est vraiment féérique !

Lors de nos périples quotidiens dans la campagne, cependant, je me déplace avec une canne. Compte tenu de mon état, je trébuche ou tombe souvent, même si je me sens revivre. Je vois bien que cela inquiète Stéphanie, qui me voit diminuer. Toutefois, elle n'ose rien me dire, de peur de gâcher ma joie. Ou peut-être de me stresser. Bon, à ma décharge, nous sommes quand même en hiver, dans l'un des pays les plus glacés de la planète, et je ne crois pas qu'un seul touriste échappe aux chutes. Alors évidemment, moi…

Le soir, lorsque nous nous retrouvons à table à l'occasion du dîner, je tente de suivre le mouvement, mais je ne peux pas manger aussi vite que les autres convives. Par exemple, j'éprouve de l'embarras à serrer ma fourchette, et d'une façon générale, j'ai perdu une grande partie de ma dextérité. Ce qui m'inquiète le plus, c'est que le mal semble se propager très vite. Trop vite.

Ces petites difficultés du quotidien, symptômes de ma lente descente vers les profondeurs d'un mal inconnu, comme mes pertes d'équilibre, inquiètent mes proches. Alors Patrick, qui a peur qu'une chute me soit fatale, insiste pour que je me déplace en fauteuil roulant. J'ai bien envie de lui dire « Et *merde* ! », mais au fond de moi, je sais qu'il a raison. Il est des moments où l'on doit accepter ce que l'on devient, ne serait-ce que pour faciliter la tâche de ceux que l'on aime. Il faut aussi se rendre à l'évidence. Je suis condamné à voir mes forces décliner chaque jour, jusqu'à l'issue fatale. Le passage au fauteuil roulant, étape malheureuse et inéluctable, marque toutefois un tournant décisif qui me permet de comprendre que je ne serai plus jamais celui que j'étais. Et cette fois, cela se voit. Pas dans mes yeux, mais dans le regard des autres. En effet, lorsque l'on passe du statut d'homme debout à celui de personne « à mobilité réduite », que l'on se déplace en fauteuil roulant, c'est que l'on a rejoint le monde des handicapés. Personne n'y peut rien, mais le regard que les gens portent sur moi, y compris mes amis, ne sera plus jamais le même.

Je suis parti de France avec une canne, j'y reviendrai donc dans un fauteuil. Cette fois, je le touche du doigt : je deviens prisonnier de mon corps.

PLUS FORT QUE CHARCOT

J'ai eu une vie normale. Comme des millions de Français. Une vie partagée entre les joies et les déceptions du quotidien, en famille comme au travail. Du temps où je suis encore valide, j'ai une vie tellement remplie entre les trois garçons, le travail, le sport et les périodes de vacances, que je ne me soucie pas vraiment de l'avenir. Les journées ne suffisent pas pour tout faire, et ma seule véritable préoccupation est de veiller au mieux à préserver l'harmonie et la cohésion familiales.

Une chose est cependant très importante : ma seconde famille, celle des motards de la gendarmerie, à laquelle je suis très attaché. Avec eux, j'ai côtoyé bien des fois le risque et la mort, mais ils m'ont transmis deux choses fondamentales : la notion d'engagement et la volonté de servir quelque chose de plus grand que moi, la nation. Ils m'ont aussi permis de me construire intellectuellement et moralement, de me forger des valeurs et de rencontrer des gens exceptionnels. Assurément, ils m'ont permis de devenir l'homme que je suis et d'apprendre à me dépasser. On ne s'en rend pas toujours compte, mais chacun d'entre nous est le fruit d'une histoire et d'une somme d'expériences partagées. Ainsi, j'ai toujours été fier de chevaucher parmi eux. Avec le recul, je pense qu'ils ont contribué à forger mon système de valeurs.

C'est une réflexion que les médecins n'ont peut-être pas assez, mais être doté de valeurs fortes, croire en quelque chose de plus fort que nous permet d'affronter la maladie autrement, de se fixer des objectifs et de la combattre avec plus de vigueur. Oui, assurément, les gendarmes m'ont appris tout cela.

Mais j'y pense soudain. Dans cette période où certains critiquent la police et la gendarmerie, vous vous demandez sans doute comment l'on choisit de devenir gendarme, comment l'on peut demeurer si fier d'appartenir à ce magnifique corps d'armée ?

Je vais vous raconter.

C'est très jeune que je choisis de rejoindre l'armée. C'est une vocation. Connaissant le milieu de la police nationale par mon père qui faisait partie de la « grande maison », je ne souhaite pas être fonctionnaire comme lui. Je préfère l'institution militaire de la gendarmerie. Il faut dire qu'à l'époque, l'armée fait encore rêver beaucoup de jeunes qui aiment l'action et veulent servir leur pays. Quant à la gendarmerie, étant l'une des plus anciennes institutions françaises, héritière de la maréchaussée, corps chargé de la police et de la justice aux armées depuis le Moyen Âge, elle est très prestigieuse. Par ailleurs, elle est chargée de la sécurité dans les zones rurales et périurbaines, alors que dans les villes, cette mission incombe à la police. Être gendarme permet donc de vivre au contact direct de la population, de prendre le pouls de la société française en temps réel. Bref, d'être au cœur des territoires et de l'action !

En août 1991, je m'engage donc en tant que gendarme auxiliaire. J'ai 19 ans et laisse pour la première fois derrière moi ma Normandie natale, afin de rejoindre le Centre d'Instruction des Gendarmes auxiliaires d'Auxerre. L'année suivante, je poursuis mon enseignement auprès de la Compagnie de gendarmerie de Mamers dans la Sarthe, puis j'enchaîne une dernière formation à l'École de gendarmerie de Châtellerault, en Nouvelle-Aquitaine.

Près de trois années d'instruction, grâce auxquelles je deviens – avec une fierté non dissimulée – un pur produit de la gendarmerie.

Souhaitant depuis toujours exercer un métier qui ne soit pas routinier, je suis servi. D'autant qu'en intégrant le corps des motards, j'ai la chance de voir et de vivre des situations insolites. Durant ma carrière, j'escorte ainsi de dangereux gangsters lors de leurs transferts chez le juge ou vers la maison d'arrêt, mais aussi des personnalités, telles que Bill Clinton, François Mitterrand, le Prince Charles et la Reine d'Angleterre, lors de la cérémonie d'anniversaire des cinquante ans du débarquement qui se déroule à Bayeux. Je dirige également des patrouilles de sécurité en pleine période d'attentats terroristes, et je participe encore au cortège des Miss France à Deauville. Vous avez tous vu Nicolas Sarkozy faire son jogging à la télévision ? Eh bien moi, j'étais à deux pas de lui ! Je vis ainsi au cœur de l'histoire et des évènements en marche, n'ayant jamais deux jours de suite le même programme.

Toutefois, ce métier passionnant a aussi de nombreux inconvénients. Le plus éprouvant : les mutations !

Ma première affectation se fait à la brigade motorisée de Bayeux, en 1992. À l'époque, je suis partagé entre un certain enthousiasme et une forme de tristesse, puisque pour la première fois, je dois me séparer de Stéphanie, ma petite amie de l'époque. Nous nous connaissons depuis le collège et étions dans la même classe au lycée : c'est mon amour de jeunesse. Elle est belle, intelligente et élégante, dotée d'un caractère en acier trempé et n'a peur de rien. Bien sûr, je souhaite qu'elle parte avec moi, mais elle n'est pas encore prête à quitter sa famille, à laisser ses amis et ses activités sportives derrière elle. À cette époque, elle est basketteuse et, comme les gens de notre âge, elle veut encore profiter de la vie, sortir et s'amuser. C'est du moins ce qu'elle prétend, jusqu'à ce qu'elle m'appelle au téléphone, un soir, et m'annonce qu'elle a prévu de venir me rendre visite. Je me rappelle encore notre conversation.

« Salut David, me dit-elle. Tu me manques. Si tu es d'accord, je viendrais bien passer deux jours auprès de toi.

— Stéphanie, lui dis-je, si tu mets un pied dans cette caserne, tu ne repartiras plus ! »

À ce moment-là, je ne crois pas si bien dire, car après être venue me voir, elle prend la décision de quitter sa ville du Havre pour s'installer avec moi. En l'espace d'un week-end, elle fait ainsi suivre ses affaires, trouve un job de secrétaire de direction, et avec nos deux salaires, nous voilà partis pour affronter la vie côte à côte.

Très rapidement, Stéphanie tombe enceinte de Maxime. Problème : nous ne sommes pas encore mariés. Or à l'époque, au sein de l'armée française, on ne rigole pas avec ce genre de chose. Ma hiérarchie, très à cheval sur les traditions, me demande donc de « régulariser » notre situation. Autant dire que nous ne nous faisons pas prier ! Nous nous marions en 1993 à Sainte-Adresse, près du Havre, et cinq mois plus tard, Maxime naît. Un an et demi après, c'est l'arrivée de Simon, laquelle coïncide avec ma deuxième mutation. Nous sommes alors en 1995.

Je suis d'autant plus heureux que nous emménageons à la caserne de la Brigade Motorisée de Deauville, ville renommée pour son festival du cinéma américain. Or l'Amérique et moi, c'est une longue histoire d'amour ! Certes, je n'y ai pas encore mis les pieds à ce moment-là de notre histoire, mais j'aime tout, vraiment tout de ce pays. Surtout, peut-être, son cinéma.

Nouvelle ville et nouvelle naissance, celle de Grégoire, notre petit dernier, trois ans plus tard ! Sur les planches, les dimanches lors de mon footing, je croise un futur président de la République. Il m'arrive aussi de contrôler Nagui, le chanteur Carlos et bien d'autres personnalités de la télévision. Un jour, j'ai même la chance de converser avec Harrison Ford, venu tourner une publicité. Je ne peux pas dire que cela me fascine, car j'ai la tête sur les épaules, mais je dois avouer que l'ambiance de travail dans laquelle j'évolue est tout de même particulièrement sympa ! Le plus chouette, en fait, c'est que c'est dans cette ville où nous demeurons jusqu'en 2001 que nous avons vu grandir nos enfants, or la famille est une valeur essentielle pour nous. Depuis que nous nous connaissons, nous avons toujours rêvé d'avoir des enfants, de les élever et de les accompagner vers leur destin.

Notre vie est ainsi rythmée entre mon travail, nos activités sportives et nos vacances au Grau-du-Roi, dans l'Hérault. J'aime tellement cette région, et nous y sommes si bien quand nous y venons en vacances que je souhaite que nous nous y installions. Alors un jour, je demande ma mutation dans le Midi, et contre toute attente, elle est très vite acceptée. Lorsque je l'annonce à Stéphanie, nous avons une heure pour prendre notre décision. C'est très peu de temps pour peser le pour et le contre, et je sens bien que c'est une déchirure pour elle. Elle s'est habituée à notre cadre de vie, s'est fait des amis, a ses habitudes... Fidèle à son tempérament, toutefois, elle choisit de foncer à mes côtés.

Nous décidons alors de partir tous les deux en éclaireurs à la découverte de Clermont-l'Hérault, petite commune fortifiée du Languedoc-Roussillon où vient d'être créée une gendarmerie, à laquelle est intégré un escadron départemental de sécurité routière. Pour moi, c'est génial, car les familles qui sont mutées ici ne se connaissent pas du tout, ce qui facilite l'intégration de chacune d'entre elles. Bien sûr, il faut tout recommencer à zéro, se faire de nouveaux amis, reconstruire un lien social et affectif, mais de fait, la cohésion entre tous ces nouveaux venus est une évidence.

Si nous nous plaisons beaucoup à Clermont-l'Hérault, les enfants grandissent, et nous avons envie qu'ils puissent avoir accès aux facilités qu'offre une grande ville. Donc en 2007, quand je me vois offrir une nouvelle affectation en la belle ville de Montpellier, je saute sur l'occasion !

Logés dans une grande caserne, nous ressentons moins de chaleur et de cohésion que dans mon poste précédent, mais malgré tout, les choses se font très facilement. Ici, il y a déjà une vie en gendarmerie, et Stéphanie, qui demeure résolument le pilier de notre famille, s'investit à fond pour que les enfants s'intègrent. Immédiatement, je suis affecté à la Brigade Motorisée, où je vais vivre deux années intenses ! Tout juste en poste, j'effectue ainsi un stage au camp du GIGN de Satory pour apprendre les toutes dernières techniques d'escorte, car je dois notamment participer à celle de l'équipe de rugby des Tonga, qui vient en France pour la Coupe du Monde. À cette période, j'assure aussi de nombreuses escortes d'hommes politiques qui transitent par l'aéroport de Montpellier Méditerranée ou sont en partance pour la capitale.

Malheureusement, au bout de deux ans, on nous annonce que la caserne doit fermer en raison d'une restructuration des unités de la gendarmerie nationale souhaitée par le président de la République, Nicolas Sarkozy. La gendarmerie, qui dépendait du ministère des armées, entre alors sous le giron du ministère de l'Intérieur. À l'instar de celle de Montpellier, de nombreuses gendarmeries sont aussi fermées dans toute la France.

Je suis donc muté à la Brigade Motorisée de Castelnau-le-Lez, petite ville de la banlieue montpelliéraine. C'est de nouveau une création, avec plusieurs services, plusieurs familles, des nouveaux locaux. Là, nous devons recréer toute une vie, tout un monde. Cependant, nous en avons l'habitude, et très vite, en nous inscrivant dans des clubs de sport, nous nous intégrons à la vie de cette petite commune. Je vis ainsi les sept dernières années qui me séparent de la maladie comme si j'étais pris dans un formidable tourbillon.

Vivre chaque jour comme si c'était le dernier.

Je vous imagine en train de vous demander : « Pourquoi nous raconte-t-il tout cela ? Quelle importance, sa carrière et son engagement ? Ce qui nous intéresse, c'est qu'il nous parle de la maladie. » D'autant qu'à ce moment-là, ma vie est celle de millions d'autres Français. Mais c'est justement ce qui importe. Car on ne peut comprendre l'état dans lequel se trouve un otage de Charcot, ce qu'il ressent ni comment il combat la maladie sans avoir compris d'où il vient, ce qui l'a construit, ainsi que les valeurs qui l'habitent. Charcot nous rend immobiles, nous prive en apparence de tout, sauf de l'essentiel, à savoir ce que nous sommes. Vous nous voyez tels des êtres diminués, mais excepté la liberté de mouvement dont nous sommes privés, nous sommes comme vous.

Vous parler de ma vie, de ce que je suis, c'est donc vous permettre de faire connaissance avec moi, comprendre mes engagements, mon mode de vie et mes valeurs. Vous parler de mon passé, c'est vous expliquer ce qui me constitue et me permet de faire face aujourd'hui. D'ailleurs, mon quotidien a dû être assez proche du vôtre. Une femme, des enfants, un métier qui me prend le plus clair de mon temps, des copains, la moto, le sport et une passion : les États-Unis !

Je vous l'ai dit : ce que je vis peut arriver à n'importe qui. Et justement : je suis n'importe qui ! Le gars normal, simple, qui a vu du jour au lendemain son histoire basculer, qui est passé de l'action à l'inaction, des mutations et des déménagements à la paralysie totale. Comme je vous l'ai dit, j'ai tiré des expériences les plus banales de mon passé une force exceptionnelle qui me permet d'être ce que je suis. J'ai compris à quel point la famille, les amis, mais aussi l'entourage professionnel représentaient un socle important.

Mon passé militaire me permet également d'absorber le handicap plus facilement. En effet, durant mes années de service, mon cerveau s'est habitué à s'adapter à chaque nouvelle situation en une fraction de seconde. Le simple fait de conduire chaque jour une moto, de devoir engager une course poursuite ou d'organiser l'escorte d'une personnalité me demandait d'être prêt à tout, tout en étant parfaitement ancré dans le présent, sans me laisser dépasser par les émotions ou la peur. J'ai donc appris à profiter de chaque instant, tout en me préparant à l'inattendu.

Ne pas se poser de questions et vivre chaque jour comme si c'était le dernier, telle est, de fait, aujourd'hui encore, ma philosophie. Parce que, comme dit la chanson de Corneille, « je reviens de loin. » Finalement, quand tout va bien, on ne prend pas le temps de réfléchir à cela, et c'est une erreur, car c'est ce qui nous permet d'affronter la tempête. On devrait nous l'apprendre dès l'école.

Je souffre toutefois d'une profonde insatisfaction : celle d'une carrière inachevée. Vous l'avez compris : j'aimais mon métier. Jusqu'à ce que soudain, du jour au lendemain, tout s'arrête : ma vie se met sur pause ! Ainsi, le 4 août 2016, j'effectue ma dernière patrouille... Ce jour-là, c'est la dernière fois que je porte ma tenue de gendarme motocycliste. En fin de journée, je salue mon équipe, je laisse derrière moi ma moto et mon casque. Je mets sous clé mon flingue de service et range définitivement mon uniforme bleu marine de Maréchal des Logis chef. Un vêtement qui a toute son importance pour moi, tant je suis coquet, et l'uniforme de gendarme plutôt seyant. D'ailleurs, j´ai vraiment de la gueule quand je le porte !

À ce moment-là, tout mon monde s'écroule, car un gendarme sans uniforme et sans flingue, ce n'est plus vraiment un gendarme ! Je redeviens donc un citoyen lambda d'un coup, sans y être préparé. Je ne veux pas me montrer larmoyant, mais normalement, quand l'heure de la retraite approche, on s'y prépare doucement, alors que dans ma situation, cela arrive du jour au lendemain. Ainsi, je suis d'abord placé en longue maladie, puis mis à la retraite dans la foulée. Quel choc ! Un choc qui provoque à nouveau du stress et contribue à l'avancée de la maladie. C'est une spirale infernale.

Pourtant, mes collègues font preuve d'un élan de solidarité exemplaire lorsqu'ils prennent connaissance de ma situation. Je suis tout de suite très entouré, comme Stéphanie. Tout le monde me téléphone, on vient nous rendre visite, on nous invite... Je découvre le privilège d'être entouré. Même si cela n'enlève rien au drame que nous vivons, cela permet de penser à autre chose et, donc, de l'atténuer par moment.

« *Frappe qu'un coup* »

Je suis un homme intègre, d'une nature plutôt calme et réservée. Je parle peu de moi, je suis plutôt un homme d'action. Parler de moi est un exercice difficile. En général, je laisse cette tâche à ma famille. Je vais cependant profiter de notre échange pour vous raconter une histoire qui m'a appris beaucoup sur ce que je suis et sur cette force acquise grâce à mon entourage.

En cet après-midi ensoleillé du mois de décembre, une jolie déclaration m'est adressée par mes enfants. Nous sommes dans notre salon. Je suis confortablement installé dans mon fauteuil médicalisé, avec Stéphanie et deux de mes fils, Simon et Grégoire, assis juste à mes côtés, sur un canapé en lin gris. Au-dessus du sofa est suspendu un grand miroir reflétant l'image de notre sapin de Noël recouvert de décorations blanches. Grégoire, 21 ans, mon petit dernier, le visage souriant, blond aux yeux bleus, porte un jean délavé, un sweat à capuche blanc sous une veste en jean et des baskets blanches aux pieds. Sous son allure décontractée, il semble plus effacé que son frère. D'ailleurs, il est toujours en retrait, comme s'il demeurait sur ses gardes. Alors qu'il me fait face, il me regarde avec son joli sourire, prend une longue respiration et me dit :

« Mon cher papa, tu es un homme tout en contrôle. D'ailleurs, tu as toujours eu le contrôle sur notre famille. Tu organisais les vacances, tu décidais tout, des programmes de nos journées de A jusqu'à Z, de ce que nous pouvions faire ou non. Toi, le bon cuisinier qui adores *bouffer*, tu nous préparais souvent les repas. Tu avais même instauré que tous les dimanches soir, nous fassions des pâtes pour le dîner. Donc durant toute mon enfance, nous avons eu droit au plat de pâtes dominical ! Tu es un homme tellement fort. Autant mentalement que physiquement. Sais-tu qu'avec Maxime et Simon, nous te surnommons « Frappe qu'un coup », car avec un doigt, tu es capable de nous maîtriser ? Sincèrement, tu es un papa génial, que tout le monde rêverait d'avoir. Nous t'aimons, tu sais... De toutes nos forces. »

Waouh ! Quel choc ! Alors que des larmes d'émotion se répandent sur mon visage, Grégoire reprend :

« Papa, tu nous fais vraiment rire. Bon, tu es un peu trop sérieux quand même, avec une forte propension à nous recadrer, mais tu nous as toujours poussés à aller plus loin, à viser plus haut. Pendant mon BAFA, tu as toujours été là, tu t'es impliqué. Tu as toujours été présent, me suivant même lors de mes entraînements de foot, avec ton fameux sac de céréales au cas où j'aurais un coup de mou. Pour moi, tu es un père génial. »

Quel émoi d'entendre ces mots ! Faut-il se retrouver dans ma situation – immobilisé dans un fauteuil qui, désormais, me sert de seul espace vital – pour entendre des fils parler ainsi à leur père ? Faut-il être confronté au pire pour ne plus rien avoir à perdre et avoir le courage de dire de si belles choses ? Quoi qu'il en soit, il faut avoir du courage pour se montrer aussi sincère. Grégoire imagine-t-il la force qu'il me donne en se confiant ainsi à moi ?

Alors qu'un étrange frisson de bonheur envahit mon corps, quelqu'un sonne à la porte. C'est Maxime, que nous attendions. Il m'embrasse, vient s'assoir auprès de moi, passe sa main sur son crâne pourtant rasé. Je devine qu'il est ému. Avec son air cool, c'est le plus sensible de mes trois fils. Un écorché vif. Le verbe assuré, il prend à son tour la parole, comme s'il savait ce qui vient de se dire.

« Papa, tout au long de ma vie, tu as été présent pour moi. C'est un peu compliqué de parler de toi, car tu ne montres jamais tes émotions. Tu ne laisses rien paraître. Avant cette maladie, je ne t'ai jamais vu pleurer. En fait, on ne savait pas grand-chose de toi. Tu ne nous laissais entrevoir qu'une seule image, celle d'un homme fort, d'un chef de famille infaillible. Avec maman, vous êtes les piliers de nos vies ! »

Je suis tétanisé, tellement fier de lui. Cela a pourtant dû être si dur de me voir basculer ainsi dans l'infirmité. Durant notre vie d'avant, je gérais beaucoup de choses à la maison, toujours épaulé par Stéphanie.

Entre les déménagements, le travail et les missions, nous étions dans l'action permanente. Nous étions prévoyants et organisés en tout. Et puis, en quelques mois, tout a changé.

J'avais tellement peur que ma femme et mes enfants ne me regardent plus de la même façon que les entendre me parler de la sorte me bouleverse. Ce qu'ils me disent là constitue la meilleure des ordonnances, la plus belle des thérapies ! Tout ce que nous avons mis tant d'énergie à construire avec Stéphanie prend donc tout son sens aujourd'hui, avec cette admiration réciproque que nous nous portons les uns aux autres.

Alors que les pensées se bousculent en moi, Simon, le fonceur de la famille, intervient à son tour.

« Papa, tu es loyal et droit. Parfois sévère, aussi. À commencer avec toi-même, mais tu as un énorme cœur. Bon, tu n'étais pas le plus bavard d'entre nous, mais dès que tu ouvrais la bouche, tout le monde t'écoutait. Et puis, franchement, qu'est-ce que ça en jetait quand on te voyait partir de la maison le matin, avec ton uniforme. Papa, tu nous as transmis le sens de l'honneur, du respect et de la loyauté. Je ne rigolais pas beaucoup avec toi, on ne va pas se mentir, mais tu as toujours été bienveillant envers nous, et tu étais toujours là pour moi. Tu ne montrais jamais ce que tu ressentais. Cependant, je le voyais dans tes yeux : tu étais fier de ta famille ! Je suis impressionné, car tu as toujours transformé tes paroles en actes. Pour aider des personnes dont tu connaissais les difficultés, pour les sauver, tu agissais parfois en sous-main, tel un homme de l'ombre, faisant souvent intervenir tes copains. Tu es un mec formidable, papa, et je ne suis pas étonné de voir aujourd'hui tous ces gens venir te témoigner leur reconnaissance. Tu as bâti un empire d'amour autour de nous. Alors, c'est vrai, aujourd'hui, tu ne peux plus bouger ni parler, mais pour nous, tu restes le même. Tu es le chef de notre clan, de notre famille... »

Encore une fois, je suis abasourdi par ce que j'entends. Ces mômes sont étonnants. Grâce à eux, je suis peut-être en train de prendre conscience du vrai secret de la vie. Celui-ci a un nom : l'amour. Avant, comme tout le monde, je n'y prêtais pas assez attention. Mais maintenant que je me retrouve prisonnier de ce corps inerte, mon cerveau est plus attentif à ce qui se passe autour de moi. Je comprends, anticipe et décrypte tout beaucoup plus vite qu'avant. Bien que les gens ne s'en rendent pas toujours compte, je suis devenu un cerveau émotionnel à l'état brut et je perçois avec une sensibilité décuplée l'importance de la vie, du moindre échange, du moindre geste. Je ressens aussi de façon intense la portée de chaque mot, la signification du moindre silence. C'est une expérience étrange, mais tel un aveugle qui compense sa perte de vision par une ouïe plus fine, chez moi, le cerveau compense les failles du corps. Alors bien sûr, tout cela me bouleverse, car toute action, toute parole résonne en moi tel un formidable écho.

Néanmoins, il ne faut pas croire pour autant que je me laisse submerger par l'émoi. Au contraire. Je perçois simplement des choses qu'il m'était impossible d'appréhender avant, et n'ayant plus la possibilité de parler autrement que par le biais d'une machine, je réponds par des émotions que je cachais.

Charcot, cette *saloperie* immonde qui me retient en otage, m'aura au moins permis de développer une faculté qui manque à la majeure partie d'entre nous et fait de moi un décrypteur des émotions, de l'essentiel. Je comprends, je ressens la vie et l'amour d'une façon que personne ne peut imaginer. Ainsi, Charcot, je sais aujourd'hui que j'ai déjà remporté une bataille décisive contre toi, car j'ai pris conscience que mon cerveau est bien plus fort que toi ! Bien sûr, parfois, tu me mets le moral à plat, et je m'enfonce pour quelques jours dans la déprime. Notamment quand j'aimerais réagir à une telle situation par le verbe et que je suis obligé de prendre sur moi, parce que mon ordinateur a un bug. Je suis aussi souvent frustré de ne pouvoir bouger à mon gré, de ne pouvoir serrer mes fils dans mes bras, et de devoir faire appel aux uns ou aux autres quand le dos me démange ou qu'un mauvais pli rend inconfortable le port d'un vêtement qui m'enserre la taille.

Les choses les plus simples, comme boire un verre, rire ou manger par moi-même me sont impossibles. Si la machinerie informatique qui me relie au monde ne fonctionne pas, personne ne peut deviner que j'ai envie de regarder un film, de me rendre aux toilettes, de me rafraîchir. Je suis un être immobile, en apparence impuissant à réaliser la moindre chose sans l'assistance de l'une des aides-soignantes qui veillent sur moi jour et nuit, de ma femme ou de mes enfants. Des gestes qui sont anodins pour vous se révèlent tout simplement insurmontables pour moi.

Plus d'une fois, j'ai aussi cru que j'allais y passer, c'est vrai. Parce que j'avalais de travers, que je m'étouffais et vomissais dans mes poumons. Je n'ai dû la vie qu'à ceux qui m'entourent. À chaque fois, cependant, je m'en suis sorti. Oui. À chaque fois, je gagne, car je ne me laisse pas prendre au piège de cette *saloperie* qui voudrait me priver de tout. La vie que j'ai construite m'a préparé à ce que je suis : un combattant silencieux, mais un combattant quand même, et en cette période de Noël, mes enfants me le rappellent avec leurs mots. Je ne suis pas philosophe, mais j'ai compris qu'il y avait un sens à toute chose.

Alors *Charcot*, regarde bien ce que j'ai construit autour de moi ! D'abord, avec mon amour infini, Stéphanie. Ensuite, avec ma famille, ce rempart qui me protège. Enfin, avec mes frères d'armes, ceux qui m'ont fait grandir.

Charcot ! Chaque malade réagit selon le système de valeurs qu'il s'est forgé et selon son caractère. J'ai les miens. Tu as voulu m'isoler, mais j'ai appris que l'on ne te combattait pas seul, qu'il fallait savoir s'appuyer sur les autres.

Charcot ! Toi, tu donnes la mort, quand moi, j'ai donné la vie et l'espoir, lesquels me sont rendus au centuple par ceux que j'aime.

Charcot ! Tu n'as pas compris que la vie, c'est un jeu collectif. Que plus tu enveloppes mon corps de ta sombre cape, plus mon cerveau et mes prises de conscience sur ce que je suis et ceux qui m'entourent me confèrent une force et une liberté prodigieuses.

Charcot ! Tant que mon cerveau et ma conscience fonctionnent, je suis vivant. Et comme l'un et l'autre fonctionnent à plein régime et se développent chaque jour davantage, je demeure encore plus vivant que n'importe qui d'autre.

Charcot ! Tu as pris mon corps, mais mon cerveau t'est inaccessible.

Charcot ! Quoi qu'il arrive, tu ne peux rien contre l'amour. Tu ne peux pas davantage me confisquer mes rêves.

Charcot ! Je formule intensément le vœu que les malades qui liront ces lignes, ceux qui ont souvent peur de te nommer et que tu prends en otages, comprennent, à leur tour, que le fait d'être prisonnier de leur corps peut aussi contribuer à les faire grandir. À leur donner conscience de ce qu'est vraiment la vie, pour autant qu'ils prennent le temps de réfléchir à ce qu'ils ont accompli et aux valeurs qu'ils se sont forgées.

Tout ce qu'ils ont fait, s'ils l'ont bien fait, leur sera rendu, pour autant qu'ils ne s'apitoient pas sur eux et qu'ils continuent de lutter pour rester auprès de ceux qui les aiment. Si, par ces lignes, je leur transmets la force et la rage, mais aussi l'amour et la pleine conscience qui m'habitent, s'ils se les approprient, alors eux aussi gagneront la bataille.

Charcot ! Il y a mille et une manières de vivre et d'affronter la fin. J'ai choisi la mienne, qui est de ne jamais te céder. Et je peux te l'assurer, cela me fait un bien fou.

L'ESPOIR

Ce jour-là, Simon, casquette vissée à l'envers sur la tête, entre en courant dans Montpellier sous une pluie battante. Le regard déterminé, les poings serrés, il enchaîne les foulées telle une machine. Depuis six jours, il a parcouru 180 km pour relier Perpignan à la capitale languedocienne, accompagné de ses deux frères qui l'escortent à vélo et assurent la logistique.

Simon a tenu parole. Il a réalisé l'impossible : courir trois marathons en moins de quatre mois. C'était ce qu'il m'avait promis le jour où nous avons annoncé la nouvelle à ses frères, et je savais bien qu'il irait jusqu'au bout.

Courir pour être libre. Courir pour évacuer tout ce stress qui s'empare de notre famille. Courir, surtout, pour que le monde entier connaisse le désarroi de ceux qui sont touchés par la maladie de Charcot. Il n'est pas le premier à relever ce type de défi. Bien des gens courageux, atteints d'une maladie invalidante comme la SLA, se lancent dans des projets aussi forts. Certains font une dernière course à pied – ce qui est déconseillé –, d'autres parcourent des centaines de kilomètres en fauteuil roulant. Pour eux, c'est une façon de continuer à exister, de se révéler, d'en appeler à la solidarité et de faire connaître cette pathologie rare à l'issue fatale, pour qu'on la prenne mieux en charge. Chaque effort, chaque défi de ce type doivent être salués, admirés, car ils sont le signe d'une volonté farouche de résister.

Dès cette époque, les garçons commencent à se faire connaître par leurs actions. Systématiquement, quel que soit le type d'évènement ou de défi auquel ils participent, ils apparaissent vêtus d'un T-shirt au logo *Espoir,* dessiné par Simon. Leur message est clair : tant qu'il y a de la vie, il y a de l'espoir, et tant qu'il y a de l'espoir, on se doit de se mobiliser.

Après la folle course de Montpellier, Simon enchaîne avec le marathon de Paris et, quelque temps plus tard, celui de Stockholm. Là, des coureurs d'une centaine de pays traversent le centre-ville pavé de la capitale suédoise, longent son mythique Palais royal, s'enfoncent ensuite à travers les bois de Djurgården, puis rasent enfin les berges de la ville, avant de terminer sur la piste du stade olympique, sous les cris des mouettes et les hurlements des supporters.

Au cœur d'une ville enchanteresse, cette course magnifique est l'épreuve sportive la plus marquante qu'il va m'être donné de voir. En effet, ce jour-là, Simon a commis l'erreur de courir avec une nouvelle paire de running, ce qui va s'avérer lourd de conséquences.

Alors que sa course s'est déroulée sans encombre et qu'il a déjà parcouru près de 37 km, il passe sous un tunnel de jets d'eau prévu pour rafraîchir les coureurs et a soudain l'impression de commencer à patauger dans ses chaussures. Persuadé que celles-ci ont pris l'eau, il décide de s'arrêter quelques instants pour les retirer et s'aperçoit qu'il a les pieds en sang. Bien qu'il n'ait rien ressenti jusque-là, une douleur vive commence à se manifester, laquelle se diffuse à tous ses membres inférieurs. Les secouristes de l'organisation, qui sont venus lui prêter assistance, lui conseillent donc de s'arrêter. Toutefois, il lui reste 5 km à parcourir, c'est son dernier marathon, sa dernière étape, et il sait que je l'attends ! Il les remercie alors en leur souriant, prend ses chaussures à la main et se remet à courir en chaussettes sur le pavé... Autour de lui, le public, ébloui, l'encourage, l'applaudit, lui crie qu'il est fou. Il avance, les larmes aux yeux, jusqu'à ce qu'il pénètre enfin dans l'enceinte du stade olympique, où il est célébré tel un héros.

Moi, je savais bien qu'il n'abandonnerait jamais malgré la souffrance. Il veut tellement que je le voie se battre pour moi et pour tous les autres malades de Charcot que j'étais absolument sûr qu'il irait jusqu'au bout.

Chez Simon, cependant, le sens du défi ne peut être circonscrit à cette série de courses extrêmes, aussi intenses soient-elles. Pour lui comme pour ses frères, elles ne sont que le point de départ d'une autre aventure qui va totalement bouleverser nos vies et, cette fois, pour le meilleur.

Comme je l'ai expliqué, à l'origine, son projet consistait à participer à des défis sportifs, afin de communiquer sur la maladie de Charcot, en portant un T-shirt qui donne de l'espoir. Ensuite, il a créé une association, *Espoir SLA,* ainsi qu'une entreprise qui commercialise une ligne de vêtements sportifs et civils, *Espoir Shop*, laquelle véhicule des valeurs extrêmement fortes.

D'abord, celle de l'engagement : celui d'une fratrie. Ensuite, celle de l'entraide et du vivre ensemble, car *Espoir* fait en sorte que les handicapés soient reconnus pour ce qu'ils sont : des individus, des personnes à part entière, et non des citoyens de seconde zone. Vous savez, ces « personnes à mobilité réduite »...

L'association *Espoir SLA* organise ainsi des évènements incroyables, qui peuvent rassembler des centaines de gens, comme les *24 heures d'Espoir* qui se déroulent chaque année dans une salle de cross fit de Castelnau-le-Lez. Le cross fit est une pratique sportive pluridisciplinaire, qui combine notamment la gymnastique, l'haltérophilie et l'endurance. On court, on saute, on grimpe à la corde, on soulève des poids. Bref, c'est une épreuve de force qui sollicite le corps sous toutes ses formes. Le concept de ces *24 heures* consiste en une course de relais d'un jour et une nuit, durant laquelle des compétiteurs portent un sac de sable de 5 kg, symbolisant le fardeau de la maladie, sur une distance de 100 m.

500 personnes participent à la première édition qui est organisée tout juste quelques semaines après l'annonce de ma maladie. Parmi elles, il y a des gendarmes, des membres de différents clubs de sport de la région, mais aussi de simples citoyens sensibilisés au sort des handicapés. Tout au long de ces 24 heures, ces gens s'amusent, échangent ensemble ou dorment sur le sol en attendant de prendre le relais de leurs équipiers dans une ambiance bon enfant. Le tout en musique, des disc-jockeys se succédant derrière des platines pour diffuser de la techno.

À cette occasion, j'effectue moi-même le parcours en marchant. Je me sens alors tellement heureux de pouvoir y participer avec mes fils ! Je me sens surtout très fier de leur montrer que je ne vais rien lâcher, même si c'est l'une de mes dernières occasions de participer à une épreuve sportive.

Des valeurs essentielles de fraternité, d'entraide et d'égalité

Comme je le disais, *Espoir,* c'est surtout une marque de vêtements qui cartonne sous le nom *Espoir Shop*. Simon a créé une véritable entreprise qui commercialise des T-shirts, des sweats, des vestes ou encore des robes et divers accessoires au logo de la marque. En à peine trois ans, il en est déjà à sa sixième collection, avec plus de 400 références ! Grâce à son concept, des gens portent des vêtements hypertendance, tout en racontant notre histoire et en faisant un geste de solidarité, puisque pour chaque article vendu, un euro est reversé à la recherche médicale sur la maladie de Charcot, via la *Fondation Thierry Latran*. Le reste des fonds sert à faire vivre l'entreprise, à générer des emplois, à donner du travail à des créateurs.

Le succès de la marque et de ses collections est tel que, chaque année, Simon organise un défilé de mode où la plupart des mannequins sont des handicapés. Parmi eux, il y a des hommes et des femmes atteints de cancer, une grande brûlée, des « personnes à mobilité réduite ». Mais attention ! Il ne s'agit pas d'un petit défilé de rien du tout ! S'il a commencé dans une salle modeste, aujourd'hui, il est organisé au palais des sports de Castelnau sous la forme d'un show magnifique, qui réunit pas moins de 2 000 convives, des danseurs et des disc-jockeys. Il accueille aussi un ensemble de points de vente répartis sur 600 m², et pour y accéder, il faut s'y prendre au moins deux heures à l'avance. Le succès est tel que lors du dernier défilé, la gendarmerie a dû se mobiliser pour fluidifier le trafic, un immense bouchon de fans s'étant formé à l'entrée de la ville.

Cette réussite est d'autant plus époustouflante qu'à l'origine, ni Simon ni ses frères ne sont des spécialistes de la mode et de l'organisation de ce type d'évènements. Pourtant, aujourd'hui, *Espoir Shop* fait tellement parler d'elle qu'une grande enseigne a récemment proposé à Simon de lui racheter la marque, ce qu'il a bien évidemment refusé. Pour lui, l'engagement passe avant l'argent. Et surtout, si argent il y a à gagner, celui-ci doit d'abord servir aux malades et à créer de l'emploi pour des gens concernés par Charcot et le monde du handicap.

Fondée par un jeune homme de 24 ans qui faisait face à une situation exceptionnelle, *Espoir Shop* est devenue le symbole de la marque citoyenne et solidaire. Dans un monde où l'individualisme est la norme, elle dispense des valeurs essentielles de fraternité, d'entraide et d'égalité entre les êtres, permettant à des handicapés qui pouvaient se sentir marginalisés de prendre conscience qu'ils ont encore un rôle à jouer dans la société. Beaucoup ont rêvé de cela, mais bien peu ont réussi un tel challenge.

LA CONQUÊTE DE L'OUEST EN FAUTEUIL ROULANT

Mai 2017. Je rêve depuis longtemps de visiter les États-Unis, de faire ma conquête de l'Ouest. Vous voyez ce que je veux dire : une *Chevauchée sauvage* à la Gene Hackman. J'aurais pu être cavalier et parcourir le grand Ouest, mais je suis motard et, toute ma vie, j'ai sillonné les routes de France. Ma chevauchée ressemble plus au *road trip* d'*Easy Rider* avec Peter Fonda, mais version police française !

Ce voyage était prévu pour mes 50 ans. En tant que motard, je souhaitais parcourir, au guidon de ma Harley-Davidson, la mythique Route 66, qui s'étend sur 4 000 kilomètres, de Chicago à Santa Monica. C'est un authentique symbole de liberté, qui a inspiré un nombre incalculable de films que j'ai vus et revus dans ma jeunesse. Mon rêve ultime était de traverser l'Ouest américain sur l'air de *Born to be wild*, chanté par le groupe de rock Steppenwolf.

Seulement, puisque ma santé se dégrade et que je n'ai pas assez d'argent pour partir avec toute la famille, il faut se rendre à l'évidence : mon *American dream* ne sera pas possible. De toute façon, comment voyager dans mon état ? Sûrement pas en Harley ! Par ailleurs, comment financer un tel projet quand la maladie mobilise toutes nos économies ?

Et puis *merde* ! Charcot n'a pas le droit de m'empêcher d'accomplir ce rêve ! Alors il faut que je sois imaginatif. Il y a forcément une solution, un risque à prendre ! Je commence à réfléchir, à en parler avec mes proches, sans trop y croire, bien sûr, mais avec un léger soupçon d'espoir. Après tout, faire savoir que l'on a un rêve, c'est le réaliser à moitié.

Sans que je m'y attende, ce rêve de voyage va déclencher un élan de générosité initié par un ami et collègue, Christophe, responsable d'une association de gendarmes : les *Képis Pescalunes - Terres de Camargue*. Celle-ci s'est donné pour mission de réaliser les rêves de personnes en souffrance, mais aussi d'orphelins, à travers l'organisation d'évènements sportifs et culturels. Il s'agit de l'une de ces nombreuses associations qui font le lien entre les êtres. Le credo de Christophe et de ses camarades gendarmes, c'est que le plaisir et le bonheur sont des éléments essentiels de la vie. Leur devise est d'ailleurs celle d'Antoine de Saint-Exupéry : *Fais de ta vie un rêve, et d'un rêve, une réalité*. Ces gens incroyables sont persuadés que donner de la joie apporte de la joie. Comme ils ont raison !

Bref, un beau jour, Christophe vient me voir à la maison. Adjudant au sein d'une section de recherche, c'est un quadra ultradynamique au visage étincelant et au regard déterminé. Charismatique, le sourire en coin, on le devine tout de suite bon camarade. C'est un vrai chef de groupe, un leader, qui porte sur la figure le sceau de la bienveillance. Il a eu vent de ma maladie dès le début et veut faire quelque chose pour m'aider. Lorsqu'il arrive chez moi, il a la mine réjouie.

Il me dit que l'un de nos amis communs lui a fait part de mon rêve. Il m'annonce qu'il a décidé d'organiser un tournoi de football en salle pour récolter des fonds qui me permettront de partir outre-Atlantique avec mon gang.

« David, me dit-il, je pense qu'on peut y arriver ! Les collègues sont bien décidés à te rendre tout ce que tu leur as apporté. Et puis, tu dois profiter du temps qu'il te reste. Tu ne peux pas te résoudre à ne plus rien faire. Un rêve, c'est fait pour se réaliser. Par ailleurs, accomplir un tel voyage dans ton état, c'est un message d'espoir envoyé aux autres malades. Cela démontre que tout est possible. Si l'on s'y prend bien avec cette compétition de foot en salle, je suis certain que l'on va réussir à lever les fonds nécessaires. Ensuite, ce ne sera plus qu'une question d'organisation et de logistique. Ce n'est quand même pas à toi que ça va faire peur ! Et je suis certain que si j'étais à ta place, tu ferais la même chose sans me demander mon avis. Alors on fonce ! »

Je dois avouer que lorsque je l'entends me dire cela, je le trouve formidable, mais totalement dingue. En effet, pour ceux qui connaissent la série télévisée, je commence à être H24 dans mon fauteuil. Son projet me paraît donc insensé. Enfin... insensé... pas tant que cela ! Parce que je le connais bien et le prends toujours très au sérieux, je commence à gamberger et me dire qu'après tout, il a peut-être raison. Pourquoi ne serait-ce pas jouable ? De toute façon, quand Christophe prend une décision, il est inutile de le contredire. C'est qu'il sait déjà qu'il va réussir.

Soudain, assis dans mon fauteuil médicalisé, je me vois là-bas, aux States, et je fonds en larmes. Christophe et tous mes camarades doivent vraiment m'aimer pour vouloir se mobiliser ainsi. Après tout, ils ont leurs vies, leurs soucis… et ils pensent à moi ! Dieu que je les aime, mes amis gendarmes ! Pour eux, rien n'est jamais impossible. Mais bon, rien n'est simple non plus, et organiser un tournoi de foot en salle, même amateur, relève d'une organisation quasi professionnelle. Il faut réunir des équipes, être sûr de la disponibilité des joueurs le jour J, avoir des remplaçants, des arbitres, des soignants, une buvette. Et puis, bien sûr, des sponsors ! C'est un exploit titanesque qu'il va falloir réaliser.

Des questions m'assaillent. Mon ami va-t-il réussir à récolter suffisamment de fonds pour ce voyage ? Les gens vont-ils vouloir participer à son financement ? Pourquoi le feraient-ils, d'ailleurs ? Ne vont-ils pas penser que nous abusons de leur gentillesse ? Il faut aussi que le tournoi soit à la hauteur des enjeux.

Quelques semaines plus tard, alors que le printemps touche à sa fin, la compétition est enfin prête à se dérouler. Elle a lieu dans un gymnase de Lunel, où plus de 200 personnes se sont réunies.

Seize équipes de cinq joueurs se présentent sur le terrain. Certaines sont composées de gendarmes et de personnels du ministère de l'Intérieur ; d'autres, d'amis de mes enfants. L'ambiance est à la fois bon enfant et électrique. Chez nous, le foot est une affaire sérieuse et pourrait bien tourner au duel, tant chacun est déterminé à l'emporter. Il y a aussi des bénévoles pour animer les stands de boissons et d'alimentation, et recueillir des dons. Je devine que la journée sera intense en émotions pour chacun d'entre nous.

À 9 h du matin, les équipes sont prêtes à s'affronter. L'une d'entre elles, nommée *Espoir*, est composée de mes trois fils, Maxime, Simon et Grégoire, et de deux amis de ce dernier. C'est une excellente équipe, et pour cause : ils ont l'habitude de jouer au foot depuis qu'ils sont petits, certains comme Simon, en pro. Ils sont donc redoutés par leurs adversaires. Une autre, que j'avais contribué à créer quelques années plus tôt, est aussi là : celle du *Montpellier Hérault Gendarmerie*. Pour chacune d'entre elles, l'objectif est de se retrouver en finale.

Seize matchs de 8 minutes chacun vont être disputés tout au long de la journée. Compte tenu de mon état, je ne peux assister à tous, mais dès le premier affrontement, je sens bien qu'au-delà des sourires, la motivation est totale. Passes, dribbles, buts, bousculades et rires... Le tournoi se déroule avec fair-play, mais avec une ardeur dénuée de la moindre concession ! Chaque point marqué fait ainsi l'objet de cris de joie et d'une intense émotion, à tel point que l'on se croirait réunis autour d'un match de Coupe du Monde !

À midi, alors que l'heure de la sélection pour la demi-finale arrive enfin et que se tient la pause du déjeuner, j'ai l'immense surprise de voir se former un cortège de motards à l'extérieur du gymnase. Ma bande de copains est réunie, telle une horde de cavaliers, à l'initiative d'un ami, Stéphane, avec qui j'avais l'habitude de rouler sur de grosses Américaines. J'ai un énorme pincement au cœur de voir mes collègues motards défiler sur leurs Harley-Davidson, puis de garer leurs engins en épi juste devant moi. Cela me fait vraiment chaud au cœur. Ils sont venus pour participer à la cagnotte. Tout ce monde rien que pour moi, David Ledun ! Je suis si touché que j'en pleure !

Après toutes ces émotions et un bon sandwich, le tournoi reprend. Les joueurs de l'équipe *Espoir*, logos bien en vue sur leurs T-shirts bleus, serrent leurs shorts et remontent leurs chaussettes. La balle est placée au centre du terrain par l'arbitre. Les uns et les autres se fixent droit dans les yeux. On entend leur respiration. On les dirait prêts à livrer un combat sans merci. Dans la salle, c'est le silence total. Chacun mesure l'enjeu de cette partie déterminante pour l'équipe des jeunes qui veut se qualifier pour la demi-finale. J'ai l'impression que le temps se fige, que je joue ma vie, alors que je suis cloué sur mon fauteuil. Je ronge mon frein.

Soudain, le coup de sifflet retentit. Le match commence. Le ballon s'envole, puis rebondit plusieurs fois. Maxime opère une reprise du genou, mais se fait voler la balle par un joueur de l'équipe adverse. La partie est particulièrement énergique, le ballon passe de l'une à l'autre des équipes sans interruption. Personne n'est prêt à lâcher ni à faire de cadeau. On entend les joueurs haleter, leurs pas résonner, et leurs semelles crisser sur le parquet turquoise.

Grégoire parvient à accrocher la balle et veut absolument que je le voie marquer un but. Il cherche mon regard. Il drible et feinte alors ses adversaires, tel un acrobate, pousse du coude ceux qui cherchent à l'accrocher, et soudain, il tire avec une violence inouïe, droit entre les deux poteaux. Le gardien, figé, n'a rien eu le temps de voir venir. C'est le but ! Greg lève les bras en l'air, se tourne vers moi et saute de joie, avant d'aller embrasser chacun de ses copains. Des hurlements de liesse résonnent dans les gradins. La partie est gagnée. Je frissonne de bonheur.

Vient ensuite la demi-finale.

L'équipe *Espoir* fait face au groupe d'intervention du GIGN de la ville d'Orange, qui a un très bon niveau de jeu. Je sais que cela ne va pas être facile. Les jeunes ont la pression. L'ambiance est tendue, presque nerveuse. Je ressens déjà un esprit de finale. À nouveau, le match est intense et très serré. Malgré une lutte acharnée et des efforts démesurés, les équipes finissent ex æquo. Il faut donc une séance de tirs au but pour les départager. Le problème est que l'équipe d'en face, excellente, ne rate aucun de ses penaltys. Les jeunes vont donc devoir être aussi bons.

Grégoire marque un premier but, et l'un de ses copains, le deuxième. Ensuite vient le tour de Simon. Je lis l'inquiétude sur son visage et vois bien que pour lui, l'enjeu est énorme. Concentré, il passe sa main droite dans son épaisse tignasse, se crispe, fronce les sourcils, allonge sa jambe, puis tire… sans marquer. D'un geste sec du bras droit, le gardien a dévié la balle. Déçu, Simon a compris que la perte de ce point déterminant fixe la fin du match. La partie est perdue, mais ce n'est pas grave. Ils m'ont tellement rendu heureux, je suis si fier d'eux que rien ne peut entamer ma joie.

Pour *Espoir*, la compétition est terminée : il n'y aura pas de finale. Ce sont finalement les membres du GIGN qui remportent le tournoi, mais le grand vainqueur, c'est moi, même si je crois lire la déception sur les visages de mes fils. Leurs regards se perdent dans le vide. Ils voulaient tellement gagner !

Cela tient presque du prodige, mais l'enjeu de la compétition nous a ramenés à ce que nous étions autrefois, avant que la maladie ne survienne : un père et ses enfants ! Greg, Max et Simon ne sont plus là pour supporter un handicapé aux portes de la mort : ils sont là pour voir à nouveau briller la fierté paternelle dans mes yeux. Jamais je n'aurais pu imaginer occulter la maladie en les voyant se démener ainsi autour d'un ballon. Je sais qu'ils l'ont compris et que la victoire était, pour eux, le moyen de prolonger ces instants de pure grâce.

Finalement, les garçons finissent troisièmes. Ultime reconnaissance, l'équipe gagnante a un geste très fair-play à leur égard en leur offrant la coupe qu'elle vient de remporter. Je suis d'autant plus ému que Grégoire et Simon sont élus meilleurs joueurs de la compétition. Quelle incroyable journée !

Tout au long de ces matchs, je me suis retrouvé comme dans une bulle. Je ne suis plus malade. Je suis redevenu un simple supporter venu soutenir ses fils et ses copains. Pour moi comme pour la médecine qui m'a condamné à accepter la souffrance, c'est une claque, car aucun traitement, aucune thérapie ne sont capables de produire ce que je ressens ni de me redonner vie à ce point. C'est merveilleux. Sans compter le fait que 25 000 € de dons ont été récoltés. Bien sûr, la compétition a été sponsorisée par quelques entreprises, les collectivités locales, Simon et son association *Espoir*, ainsi que la formidable association des *Gendarmes de cœur*. Toutefois, pour la plupart des fonds, ce sont des dons privés qui ont permis de soutenir cet étonnant projet qui n'est plus le mien ni celui de mon ami Christophe, mais celui d'une famille élargie. Nous avons maintenant de quoi partir trois semaines en Amérique, en disposant de toutes les commodités nécessaires sur place. Quelle journée !

Peut-être ne l'ai-je pas racontée aussi bien que je l'aurais voulu, tant les souvenirs se bousculent. Quoi qu'il en soit, jamais je n'aurai les mots suffisants pour remercier tous ceux qui y ont participé.

Grâce à eux, j'ai compris que je demeurais un homme à part entière.

Grâce à eux, je vais réaliser mon dernier voyage au pays d'*Easy Rider*.

Grâce à eux, les plus belles valeurs humaines ont été partagées.

Grâce à eux, je vais vaincre Charcot une nouvelle fois.

Chaque rêve réalisé est un point marqué en faveur de la vie.

Septembre 2017. Vient enfin le temps du voyage aux States. Depuis plusieurs semaines, les muscles de mes bras commencent à se rétracter, et ma langue se bloque de plus en plus. Je ne peux plus parler. Psychologiquement, cela m'est très difficile, car je sens bien que je suis en train de me couper du monde. Sans la parole, on ne peut que se sentir diminué. Stéphanie et les enfants sont obligés de lire sur mes lèvres pour tenter de comprendre ce que je veux leur dire. J'ai beau essayer de produire des sons avec ma bouche, rien ne sort, excepté un léger souffle. De plus, mes doigts sont désormais figés, même si je peux encore un peu utiliser les paumes de mes mains.

Si je réussis parfois à me lever difficilement, et avec beaucoup d'aide, la plupart du temps, je me déplace en fauteuil roulant. Soyons clairs : je vois mes forces et ma capacité de mouvement se réduire de jour en jour, et je sais bien que chacun, autour de moi, se demande si ce voyage n'est pas une pure folie. Pourtant, je suis déterminé.

Comprenez-moi bien. Réaliser un tel voyage, c'est un rêve, bien sûr, mais dans mon état, c'est surtout une victoire de plus contre cette *saloperie* de Charcot. J'ai conscience qu'à ma place, la plupart des gens lâcheraient l'affaire, mais pour moi, l'enjeu est de taille. Évidemment, partir une dernière fois avec les miens est essentiel. Néanmoins, si je réussis ce pari démesuré de me rendre à l'autre bout du monde, cela me permettra d'envoyer un message d'espoir aux autres malades.

Chacun l'aura compris : je vois mon existence comme un combat. Je crois que chaque instant de folie, chaque rêve réalisé est un point marqué en faveur de la vie. En me tenant face à Charcot, je démontre à tous que les médecins n'ont pas toujours raison. Je prouve aussi que la volonté est plus forte que les statistiques. Je sais qu'un jour, on trouvera un traitement à cette *putain* de maladie, mais en attendant, j'ai ma façon à moi de la vaincre. Bon, je sais, je devais parcourir la célèbre Route 66 en Harley-Davidson, alors qu'en fait, je visiterai les States en quatre roues… Mais croyez-moi, je compte bien en profiter ! Pour moi, comme pour tous ceux que Charcot emprisonne.

Infiniment libre dans ma tête

Il faut voir le bon côté des choses. L'avantage de se déplacer en fauteuil roulant, c'est que l'on s'occupe de nous plus qu'il ne le faudrait.

Après avoir pris l'avion à Montpellier, direction l'aéroport de Roissy, nous nous sommes donc envolés pour les States. Le truc, c'est que compte tenu de mon état, on nous fait entrer en premier dans l'appareil, tels des VIP. La classe, non ? Eh bien non… car à l'arrivée, épuisés par onze heures de vol, nous en descendons, très logiquement, les derniers. Acceptation, petit à petit, que le handicap fait de nous des êtres à part. Néanmoins, je reste positif.

Notre *road trip* nous conduit tout d'abord à San Francisco, où nous resterons quatre jours, avant de prendre la route de Las Vegas. Arrivés sur zone, nous sommes pris en charge à l'aéroport par un 4x4 Ford dernier modèle avec chauffeur, aménagé pour mon handicap. Ensuite, arrivée à l'hôtel The Marker, à deux pas de l'hôtel de ville, au milieu des limousines. Découverte de son immense hall et de son escalier en marbre, de ses salons infinis, de ses chambres immenses et de son distributeur de limonade devant la porte de l'ascenseur… Nous sommes bien au pays de la démesure. Aucun doute : San Francisco, nous voilà !

Dès le premier jour, nous entamons la visite par le pont du Golden Gate et partons sur les traces de Clint Eastwood, sur l'île d'Alcatraz. Nous gravissons aussi les rues pentues et vallonnées de la ville à la découverte des maisons emblématiques de l'ère victorienne, situées dans le quartier d'Alamo. Cependant, dans cette ville où pentes et côtes se succèdent, l'aventure s'avère particulièrement physique pour les garçons qui se mettent à trois pour pousser mon fauteuil ou sont obligés de le retenir de toutes leurs forces dès lors que nous abordons une descente. Leurs muscles et leur cardio sont ainsi mis à rude épreuve à chaque instant, quand tel un roi, je me laisse conduire, pesant de mes 90 kg sur mon trône.

Bien sûr, il y a beaucoup de fous rires lors de nos balades, mais je suis quand même inquiet. Je me dis que si jamais ils me lâchent, que le fauteuil leur échappe, me voilà parti pour un *remake* des courses poursuites de la série policière *Les rues de San Francisco* avec Karl Malden et Michael Douglas, que je regardais dans ma jeunesse. Et là, pas sûr que cela se termine en *happy end*...

Rapidement, nous nous adaptons aux us et coutumes des Américains et, bien évidemment, nous ingurgitons des hamburgers matin, midi et soir. Je peux encore bouger la mâchoire, et comme je suis un gros *bouffeur* de viande, pas question que je laisse ma part aux coyotes... Le problème, c'est que, de nous tous, seul Simon parle anglais. Il se transforme donc rapidement en traducteur à plein temps, ce qui accentue sa fatigue. Je me rends bien compte que je suis une charge pour Stéphanie et les enfants, mais je vis chaque instant pleinement comme si c'était le dernier. Ainsi, chaque building que je vois, chaque place que je découvre, chaque repas que je dévore me font l'effet d'une victoire sur Charcot.

Je suis en vie !

Cela peut paraître bizarre, mais alors que mes forces m'abandonnent progressivement, chaque moment dont je profite me donne la force de vivre encore davantage. Il n'y a pas de doute : je suis peut-être prisonnier de mon corps, mais infiniment libre dans ma tête.

J'aimerais tant que mon expérience profite à d'autres malades, comme moi. Surtout à ceux qui se laissent prendre au piège de la dépression, souvent inévitable. Comme j'aimerais qu'ils me voient et se disent que tant que l'on a sa tête et des gens qui nous aiment, il est encore possible de vivre !

Après ces quatre jours passés à San Francisco, nous prenons la direction de Las Vegas, dans le Nevada. Là encore, dès notre arrivée à l'aéroport, un chauffeur nous attend. Ce dernier se présente à nous – au milieu d'une ribambelle de badauds, Stetson vissé sur le crâne –, avec une petite pancarte sur laquelle figure notre nom en lettres capitales. Nous le suivons – Stéphanie et les enfants à pied, moi dans mon fauteuil –, et curieusement, il nous fait traverser l'aéroport pour nous conduire dans un parking couvert, visiblement celui des bus. Et là, surprise : un énorme camion aménagé nous attend, équipé d'une passerelle électrique, spécialement conçue pour embarquer mon fauteuil et me faire monter à bord ! Moment très impressionnant et hilarant. Les enfants n'en reviennent pas. C'est Las Vegas ! Surtout, ils ne vont pas avoir à me tirer ni à me soulever de mon fauteuil pour me faire monter dans le véhicule. Leurs muscles s'en réjouissent déjà ! On l'oublie souvent, mais si la maladie de Charcot est éprouvante pour celui qui en est atteint, ceux qui entourent le malade sont hypersollicités physiquement, vivant en permanence au bord d'un quasi-épuisement.

À Vegas, nous logeons au Luxor, visitons les casinos et profitons de la vie nocturne. Nous avons le sentiment de vivre dans un film. Nous allons bien évidemment au Caesars Palace, découvrons les immenses magasins de la ville, assistons au tournage d'une série. C'est à tel point excitant que j'en oublie la maladie.

David Ledun : 1 – Charcot : 0 !

Au bout de quatre jours, nous embarquons pour Chicago, dans le Wisconsin. Célèbre pour sa ligne d'horizon soulignée par d'immenses gratte-ciel, tel l'emblématique *John Hancock Center*, la ville d'Al Capone est réputée chez les motards pour être le départ de la légendaire Route 66, lequel se trouve sur Adams Street. Une photo s'impose donc, afin d'immortaliser ce moment. Je pose ainsi, dans mon quatre-roues, devant la plaque historique de la Route 66 où est inscrit *Begin*. Le voyage peut enfin commencer !

Dès le lendemain de notre arrivée, Maxime nous annonce qu'il veut louer une Harley-Davidson, afin d'aller se balader à l'extérieur de la ville. La journée s'annonce magnifique, le ciel est d'un bleu éclatant, et les rares nuages qui s'y étirent semblent bien trop vaporeux pour nous menacer de la moindre averse. Nous nous rendons donc chez un concessionnaire identifié grâce à Internet, chez lequel il pourra se procurer la machine idoine.

Une fois sur place, le propriétaire des lieux – un type trapu et velu à la bobine de forban, aux bras poilus et tatoués – lui présente un imposant chopper au guidon beaucoup trop haut, qui ne fait pas vraiment son bonheur. Voyant que Max sourcille, il interroge Simon, qui joue les truchements : « *Putain*, il est biker ton frangin, ou pas ? Il a peur de conduire cette moto ?

— Disons qu'il n'est peut-être pas tout à fait comme vous, lui répond Simon, simplement. Une moto plus simple ferait peut-être davantage l'affaire. »

L'air soupçonneux, le bonhomme se renfrogne, se passe la main sur le front, puis pointe du doigt le fond de son officine où se trouve une moto aux formes plus conventionnelles. Il regarde Maxime et lui dit alors : « Bon, cette bécane est plus adaptée à ta taille. Elle te conviendra un peu mieux, mec ! » Max opine du chef, et l'affaire se conclut.

Simon décide alors de prendre le volant du van Chevrolet bleu marine que nous avons loué et propose à son frère qu'il le suive, afin d'éviter qu'il se perde. Cependant, sans doute piqué par la réflexion du loueur, Maxime se déleste de ses papiers, de son téléphone portable qui dispose pourtant d'un GPS et refuse de se munir d'une carte routière, arguant du fait qu'il va désormais se la jouer biker, puis il enfourche sa moto.

On m'installe confortablement à l'intérieur du véhicule avec Stéphanie et Greg. Je suis ravi de voir que mes fils se font plaisir. Ils s'offrent leur *road trip*, et de notre côté, nous n'avons qu'à découvrir le paysage. Nous commençons ainsi à rouler paisiblement sur la Chicago Skyway qui relie l'Interstate 90 à la Dan Ryan Expressway et traverse une partie des quartiers du sud de la ville, quand soudain, alors que nous parvenons à hauteur d'un échangeur ressemblant à un immense bol de spaghettis, Maxime nous perd de vue et se met à suivre une autre camionnette de la même couleur que la nôtre. Rapidement, il disparaît et prend la route de la Californie. Le hic, c'est que s'il continue dans la même direction, il lui sera impossible de faire demi-tour avant plusieurs dizaines de kilomètres. De plus, il n'a pas un cent sur lui, puisqu'il a laissé ses affaires à l'intérieur du van.

Je me sens alors submergé par une intense sensation de stress. Mon corps se tend, et comme je suis devenu hyperémotif et ne peux plus m'exprimer, un torrent de larmes envahit mes yeux. Je suis pris de panique et me mets à pousser un hurlement continu. Moi qui ai perdu la parole, je ne peux plus m'arrêter de crier. Stéphanie est totalement bouleversée. Des larmes perlent sur son visage.

Il faut comprendre que nous sommes tellement soumis au stress depuis deux ans, que le moindre incident nous met les nerfs à vifs. Nous ne sommes plus du tout les mêmes. Alors que nous étions des gens pleins de retenue, toujours maîtres de leurs sentiments et peu enclins à montrer leurs émotions, c'est comme si une digue psychologique avait lâché. Le cauchemar dans lequel la maladie m'a enfermé est devenu celui de Stéphanie et des enfants. Sans que l'on s'en rende compte, nous y sommes tous entrés en même temps. Nous vivons ainsi en permanence dans la peur inconsciente d'être séparés, de voir l'un des nôtres disparaître. Vivre avec Charcot, c'est vivre dans le stress perpétuel, même lorsque nous croyons être sereins. Ce qui est anecdotique pour une personne normale prend ainsi des proportions démentielles chez nous.

En réalité, Simon est le seul à réagir posément. Après avoir exigé fermement que je me taise, en me lançant un très inattendu « *Ta gueule* papa, on va le retrouver, ton fils ! » qui me calme aussitôt, il décide de nous ramener, Stéphanie et moi, chez le loueur de motos. De là, il repartira à la recherche de son frère avec Greg. Avant de reprendre la route, toutefois, il insiste auprès du type pour qu'il appelle la police et signale qu'un touriste français s'est perdu à moto sur la route. Réponse du loueur : « Non, mec ! Si ton frère est un vrai biker, il retrouvera son chemin. C'est un biker, non ? » Simon, dépité, n'insiste pas. Il a compris que soit le type est un imbécile, soit il n'a pas envie de voir la police dans son magasin. Il remonte dans le van aux côtés de Greg, et tous deux entament leurs recherches.

Pendant ce temps, Maxime a compris qu'il fallait quitter l'autoroute et se retrouve dans la proche banlieue de Chicago. Parvenu près d'un entrepôt, il peut alors demander de l'aide au propriétaire des lieux. Grâce au téléphone de ce monsieur et après quelques péripéties dues à l'anglais très approximatif de Max, la liaison est établie avec Simon, et une heure plus tard, nous sommes de nouveau réunis. C'est un soulagement pour chacun d'entre nous, même si je crois que le stress provoqué a contribué à m'éreinter.

Comme pour conjurer l'évènement, nous programmons le jour même une visite du musée Harley-Davidson de Milwaukee, cité industrielle située à une 1 h 30 de route de Chicago. Fondée en 1903, l'entreprise Harley-Davidson est emblématique de l'après-conquête de l'Ouest, de cette époque où la moto succède au cheval. Elle représente aussi un véritable symbole de liberté, d'unité et de résilience pour tous les motards du monde, car là où toutes les autres grandes fabriques de motos créées à la même période ont disparu, remplacées par la concurrence japonaise et européenne, elle a survécu. Même la grande dépression de 1929 et la Seconde Guerre mondiale n'ont pas eu raison de cette marque qui s'est sans cesse réinventée. Pour moi, enfourcher une Harley, ce n'est pas faire de la moto. Non, c'est bien plus que cela : c'est vivre une aventure intérieure, une sorte de libération de l'âme. En fait, Harley, c'est un peu moi : l'incarnation de la fureur de vivre et de l'aptitude à se réinventer.

Alors que je vous raconte cela, je me vois diminuer chaque jour. Vous comprenez qu'il y a donc forcément des signes et des comparaisons qui ne peuvent m'échapper. Moi, mon ennemi, ce n'est pas la concurrence, mais une maladie de *merde*. Face à elle, j'agis donc en motard... en digne successeur des premiers bikers ! Et c'est pourquoi cette balade aux sources du biking constitue un moment privilégié que nous partageons tous pleinement.

Souvenir marquant : une photo prise devant une rangée de Harley de la police, face au commissariat central de la ville. Le rêve, pour un gendarme fan de ces engins ! J'aime vraiment ce pays !

Soit je reste dans l'action et je vis, soit je m'efface et je disparais.

Après plus de huit jours de voyage, les garçons commencent à se plaindre. Ils n'en peuvent plus du rythme infernal que je leur fais subir depuis notre arrivée. Stéphanie, elle aussi, est très fatiguée. Pour eux, ce ne sont pas des vacances, car ils sont là pour me faire plaisir, pour réaliser mes rêves les plus fous, et finalement, ils ne s'occupent jamais d'eux.

À chaque déplacement, il faut pousser le fauteuil, me soulever pour m'aider à monter dans une voiture, à me coucher, me laver. La nuit, personne ne dort vraiment. La peur qu'il m'arrive quelque chose, que je fasse une embolie ou que je m´étouffe est toujours présente. Le temps ne s'arrête jamais pour mes proches. Moi, je veux absolument vivre à 100 % celui qui me reste, mais je me rends bien compte que je leur mène une vie difficile. Ce n'est évidemment pas volontaire. La vérité, c'est que dans mon cas, il n'y a jamais de juste milieu. Comme tout peut s'arrêter d'un coup net, soit je reste dans l'action et je vis, soit je m'efface et je disparais. C'est épuisant, usant pour tout le monde, mais je n'ai pas le choix.

J'ai mis Charcot K.-O. !

Après le Wisconsin, nous nous envolons pour la Pennsylvanie, à la découverte de Philadelphie, la deuxième ville de la côte est. À notre grande surprise, c'est la ville la plus cool, la plus populaire et la plus reposante de notre séjour.

Pour notre première balade, nous avons décidé de gravir les 72 marches qui mènent à la statue du célèbre boxeur de fiction, Rocky Balboa, laquelle se trouve devant le Philadelphia Museum of Art. Symbole de la rage et de la victoire incarné par Sylvester Stallone au cinéma, Balboa est l'archétype du puncheur qui se relève de tous les coups durs. Même atteint d'une maladie grave, il se débrouille pour remonter sur le ring et donner du fil à retordre à ses adversaires. « Faire la montée des marches » est donc le truc immanquable !

Seulement, lorsque nous parvenons sur place, nous nous rendons compte qu'il n'y a aucun accès dédié aux handicapés. La déception est cruelle. Pour mes fils, cependant, il est inimaginable de ne pas me faire vivre cette aventure, tant je suis fan de Rocky. Alors Simon pose un iPhone sur mes genoux inertes, il me fixe des écouteurs sur les oreilles, met la bande originale du film à fond, puis tous trois se saisissent de mon fauteuil qu'ils soulèvent pour me porter jusqu'en haut. Unis tous trois comme un seul homme, ils avancent ensemble à la même vitesse, en direction de Rocky. Imaginez l'effort démesuré auquel ils soumettent leurs corps ! Autour de nous, des passants ébahis se figent et nous observent, pensant sans doute que nous tournons un film … S'ils savaient !

Une fois arrivés en haut des marches sur la musique d'*Eyes of the Tiger*, les enfants, bien qu'essoufflés, m'aident à me mettre debout et à lever le poing en l'air en signe de triomphe. Mon corps tremble un peu, je frémis de bonheur, j'entends mes fils qui rigolent. La musique explose. Rocky, me voici ! Tu as mis K.-O. Apollo Creed et Yvan Drago. Moi, j'ai mis K.-O. Charcot ! Je suis comme toi ! Un gagnant !

Je veux continuer à vivre à cent à l'heure.

Néanmoins, après toutes ces émotions, je me sens épuisé, et le lendemain matin, je ressens des fourmillements terribles dans les jambes et les bras. J'ai la sensation que mes muscles s'atrophient. Il ne faut pas que je me laisse aller. Je dois repousser mes limites. Comme Rocky, j'en ai la volonté et la force. Ce voyage doit être un pied de nez à la maladie. Je veux continuer à tout voir, à vivre à cent à l'heure.

Le voyage touche peu à peu à sa fin. Avant de rejoindre la France, nous partons pour Washington, puis New York. Compte tenu de la fatigue et du stress, je suis assailli par des douleurs diffuses. Chaque jour, je perds davantage en motricité, mon corps s'épuise, et mon cerveau a du mal à commander mes muscles. Il donne des ordres, je les entends même résonner dans ma tête, mais aucune action ne se produit au niveau de mes membres. Je respire de plus en plus difficilement, mes pieds gonflent, et tous les soirs, Maxime s'endort à mes côtés, de peur qu'un accident ne survienne. Quelle souffrance pour lui, comme pour ses frères et Stéphanie qui, chaque matin au réveil, se demandent s'ils vont me retrouver en vie.

Peut-on imaginer pire épreuve ?

La fatigue se faisant ressentir, nous profitons plus calmement de la fin de notre séjour. En compagnie d'amis de Deauville, qui sont venus nous rejoindre, nous visitons Central Park, allons voir un match de baseball, nous rendons dans une église du Bronx pour écouter une messe en gospel, visitons l'Empire State Building et terminons par la statue de la Liberté…

J'ai réalisé mon rêve, celui de voir les États-Unis, bien sûr, mais le plus important, c'est surtout que j'ai mis une *branlée* à Charcot. Alors à tous ceux qui ont permis cette victoire en forme de voyage initiatique, je dis *« **Merci !** »* Je peux maintenant mourir tranquille !

LA MALADIE, LES MÉDECINS ET LA VIE AU QUOTIDIEN

Il y a deux temps dans le face à face avec Charcot : d'abord celui de la prise de conscience, de l'acceptation et de la recherche d'informations, puis celui de l'organisation médicale et logistique. Face à l'urgence, malheureusement, ces deux temps se chevauchent bien souvent, ne laissant aucun répit.

Ainsi, dès l'annonce de la maladie, nous devons nous organiser pour trouver un nouvel appartement. Comme je suis dans l'impossibilité de poursuivre ma mission de gendarme, l'administration nous a donné six mois pour quitter la caserne et déménager. Malgré mon attachement à l'institution militaire, je dois avouer que la nouvelle me fait l'effet d'un coup de poignard : je ne pensais pas me voir un jour être remercié de la sorte ni contraint de devoir partir aussi vite. Mais après tout, être militaire, c'est aussi être un numéro. Il faut donc se faire une raison, sans pour autant tirer un trait sur toutes ces années merveilleuses passées au sein de l'Institution. Il faut aussi prendre suffisamment de recul pour faire la distinction entre les femmes et les hommes formidables qui la composent et leur administration de tutelle, presque aussi froide qu'un iceberg.

Commence alors un véritable parcours du combattant pour trouver un appartement qui soit suffisamment grand pour nous permettre d'installer un lit et un fauteuil médicalisés, et qui puisse accueillir une famille de cinq personnes. Compte tenu de nos revenus, le challenge n'est pas simple. Bien sûr, il existe des aides sociales et des assurances, mais elles ne sont, en aucun cas, à la hauteur des enjeux et des dépenses auxquels nous allons devoir faire face.

Une fois de plus, Stéphanie se bat telle une diablesse pour nous trouver un nouveau foyer. Faisant fi du stress et de la fatigue, elle démarche à la fois les agences immobilières, les bailleurs sociaux et les mairies de l'agglomération montpelliéraine, s'oblige à prendre de la hauteur face aux réflexions maladroites et blessantes que certains lui font sur le sort qui m'attend, ou élude tout simplement les avis « éclairés » de ceux qui lui conseillent de me placer en établissement spécialisé.

Un jour, l'employée d'une compagnie d'assurances lui explique qu'un expert doit passer constater mon état, malgré les certificats médicaux qui mentionnent clairement que je suis atteint de Charcot. « Nous devons nous assurer qu'il ne s'agit pas d'un abus ou d'une fausse maladie, explique-t-elle. Vous comprenez, il y a tellement de personnes qui trichent et qui escroquent les assurances. Et puis, il y a des gens qui sont malades et qui guérissent, mais qui ne nous préviennent pas », ajoute-t-elle sottement.

Partout où nous nous rendons, quelle que soit la personne à laquelle nous nous adressons, nous devons prouver que je suis bien malade et faire face aux questions d'une administration qui met en permanence notre parole en doute. Si, bien sûr, je comprends en partie ces questions, il faut se rendre compte que cela contribue aussi à nous user, à nous marginaliser chaque jour davantage. Comme si être handicapé ne suffisait pas, il faut en plus que je me justifie, que Stéphanie se déplace à chaque rendez-vous avec une épaisse pochette bourrée de certificats, qui tient plus d'un roman de Balzac que d'un historique médical.

Dans ce contexte, la tâche s'avère extrêmement compliquée, d'autant que l'angoisse de nous retrouver à la rue grandit chaque jour. Nous découvrons que rien n'est véritablement pensé pour les gens qui se retrouvent confrontés du jour au lendemain au fait de devoir quitter leur emploi et leur domicile, tout en étant atteint d'une pathologie grave nécessitant des installations très lourdes. Parallèlement, nous devons monter mon dossier administratif de départ en retraite, en même temps que celui qui va me faire basculer du statut d'homme normal à celui d'handicapé. C'est la double peine.

Imaginez notre désarroi face à tout ce qui nous arrive. Nous devons nous débattre – surtout la douce Stéphanie qui, je le redis, ne ménage pas sa peine – avec nos angoisses, mais aussi avec tout ce que la France compte d'administrations, alors que nous sommes submergés d'interrogations sur une maladie que personne ou presque ne connaît. Nous faisons face à un véritable tsunami. Toutefois, nous savons que nous ne devons pas nous laisser submerger. Nous n'avons d'autre choix que celui de tenir bon, sinon, nous sommes voués à nous laisser happer par une spirale infernale. Il n'en n'est pas question !

Nous nous débattons donc sur tous les fronts, sensibilisons les amis, les amis des amis et les relations pour trouver de l'aide. Consciente de nos difficultés, la gendarmerie joue finalement le jeu et nous donne un peu plus de temps pour quitter l'appartement de fonction que nous occupons, ce qui nous permet de continuer nos recherches. Enfin, par hasard, alors que nous nous promenons un jour dans la charmante petite ville du Crès située à quelques kilomètres de Montpellier, nous apercevons un joli petit immeuble blanc de deux étages, aux murs crépis, qui fait face à une école et dont la cour arrière s'ouvre sur un joli chemin de campagne. L'endroit est mignon, calme et rassurant, et l'on entend le champ des cigales. Nous y visitons un F3 mis à la location. Lumineux, doté d'un salon avec cuisine à l'américaine et d'une terrasse qui s'ouvre sur ce living, il nous permettra d'installer tout le matériel médical dont j'aurai besoin, notamment l'imposant fauteuil manuel qui va très vite me retenir prisonnier.

Nous décidons donc de le louer et d'en faire notre camp retranché, notre Fort Apache. Seul hic : il n'y a que deux chambres. Par ailleurs, compte tenu des appareils qu'il faut y installer et du manque de superficie, les trois garçons ne peuvent pas emménager avec nous. Seul Grégoire, qui est encore jeune, reste à nos côtés. Max et Simon sont déjà autonomes : ils emménageront donc dans le leur.

La séparation d'avec nos enfants et notre environnement habituel s'avère déchirante et, de nouveau, génératrice d'angoisses, tant nous éprouvons un sentiment d'abandon et l'impression d'être seuls au monde. Une question m'assaille en permanence : à quoi sert de nous être autant investis dans notre vie passée, ainsi que dans ma mission de service public, pour nous retrouver finalement ainsi réduits à la souffrance physique et morale, à la solitude, à la marginalité ? Au fond, quel aura été le sens de mon passage sur terre ? Suis-je condamné à finir ma vie comme si je n'étais plus qu'un disque dur en état de marche, mais à l'intérieur d'un ordinateur cassé ?

Ces questions n'ont qu'un temps, toutefois, car il faut aller de l'avant, être dans l'action. Et le fait d'être entouré, de sentir mes amis auprès de moi, contribue à me booster.

Il faut avoir foi dans l'amour.

Fin juillet 2017, soit un an après l'annonce de la maladie, mon fils Maxime nous inscrit à un colloque sur Charcot qui se déroule à la montagne. C'est une manière pour lui d'obtenir un maximum d'informations sur cette pathologie. Nous débarquons ainsi avec Stéphanie, Max et Greg au cœur de la station de La Plagne, dans un environnement apaisant, où tout le monde nous accueille avec bienveillance. Nous partageons un hôtel avec les membres du collectif *Solidarité Charcot*, qui comprend 28 associations, dont *Espoir SLA*. Celles-ci aident la *Fondation Thierry Latran* à récolter de l'argent pour financer la recherche. Seule fondation européenne dédiée à la maladie de Charcot, elle a été créée par Thierry

Latran, un banquier, lui aussi atteint de la maladie de Charcot.

Chaque année, le collectif organise l'université de la SLA, afin d'échanger sur la maladie et d'expliquer les avancées de la recherche à des gens comme nous. Ici, tout le monde est dans la même galère, et ces échanges sont d'autant plus les bienvenus que le milieu médical nous donne assez peu d'informations. À dire vrai, si je trouve les médecins formidables dans leur ensemble, je ne peux pas dire que les spécialistes de Charcot rencontrés à Montpellier m'aient apporté beaucoup de soutien. Je les ai trouvés le plus souvent distants, très peu soucieux de notre vie de famille et pas toujours enclins à me donner des informations qui auraient pu me faciliter la vie. Par exemple, aucun d'entre eux n'a pensé à me dire qu'il existait un moyen de communication orale, assisté par ordinateur, alors que c'est évidemment essentiel pour un patient atteint de Charcot. En effet, lorsque l'on se retrouve paralysé, privé de parole et que l'on est dépendant d'une personne pour effectuer les actes les plus banals de la vie quotidienne, on entre rapidement dans une spirale qui peut s'avérer cauchemardesque.

Ne pouvant nous exprimer, nous subissons plus que nous agissons, et nous sommes souvent obligés de nous en remettre à des personnes qui ne nous voient plus tels que nous sommes. Parce que nous ne disposons plus de la parole, certains, y compris parmi nos accompagnants, peuvent finir par ne plus nous voir et ne même plus se préoccuper de ce que nous ressentons, nous coupant même de nos centres d'intérêt.

Il faut vraiment prendre garde à ce genre d'attitude face à une personne handicapée, car elle a pour effet de la conduire inévitablement à s'effacer, à disparaître peu à peu. Ce qu'il y a de pire en ce qui me concerne, c'est lorsque deux personnes discutent de moi sous mes yeux, ne faisant aucun cas de ce que je pense ou de ce que je pourrais dire, alors que je dispose de toutes mes facultés intellectuelles. Cela me donne le sentiment qu'elles s'imaginent que parce que je suis invalide, je ne suis plus capable de penser. Fort heureusement, grâce à mon système de communication optique, je peux me faire entendre. Je peux même me révolter ! Mais comment font ceux qui n'ont pas la chance de posséder ce matériel ? Peut-on imaginer l'horreur de leur isolement ?

À l'hôpital, je suis souvent confronté au désarroi de mes semblables. Lorsque nous allons consulter au service SLA, par exemple, on nous laisse attendre dans le couloir, au milieu d'autres malades, parmi lesquels certains sont dans l'incapacité de communiquer, sans la moindre attention. Nous nous regardons alors en chiens de faïence, nous demandant lequel souffre le plus, lequel d'entre nous partira le premier…

Pendant une intervention que j'ai dû subir, j'ai été intubé et ne pouvais donc absolument pas m'exprimer lorsque j'avais besoin de quelque chose ou que l'on me posait une question. Il a fallu que Maxime explique au personnel soignant que si je tournais la tête à droite, c'était pour dire oui, et que si je la tournais à gauche, c'était pour dire non. Je ne leur en veux pas, bien sûr, mais avec leurs années d'expérience, n'auraient-ils pas pu penser eux-mêmes à élaborer un tel système de communication ?

Comme me l'a fait un jour remarquer Stéphanie, « les médecins se préoccupent de la pathologie, pas du malade. » Elle a raison, car en fait, ils ne sont pas psychologues pour un sou. Il faut donc des rencontres comme celle de La Plagne pour apprendre des choses qui vont nous permettre de mieux affronter la maladie, de mieux la vivre.

C'est d'ailleurs là que je découvre l'existence du système de communication optique, qui me permettra de me reconnecter au monde des vivants. Il est composé d'une caméra dotée d'un système de reconnaissance de la rétine, qui permet de former des lettres, des mots et des phrases par simple mouvement des yeux ou clignement des paupières. Ce système est relié à un ordinateur, de sorte que les lettres formées sont ensuite transformées en son sous la forme d'une voix de synthèse, pilotée par un logiciel du nom de Grid 3. Il coûte très cher – environ 20 000 € –, mais là encore, lors de ce séjour, j'apprends qu'un monsieur formidable, Christian Coudre, a créé une association appelée *SLA aide et soutien*, qui prête ce type de matériel aux gens comme moi. Quant à l'ordinateur qui doit supporter ce système, je vais pouvoir me le procurer grâce à un ami gendarme, Didier Amboise, qui va organiser une collecte.

Autre exemple de solidarité fabuleuse qui m'a permis de résister et que je voudrais vous raconter : celle dont l'un de mes proches amis, Antoine, a fait preuve.

Alors que mes muscles fondaient de jour en jour, que je ne pouvais plus bouger ni être transféré à l'intérieur d'un véhicule classique sans que cela représente un danger, il devenait nécessaire que je me procure une voiture TPMR (transport de personnes à mobilité réduite), dans laquelle je puisse être installé sans qu'il faille me porter. Spécifiquement élaboré pour le transport de personnes à mobilité réduite, ce type de véhicule leur permet d'entrer dans la voiture tout en restant sur leur fauteuil roulant.

Mon ami Antoine, donc, devait se marier. Ayant très bien réussi dans la vie, n'ayant pas besoin de dresser une liste de mariage, il décida sans m'en parler de demander à tous ses invités d'offrir, en guise de cadeau, une somme qui serait dédiée à l'acquisition de cette fameuse voiture TPMR. Croyez-le ou pas, une nouvelle fois, la somme fut réunie et permit l'achat de ce véhicule grâce auquel je me déplace aujourd'hui sans risque.

Bref, vous l'avez compris : à travers ces exemples, je veux vous dire à quel point, pour se battre efficacement contre Charcot, il faut, bien sûr, devenir un adepte du système D, mais aussi savoir s'appuyer sur la solidarité prodigieuse du monde associatif et d'amis, qui se révèlent souvent aussi efficaces que les administrations et, à de nombreux égards, très complémentaires du monde médical. Pour moi, en tout cas, c'est une évidence : le fait d'avoir pu m'appuyer sur ces solidarités a contribué à me donner de l'espoir et à me maintenir en vie. Elles m'ont démontré, enfin, qu'il fallait avoir foi dans l'amour.

C'est horrible à dire, mais ces expériences sont aussi formidables que terribles, car il m'aura fallu affronter le drame de la maladie pour mesurer à quel point l'être humain peut se révéler extraordinaire, et à quel point je suis aimé et protégé.

Séduire, c'est se sentir vivant.

Aujourd'hui, excepté pour les urgences, je ne vais presque plus à l'hôpital. Psychologiquement, c'était bien trop douloureux. Je suis donc pris en charge à domicile par des auxiliaires de vie dont la mission est vitale.

Celle de jour arrive chaque matin à 9 h et repart à 17 h. Dès son arrivée, elle prend les informations que lui a laissées sa collègue de nuit sur un cahier de transmission. Ensuite, elle allume la télévision ou met un peu de musique douce pour que je me réveille tranquillement. Une fois que je suis éveillé, elle effectue quelques massages et mobilise un peu mes muscles pour éviter les escarres, sachant que le fait de rester totalement inerte durant plusieurs heures peut provoquer des plaies cutanées.

Vers 10 h, elle fait ma toilette, laquelle dure trois quarts d'heure. À 11 h, une infirmière se joint à elle pour me prodiguer quelques soins et me faire également quelques massages. Quand tout est terminé, elles me conduisent dans le salon et m'installent dans mon fauteuil médicalisé, d'où je peux écrire quelques mails, regarder la télévision, bref, être en lien avec le monde extérieur.

Une fois l'infirmière partie, je peux enfin déjeuner. Bon, déjeuner… Enfin, pas forcément comme vous l'imaginez ! Car ne pouvant ni mâcher ni avaler, j'ai dû subir une opération chirurgicale qui consiste à pratiquer une ouverture dans l'estomac pour y faire passer une sonde par laquelle transitent les compléments alimentaires qui servent à me nourrir. On appelle cela une gastrostomie. Un nom pas *funky* pour un truc pas très sexy, mais qui me permet tout de même de rester en vie.

À partir de 13 h, l'auxiliaire recommence à mobiliser mes muscles, y revenant pratiquement toutes les quinze minutes. L'après-midi se déroule, quant à lui, en fonction de mon état. Parfois, nous improvisons une balade avec Stéphanie au bord de la plage ou au lac de Crès, systématiquement accompagnés par l'auxiliaire. En fin de journée, dès que nous sommes de retour, le kiné me rejoint pour ma séance.

Parfois, un barbier vient aussi pour me couper les cheveux ou me tailler la barbe, car il est essentiel pour moi de rester présentable. Je dis bien *essentiel*, car ce qui pourrait vous paraître futile reste vital pour moi. Dans mon état, séduire est une priorité, surtout lorsqu'il s'agit de séduire celle que j'aime. Séduire, c'est se sentir vivant.

Le soir, l'auxiliaire de nuit m'aide enfin à me coucher, ce qui nécessite au moins une heure entre l'habillage et les dernières mobilisations musculaires. Ensuite, elle reste toute la nuit à mes côtés, disponible dès que j'ouvre les yeux pour me masser un peu.

Je ne suis jamais seul, jamais livré à moi-même, comptant sur la sollicitude de toutes ces personnes hors du commun qui ont choisi pour profession d'assister, avec une tendresse infinie, les gens dans mon état. Nos relations sont devenues telles qu'une certaine forme de complicité s'est développée entre nous. Ce que j'apprécie par-dessus tout chez ces professionnels du paramédical, c'est qu'ils font preuve d'un enthousiasme et d'une gentillesse énormes, que l'on ne trouve pas dans les services spécialisés. Pour moi, ils sont les vrais combattants de la maladie de Charcot et, si j'ai un conseil à donner aux nouveaux malades et à leurs familles, c'est de faire au plus vite les démarches administratives et associatives pour s'entourer d'auxiliaires et d'un kiné à domicile, car dans mon cas, ils sont un véritable plus. Tous autant qu'ils sont, ils prouvent qu'aucun combat contre la maladie ne peut se gagner seul. Ils sont un complément humain indispensable à l'entourage familial. Ils sont formidables, et je n'aurai jamais les mots adéquats pour leur témoigner ma reconnaissance.

LA GUERRIÈRE ET MES FILS

L'amour entre deux personnes peut prendre bien des formes. Ainsi, les expériences amoureuses les plus intenses vécues au cours d'une vie façonnent un couple, le font plier ou le renforcent. Dans le cas d'une personne atteinte par Charcot, tous les codes auxquels répond habituellement l'être humain en la matière implosent, surtout parce que la communication verbale avec l'autre est difficile. Il faut donc jouer de patience, d'imagination et de force. Par exemple, le simple fait de vouloir dire « Je t'aime » à son partenaire, lorsque l'on doit le faire par le biais d'une série de battements de paupières, représente un effort dont le commun des mortels n'a pas idée. En effet, si dire « Je t'aime » est d'une banalité inouïe pour la plupart des gens, chez un Charcot, ces trois mots équivalent à une chaîne de montagnes qu'il faudrait gravir en plein hiver, par la face la plus dure.

La moindre *engueulade* est aussi beaucoup plus complexe que dans un couple normal. Pas de mots qui fusent, pas de cris, pas de vaisselle à casser. Ou alors les assiettes ne viennent que d'un côté. Il faut donc écouter l'autre longuement et lui répondre en choisissant les mots les plus courts et les plus forts pour qu'ils fassent mouche. Pour vous, une *engueulade* prend quelques minutes, puis vous passez à autre chose. Chez moi, c'est l'épuisement assuré. Imaginez combien de temps il me faut pour écrire « Je suis fatigué, tu *m'emmerdes* » sur mon ordinateur. Imaginez ensuite que cette même phrase se transforme en un son métallique et monocorde qui n'a rien à voir avec ma voix. Bref, je peux vous dire qu'avant de prononcer un mot, avant même de *péter un câble*, je réfléchis à deux fois.

Dès lors, la communication non verbale prend une place très importante. On devient aussi davantage réceptif au moindre sourire de l'autre, plus attentif au moindre plissement de ses yeux. Des codes s'installent entre le malade et son entourage. Un mouvement des yeux dans un sens ou dans l'autre me permet ainsi d'approuver ou pas une proposition, de répondre par l'affirmative ou la négative à une question.

Sexuellement, la communication des corps est également rendue plus difficile par l'absence de mobilité et la fatigue engendrée par la prise de certains médicaments, même si la maladie n'atteint pas la fonction sexuelle et si le sexe continue de réagir comme une éponge aux sentiments les plus intimes. Ce que m'apprend cette maladie au quotidien, c'est en fait que je reste un homme, et que cet homme continue de voir sa femme briller dans ses yeux.

Bien sûr, je me suis posé de nombreuses questions lorsque j'ai appris ce qui m'arrivait. Je me suis demandé comment allait me percevoir celle qui m'avait toujours connu comme un sportif accompli, un leader. J'ai eu peur qu'elle me quitte. Je me suis aussi demandé comment elle allait résister à cette épreuve que nous traversions, tant sur le plan psychologique que physique. Et puis les choses se sont faites, parfois dans la douleur, souvent dans l'émotion et l'écoute. En vérité, Charcot m'a conduit, malgré moi, à une réflexion intense sur ce qu'était l'amour, me faisant découvrir le sens profond de ce mot, ainsi que l'intensité de ce sentiment.

Cependant, la maladie rend également plus intense l'amour que l'on partage avec ses enfants. L'hyperémotivité qui s'est emparée de moi, liée à l'introspection quasi permanente dans laquelle je suis, me conduit à les regarder d'une façon très différente. Aujourd'hui, je dispose de tout le temps nécessaire pour les observer, les écouter. Le moindre échange que nous avons se révèle d'une puissance incommensurable, car nous avons chacun pris la mesure du poids des mots, du sens profond que peut avoir un simple regard.

Bien avant la maladie, nous formions déjà une famille soudée, mais Charcot a développé quelque chose d'encore plus intense, un sentiment presque indéfinissable. Notre regard sur la vie n'est plus du tout le même qu'avant. Notre rapport au mot amour a pris un sens, une résonnance formidables.

Pour aider l'autre, il faut commencer par s'aider soi-même.

Ces quatre-là, je les aime follement. Stéphanie, je vous l'ai dit, c'est ma guerrière, la femme de ma vie, mon amour ! Notre histoire est celle d'un engagement absolu l'un envers l'autre. Elle a été à la fois ma femme, ma soignante, mon absolu complément. Elle est la plus belle chose qui me soit arrivée. Elle est belle et rayonnante, élégante et gracieuse.

Notre relation est fondée sur le respect et la fierté d'avancer côte à côte dans la vie. Hélas, depuis l'annonce de la maladie, Stéphanie s'est retrouvée à mes côtés, prise dans la tourmente de Charcot, devenant, malgré elle, une guerrière du quotidien. Si je suis encore de ce monde aujourd'hui, c'est grâce à elle. En effet, elle a pris sur elle pour continuer à organiser notre vie de famille, passant des larmes cachées aux sourires dès lors que nous sommes réunis. Elle est celle qui a dormi à mes côtés pendant trente ans et qui y est restée lorsque je me suis retrouvé paralysé.

Cela vous semble sans doute normal, mais vivre avec un conjoint atteint de Charcot est éprouvant. Stéphanie s'est ainsi retrouvée pendant les deux premières années à ne presque jamais me quitter. Elle a été contrainte d'assumer trois vies en même temps – infirmière, mère et épouse –, ne prenant plus le temps de vivre pour elle. Fusionnels, parfois tentés de nous replier sur nous-mêmes et voulant absolument rester solidaires, nous ne nous sommes pas rendu compte que cela la consumait, qu'elle s'épuisait autant physiquement que moralement, et que le burnout guettait.

Imaginez. Lorsque vous êtes face à quelqu'un dans mon état, vous avez peur au moindre râle qu'il s'étouffe. Lorsqu'il tente de communiquer par un mouvement des yeux, vous vous épuisez à deviner ce qu'il veut dire. Vous devez penser aux médicaments, le nourrir, le chouchouter, l'aimer, le réconforter. Vous lui demandez tout le temps si tout va bien, s'il est bien installé, s'il a soif… Même avec la plus grande abnégation, un tel quotidien n'est pas tenable sur le long terme. L'amour soulève des montagnes, mais jusqu'à un certain point... Or Charcot peut très vite prendre en otage le conjoint du malade, comme la famille tout entière. Nous l'avons appris à nos dépens. L'amour, le véritable amour ne consiste pas à jouer les infirmières en plus du rôle d'épouse. Surtout pas.

Si, à l'instar de Stéphanie, tous les conjoints sont évidemment tentés de se plonger corps et âme dans la bataille contre la maladie, la meilleure des stratégies est qu'en tout premier lieu, ils se préservent, qu'ils continuent à avoir leurs activités, à vivre leurs passions. C'est ainsi qu'ils nous soutiennent le mieux et qu'ils se protègent. Faire le contraire conduit inexorablement à l'épuisement, à la maladie, à la perte de sens. Pour aider l'autre, il faut commencer par s'aider soi-même. Et lorsque je vous dis cela, je ne fais pas de baratin ou de théorie bidon sur le développement personnel. Je parle d'expérience, de ce que nous vivons, de ce que nous avons appris, à l'instar d'autres familles prises dans le piège de Charcot.

Lorsqu'elle parle de notre amour, Stéphanie le décrit comme inconditionnel. Pourtant, quand nous nous sommes connus, je me souviens que je la trouvais hautaine et qu'elle me trouvait prétentieux. En fait, nous n'avions aucun point en commun. Seulement, nous nous sommes retrouvés dans la même classe, alors que Stéphanie venait de vivre une rupture. Je la voyais triste et l'ai séduite en la faisant rire. « David, tu es le prince charmant qui est venu me sauver », m'a-t-elle dit un jour. Elle, c'est ma reine.

Notre amour est à la fois mystérieux et merveilleux. Nous sommes addicts l'un à l'autre, et la maladie a surdéveloppé ce sentiment. Peut-être parce que le temps presse, que nous avons intégré qu'il ne nous en reste plus beaucoup. Cela ne nous semblait pas une évidence quand nous nous sommes rencontrés. Pourtant, un jour, l'un de nos anciens professeurs nous avait dit : « David et Stéphanie, vous deux, c'était tellement flagrant ! »

Nous sommes devenus si fusionnels qu'une forme de télépathie s'est développée entre nous. Stéphanie dit souvent que je n'ai pas besoin de lui parler, seulement de la regarder. Elle sait ce que je pense. Je suis prévisible, et elle sait ce que je veux. Pourtant, depuis que Charcot s'est immiscé dans notre vie, nous n'arrivons pas toujours à nous entendre. Elle me dit souvent que la communication tient une place importante dans la survie de notre couple, mais qu'elle se sent parfois incomprise. En réalité, notre amour repose sur le fait que nous sommes différents. Je suis un homme organisé et réservé. Je n'exprime pas mes sentiments, mais ne le faisais pas davantage avant la maladie. Avant Charcot, ce que j'étais, ce que je représentais compensait l'absence de discussion. À cette époque, d'ailleurs, nos disputes étaient très rares, jamais violentes et toujours constructives.

Mais aujourd'hui, c'est différent. Sans que l'on s'en rende compte, une sorte de rituel s'est mis en place :

nous nous disputons une fois par semaine. Ce « rituel de *l'engueulade* » est devenu presque nécessaire pour extérioriser notre colère. C'est toujours Stéphanie qui provoque le clash, sans doute pour se libérer de ses tensions. C'est douloureux, très intense, mais comme je le dis : nécessaire. Compte tenu de mon état, mais aussi par pudeur, la plupart du temps, je la regarde sans rien dire, ce qui l'agace encore plus. Elle attend que je l'aide à comprendre certaines choses, mais je n'exprime rien. Quel paradoxe, quand on lit ce que j'ai écrit plus haut !

Stéphanie est plus extravertie que moi. Elle parle, dit les choses, se fâche, pleure. Elle veut m'entendre, comprendre... Elle aimerait que je lui hurle dessus, que j'évacue ma colère, mon mal-être. Quant à moi, j'essaye de m'exprimer à mon rythme, mais forcément, vu le contexte, je ne peux que rester en surface... Alors, elle m'en veut de la laisser m'accabler ainsi, et dans ces moments-là, nous nous déchirons.

Il faut comprendre que lorsque l'on a tissé un lien aussi fort que le nôtre, ce manque de communication provoque tristesse et incompréhension. Je dirais même une forme d'emprisonnement pour l'autre qui, à son tour, devient la victime collatérale de Charcot. D'ailleurs, Stéphanie dit souvent qu'elle est autant prisonnière que moi, tant elle partage tout à mes côtés. Toutefois, elle insiste pour que je comprenne que « Charcot a peut-être anéanti une part de notre rêve, mais pas notre amour. » Dans ces moments-là, je pense qu'elle a besoin de tout envoyer bouler, frustrée, à juste titre, de voir nos échanges limités par la maladie. Je sais bien qu'elle voudrait me voir réagir, crier. Je comprends aussi qu'elle voudrait que je la prenne dans mes bras pour nous réconcilier, mais ce n'est plus possible. Et cela ne le sera plus jamais.

Les disputes sont donc devenues un mal nécessaire. Elles sont le seul moyen d'évacuer cette souffrance qui nous étreint parfois. Elles sont essentielles à la préservation de notre amour.

Stéphanie fait le choix de son mari.

Charcot a révélé Stéphanie. Elle a pris davantage d'indépendance, d'assurance. Nos rôles se sont inversés. Avant la maladie, j'avais la fâcheuse manie de tout contrôler, de tirer les ficelles. Lorsque je tombe malade, elle travaille chez un bailleur social de logements pour les personnes en difficulté. À cette époque, notre rythme de vie est infernal, entre son travail et moi qui m'enfonce dans la maladie, car j'ai besoin d'avoir quelqu'un 24 heures sur 24 à mes côtés. La nuit, avec le bruit que fait mon respirateur, elle ne parvient pas à trouver le sommeil. C'est harassant.

Stéphanie étant consciencieuse, il lui devient difficile de s'investir dans son travail. Elle ne veut plus imposer ses absences à ses collègues lorsque je vais mal ou que je dois être hospitalisé en urgence. Du coup, un jour de 2019 survient le burnout. Elle n'en peut plus, elle s'effondre moralement. Elle est au bord du précipice et n'évitera sans doute le pire que grâce à l'intervention et au soutien de sa meilleure amie, Anne-Marie.

Après plus de dix ans dans le social, elle décide donc de s'arrêter de travailler, fait le choix de son mari, car elle sait que j'ai besoin d'elle, tout en entreprenant de vivre différemment. Elle se remet au sport, fait de la méditation, délègue un peu plus ses tâches aux auxiliaires de vie. Excellente et sage décision.

J'ai une famille extraordinaire !

Les plus belles choses qui me soient arrivées, ce sont ma rencontre avec ma femme et la venue au monde de mes fils. Ils sont tous formidables, car ils se sont battus dès l'annonce de la maladie. Tous ont un esprit guerrier. Il n'y a pas eu d'hésitation, ils ont formé un bloc autour de moi, et l'on peut en voir le résultat aujourd'hui.

Nos garçons sont des soldats, des sportifs au mental d'acier. Grâce à eux, je suis dans un quasi-bien-être permanent. La solidarité entre nous est notre maître-mot. J'ai une famille extraordinaire ! Lorsque l'un de nous flanche, les autres sont là pour lui. Malgré la fatigue, les hauts et les bas qui nous assaillent, je ne suis jamais seul face à l'épreuve de Charcot.

Grâce à mes fils, j'ai pris une leçon de vie.

Psychologiquement, il est très difficile de voir son corps s'affaiblir et de perdre en autonomie. Il est encore plus dur de se voir devenir dépendant des autres. Cependant, porté par mon amour pour Stéphanie et mes fils, je fais bonne figure et prends sur moi.

Toutefois, je me souviens qu'au début de la maladie, malgré mes efforts, Maxime est dans le flou. Il perd ses repères paternels. Il n'a pas d'autre choix que de pallier les premières défaillances de mon corps. Il m'aide à prendre ma douche, à faire pipi, à me laver les dents, à m'habiller. Il passe du statut de fils aîné à celui d'aidant familial. Là aussi, les rôles s'inversent. C'est très dur pour un jeune homme de se retrouver à gérer cette situation vis-à-vis de son père. Et pour moi, c'est avilissant.

Max tire tout le monde vers le haut pour ne pas couler. Bien malgré lui, il endosse le rôle de chef de famille. Le plus souvent, il aide ses frères. Il est devenu l'homme à tout faire. Comme moi avant la maladie. C'est cette voie qu'il a choisi de suivre, mais je pense que cela le tue à petit feu. Ma relation avec lui est tellement forte.

Si demain, il devait sacrifier sa vie pour ses frères, sa mère ou moi, il le ferait sans hésiter. C'est de ma faute, car quand il était petit et que je partais en mission, je lui répétais de prendre soin de sa maman et de ses frères, et de veiller sur eux pendant mon absence. Je l'ai responsabilisé très tôt, et il a grandi en observant ce que je faisais. D'ailleurs, son surnom est « papa numéro 2 ». Toutefois, je crois qu'il le vit plutôt bien, car pour lui, c'est un compliment.

Nous partageons la même passion de la moto. Il a grandi avec moi sur celles de la gendarmerie et sur ma Harley-Davidson. Il me considère comme son sauveur, celui que l'on appelle en cas de problème. Seulement, aujourd'hui, je l'ai dit, cette situation s'est inversée, car c'est moi qui ai besoin d'être sauvé. Je suis fier de l'homme qu'il est devenu.

Quant à Simon, j'ai l'impression qu'avec lui, tout est plus simple. Il est vrai qu'à l'âge de 17 ans, il part de la maison pour vivre seul dans un appartement à Nîmes. C'est la période sport-études, où il joue au Club de football Nîmes Olympique. Ensuite, à 19 ans, il part en Australie en tant que joueur professionnel. D'un tempérament fonceur, il a beaucoup voyagé et appris à s'adapter.

C'est un courageux qui a su aller de l'avant en créant l'entreprise *Espoir*, qui est un franc succès. Il se bat au quotidien grâce à son métier qu'il a organisé autour de moi. Je suis également très fier de lui. Grâce à lui, à ses rêves totalement fous, à l'énergie qu'il déploie et à sa volonté hors normes, nous arrivons à réaliser des choses incroyables.

Grégoire, le dernier de la fratrie, est rongé par ce qui nous arrive. Toutefois, il vit pleinement l'instant présent, donnant le sentiment de ne pas trop cogiter. Il a mis un an pour comprendre comment faire face à la situation. Au début, il s'est enfermé dans une sorte de déni, ne voulant pas voir ce qui se passait, puis il a évolué. Aujourd'hui, il fait son possible en essayant surtout de nous faire rire. Il a toujours le sourire et essaye de me parler normalement, comme si j'étais toujours le même, mais il s'adapte petit à petit à ce « nouveau papa ».

Toutefois, bien que nous soyons très proches, je ressens une certaine distance entre nous. Je crois que c'est parce qu'à cause de Charcot, il nous est plus difficile d'avoir des moments de complicité, comme ceux que nous avions avant. Je sais qu'au fond de lui, il souhaiterait me sauter dans les bras, me faire des bisous, me sentir maître de mon corps. Cela lui manque et lui fait mal, mais il ne veut pas donner raison à Charcot. Alors malgré tout, il fait le maximum, comme ses frères, pour m'accompagner le plus loin possible.

Oui. Je le dis et je le répète : ces trois garçons sont vraiment extraordinaires. Grâce à eux, j'ai pris une leçon de vie. J'ai compris que chacun fait face à la maladie à sa manière, avec ses propres armes, et c'est bien ainsi. Il ne faut surtout rien changer et laisser les gens être ce qu'ils sont.

J'ai encore un rôle de père à jouer.

Depuis que j'ai entrepris d'écrire ce livre, les langues se délient régulièrement.

En ce dimanche après-midi du mois de février, où le vent s'est abattu sur Montpellier, nous nous retrouvons une nouvelle fois tous les cinq autour d'un goûter, dans le petit salon familial. Chacun a pris sa place habituelle autour de quelques pâtisseries et jus de fruits. Moi, vous l'aurez compris, je ne peux boire qu'à la pipette et pas m'alimenter comme eux. Parfois, on me fait goûter un aliment, mais je ne peux évidemment pas l'avaler, ne pouvant plus déglutir.

Ce jour-là, les regards et les sourires se croisent. Je sens que les enfants ont besoin de me parler. Une fois de plus. Je vois notamment le regard tendre et sage de Grégoire plonger dans le mien. Habituellement le plus réservé de mes fils, c'est pourtant lui qui ouvre le feu. D'un ton sévère, il commence par me dire qu'à ce jour, il peut compter sur les doigts de sa main combien de fois je lui ai dit « Je t'aime ». Il dit me trouver dur, parfois strict. Qu'il aurait aimé profiter davantage de nous.

Il a raison, sans aucun doute. Mais comme n'importe quel père digne de ce nom, j'ai toujours voulu ce qu'il y avait de meilleur pour mes fils. Inconsciemment, c'est un peu comme si je les avais préparés à devoir affronter le pire. Par ma profession, par l'expérience à laquelle je fais face aujourd'hui, je sais que tout peut arriver et que ce jour-là, on n'est jamais prêt.

Ce que je ressens est terrible, presque ravageur. Bloqué dans ce fauteuil, alors que j'aimerais le serrer dans mes bras et lui dire combien il a raison, je ne peux rien. Je me sens pitoyable. Je suis désarmé devant cet adolescent qui n'hésite pas à m'ouvrir son cœur, alors que je suis incapable de lui dire ce que je ressens.

Maxime profite de ma confusion pour en remettre une couche, tout en essayant d'être positif. À l'inverse de Grégoire, il est heureux que cette maladie me permette de ne plus cacher mes émotions. Et lui aussi souhaite m'entendre leur dire « Je vous aime ». Quelle claque ! Il me dit aussi que je suis leur dieu, que pour eux, j'incarne la voix de la raison. C'est ahurissant !

Mes fils m'idéalisent trop. Je suis totalement démuni. J'éprouve pour eux de l'admiration. Bien souvent, la tristesse m'envahit à l'idée de ne plus pouvoir discuter avec eux, de ne plus partager nos passions communes. Bien sûr, j'essaie de garder un œil protecteur de père de famille, mais vous imaginez à quel point cela s'avère difficile dans ma situation. En fait, je crois que ce sont eux qui sont devenus mes protecteurs, et une chose est certaine : je ne cesserai pas de me battre, car je ne veux pas les abandonner. Je ne lâcherai rien, car j'ai encore un rôle de père à jouer.

L'amour reste la chose la plus puissante qui me tienne en vie.

L'image de notre famille s'articule finalement autour de deux mots, force et courage, mais si l'on creuse un peu, on se rend compte qu'il y a aussi beaucoup de cris, de pleurs et d'incompréhensions. Toutefois, nous sommes solidaires, et dès que l'un d'entre nous flanche, les quatre autres sont là pour le soutenir.

Ainsi, j'ai appris deux autres choses, essentielles : d'une part, face à cette maladie, une famille se doit de grandir émotionnellement et spirituellement. Il n'y a pas d'autre choix possible. Comment ? En apprenant à écouter l'autre, à l'observer, à se projeter en lui, en se donnant des buts communs. Chacun l'aura compris à la lecture de ces lignes, ce n'est pas facile, bien sûr, mais cela conduit assurément à une sorte d'égrégore qui nous unit, nous amène presque à fusionner et à trouver une forme de bonheur inattendu.

D'autre part, même si elle est forcément compliquée et s'avère parfois désagréable, comme je l'ai expliqué, la communication est primordiale. Bien sûr, en ce qui me concerne, elle s'accompagne d'importantes frustrations. D'ailleurs, je ne le cache pas : il est très difficile ne pas toujours pouvoir se faire comprendre, alors que vous disposez de toutes vos facultés intellectuelles. Il faut prendre sur soi en permanence. Néanmoins, dire les choses nous amène à préserver ce fil invisible qui nous unit, pour autant que l'autre prenne le temps d'écouter.

Je crois que bien avant la maladie, nous avions déjà tissé un lien familial très solide, que nous continuons de préserver en partageant des moments simples. S'il peut cependant sembler vain d'essayer d'oublier Charcot et de tenter de continuer à vivre comme si de rien n'était, c'est pourtant ce qu'il faut faire – sans pour autant sombrer dans le déni –, en bâtissant des projets et en se projetant dans l'avenir. C'est une forme d'espérance nécessaire que de vivre ainsi et d'essayer d'oublier – parfois le temps d'un moment – la mort qui m'attend, même si j'avoue honnêtement que pendant longtemps, je n'ai pas pensé à cette échéance fatale.

Je ne vous cache pas que mes fils ont très rapidement gagné en maturité. De toute façon, ils n'avaient que deux possibilités : s'effondrer devant le mur de la maladie ou commencer à le grimper sans jamais en atteindre le sommet. Alors comme ce sont des combattants, ils ont carrément décidé de le démolir !

Cette force qui constitue notre ciment est cependant notre plus grande faiblesse. En effet, nous sommes tellement liés que le jour où Stéphanie et les enfants ne seront plus que tous les quatre, je crains qu'ils aient du mal à remonter la pente. Peut-être que je me trompe, car je les sais pleins de résilience, mais je ne peux m'empêcher d'y penser. Lorsque l'on est dans mon état, on fait indéniablement face à une réalité plus que brutale, car on a conscience que le temps s'est raccourci. Je souffrirais d'une maladie qui me permette de me déplacer au moins un tout petit peu ou de parler, je verrais les choses différemment. Je compenserais le manque de temps par plus d'action, plus d'échanges. Je sais que j'insiste beaucoup sur ce sujet, mais de fait, l'amour reste la chose la plus puissante qui me tienne en vie.

Je le dis à ceux que Charcot emprisonne peu à peu, comme à leurs proches : *engueulez*-vous, fâchez-vous, parlez… Mais surtout, cultivez tout l'amour qu'il y a en vous ! Et faites tout pour vivre normalement, même si cela vous paraît impossible. Je vous assure, cela peut paraître très *con* à dire, mais s'il y a une chose à retenir de l'expérience que je traverse, c'est que l'amour est de loin plus fort que tout !

GAGNER LA BATAILLE CONTRE CHARCOT

J'ai écrit ce livre pour donner de l'espoir à ceux qui n'en ont plus. Bien que la pathologie dont je souffre soit particulière, je ne crois pas qu'elle soit la seule à pouvoir couper des êtres du monde, à les empêcher de communiquer.

Comme je l'ai dit au début de ce livre, « je suis n'importe qui », mais je sais que je ne suis pas le seul à vivre un tel cauchemar, d'autant que celui-ci peut prendre bien des formes. Certains se battent contre le cancer, contre la SLA ou même contre la solitude, qui est sans doute la pire de toutes les maladies. À dire vrai, nous avons tous quelque chose à combattre. Nous avons également des milliers de raisons de flancher face aux difficultés du quotidien, et j'ai bien conscience que nous ne sommes pas tous armés de la même manière. C'est pourquoi j'ai voulu partager mon expérience. Pas pour faire passer un message, mais pour vous donner un point de vue qui amène quelques éclairages sur ce qui se passe dans la tête d'un malade, sur ce qu'est son quotidien et sur la façon dont sa famille peut se préparer à vivre avec lui.

Vous l'avez constaté au fil de ces pages, je suis confronté à de nombreux paradoxes. Je peux passer du rire aux larmes ou du chagrin à la joie la plus intense en quelques instants. Je peux aussi plonger dans la déprime pour remonter ensuite à la surface et avoir envie de partir faire le tour du monde. Ma vie n'est jamais lisse, car malgré le handicap, je la vis à fond. Je suis devenu un être chez qui toutes les sensations sont décuplées et ne passent plus que par le cerveau. Tout cela n'est pas simple, et tout résistant que je sois, je dois bien avouer que parfois, j'ai envie de lâcher, même si cela ne dure jamais longtemps.

Avec tous ces hauts et ces bas, et malgré un certain nombre de frustrations, je crois cependant pouvoir dire que je suis un homme heureux. Il va de soi que je vis à l'inverse de ce que l'on nous apprend dans la plupart des livres de développement personnel, qui se bornent à nous expliquer qu'il faut prendre le temps de toute chose, accepter ce qui s'impose à nous. Bien sûr, il y a du vrai, ne serait-ce que dans le fait qu'il faut accepter sa maladie pour pouvoir vivre avec. Dans le cas de Charcot, je dirais même qu'on l'a tellement acceptée qu'elle est devenue le sixième membre de notre famille.

Néanmoins, on ne peut pas en permanence se résigner à ce que les choses soient ce qu'elles sont, car on peut toujours se réinventer, se donner de nouveaux objectifs et se lancer des défis. Par ailleurs, pour prendre du temps, encore faut-il en avoir, et croyez-moi, dès le moment où l'on vous annonce la maladie, vous comprenez qu'un compte à rebours s'est enclenché. Il faut donc apprendre à vivre avec, en se donnant à fond et en profitant au mieux de l'instant présent, car on ne sait pas si on sera encore là le lendemain.

L'acceptation de ce que nous sommes ne doit pas non plus nous conduire à nous oublier, à nous effacer, à devenir de simples objets. Sinon, la résignation puis l'oubli s'installent chez nos proches, et nous sombrons alors dans une souffrance extrême. Au contraire, nous devons continuer à nous habiller comme il faut, à faire attention à ce que notre tenue reste soignée. La déchéance physique ne doit pas nous faire oublier notre sociabilité, même si celle-ci est forcément réduite. C'est important pour soi, mais aussi pour l'entourage. Tant que le cerveau fonctionne – et il fonctionne jusqu'au bout –, nous devons nous préoccuper de rester beaux et avenants, de continuer à plaire à ceux que nous aimons et qui se donnent tant de mal pour nous.

« On peut toujours plus que ce qu'on croit pouvoir », disait l'immense Joseph Kessel, qui avait couvert bien des guerres et connu les chemins obscurs de la résistance. Cette maxime pourrait être mienne, comme celle de tous les malades déterminés à vivre.

Résister, c'est rester libre.

Je passe mon temps à réfléchir, à essayer de comprendre le monde, à lire et trouver du sens à ce que je vis. Je pense d'ailleurs que depuis que je suis devenu totalement immobile, mon cerveau s'est tellement développé qu'il perçoit mieux le sens des choses. Alors que bien des gens – à commencer par certains médecins – me perçoivent comme un être limité, je suis devenu plus fort, davantage en conscience de ce qui m'entoure. Moi qui ne croyais pas en grand-chose, j'ai développé une forme de spiritualité. J'ai appris à me détacher des choses superficielles et à me concentrer sur l'essentiel.

Ainsi, j'ai compris qu'il était nécessaire de voir arriver chaque jour tel un nouveau défi, pour se coucher le soir en se disant que l'on a remporté une victoire. J'ai aussi appris ce qu'était la véritable intelligence, celle qui conduit à donner de l'amour. Enfin, j'ai compris ce qu'était la force, celle qui donne à écouter et observer pour comprendre son entourage.

La science ne s'intéresse pas assez à cela, mais je crois résolument qu'il y a à apprendre du cerveau des malades de Charcot. Nous comprenons le sens de bien des choses, car notre intellect est en permanence hyperstimulé. D'ailleurs, si j'ai un avis à vous donner, ne regardez jamais quelqu'un atteint de cette maladie comme un être amoindri. Oui, ses forces physiques déclinent au fur et à mesure du temps, mais sa conscience est augmentée du fait que son cerveau devient hyperactif. D'ailleurs, il y a une expérience Charcot à laquelle je consacrerai peut-être un jour un autre livre.

Pour l'heure, je le disais, j'ai choisi de transmettre de l'espoir. En racontant un peu ma vie, car on ne peut faire passer aucune information de qualité si l'on ne s'appuie pas sur une expérience concrète. En racontant aussi celle de mes proches, car on n'existe pas sans son entourage. J'espère ainsi transmettre le message qu'il ne faut jamais baisser la garde : quel que soit le syndrome ou la maladie dont on est atteint, il faut toujours continuer à lutter.

« L'homme ne doit jamais s'avouer vaincu. Un homme, ça peut être détruit, mais pas vaincu », écrit Ernest Hemingway dans son roman *Le Vieil homme et la mer*. Je partage ce point de vue, car si l'on se sent vaincu, alors on n'a plus rien, on n'est plus rien. On a perdu sa fierté. Garder une âme de résistant face à l'adversité, c'est demeurer un être humain. La perdre, c'est se perdre.

Résister, surtout, c'est rester libre. Et pas besoin de marcher pour être libre : la liberté est dans la tête. Il faut donc lutter. Pour soi, bien sûr, mais aussi pour son entourage. Ceux que nous aimons ont besoin de nous voir continuer à exister, comme nous avons besoin de les voir continuer à s'épanouir. Conserver le goût des choses et de l'apprentissage nous fait aussi grandir et nous permet de garder une bonne santé psychique.

Il faut faire quelque chose de son handicap. Et s'il n'y a aucun sens à se retrouver paralysé et muet, alors, il faut en inventer un. Cela permet de se donner un cap, de trouver des projets à partager et de continuer à ressentir de la joie.

Il est aussi important de ne pas se focaliser sur la mort, qui est inéluctable. Elle arrivera forcément, car de toute façon, nous sommes tous condamnés. Simplement, elle arrivera plus tôt chez moi. Du moins a priori, car rien ne démontre qu'un traitement ne verra pas le jour, puisqu'aujourd'hui, on ne sait finalement pas grand-chose de cette pathologie. Stephen Hawking, le célèbre physicien, a bien vécu près de 50 ans avec Charcot !

Moi, la seule chose que je souhaite le jour où je passerai de l'autre côté, c'est que cela se fasse sans que je souffre, sans que je m'étouffe. Ensuite, je sais déjà que Stéphanie quittera Montpellier, qu'elle retournera auprès des siens, notamment son amie Anne-Marie qui lui a permis de survivre, et elle aura bien raison. Mes fils, quant à eux, pourront enfin accomplir leur destinée.

Une autre chose est très importante : la communication. Vous l'avez bien compris en lisant ce livre. Parce que l'on est privé de la parole, mais aussi pour les raisons techniques que j'ai évoquées, elle n'est jamais simple, de sorte que certaines choses ou actions sont mal interprétées par notre entourage. On en souffre d'autant plus que parfois, lorsque l'on essaye d'exprimer un sentiment, c'est l'inverse qui peut être compris. La faute à un ordinateur qui n'est pas assez performant, à un mouvement des yeux et des paupières mal effectué ou, tout simplement, à l'impatience ou au manque d'empathie d'un interlocuteur qui ne vous laisse pas terminer votre phrase.

Quoi qu'il en soit, il ne faut pas s'apitoyer, et encore moins se taire, car si l'on s'enferme dans le mutisme, c'est foutu. Bien sûr, avec Charcot, on ne s'exprime plus de la même façon qu'avant. On va à l'essentiel, choisissant et pesant chacun de ses mots. Toutefois, si l'entourage fait l'effort de s'habituer à cette nouvelle façon de communiquer, sans chercher à couper le malade ni à terminer ses phrases à sa place, alors, c'est en partie gagné. La bienveillance, la patience et l'empathie sont essentielles à la préservation d'un rapport normal.

Mettre du sens dans chaque chose.

Je pense que les malades, comme leur entourage, doivent surtout compter sur eux-mêmes. Même si la plupart des soignants sont formidables, le rapport avec certains spécialistes n'est pas toujours agréable. Certains peuvent avoir tendance à nous considérer comme des numéros, des cas d'école. Je ne veux pas épiloguer sur le sujet, mais l'expérience m'a montré que nous sommes finalement mieux entourés à la maison, davantage compris par nos proches que lorsque l'on se retrouve face à certains professionnels qui ne font preuve d'aucune empathie, enfermés qu'ils sont dans leurs certitudes et la lecture de leurs manuels médicaux. Je dirais même qu'au fond, je n'ai pas appris grand-chose du corps médical, qui m'avait condamné à devenir muet. Ma famille n'avait pas davantage été prévenue qu'avec mon immobilisation totale, ma façon de percevoir mon environnement allait changer. Et oui, c'est idiot à dire, mais retrouvez-vous à ne plus pouvoir bouger la tête, et vous ne voyez plus de la même façon. Dès lors, il faut que vos interlocuteurs prennent l'habitude de se mettre face à vous pour que vous puissiez les voir, ou de ne pas faire de mouvements trop brusques.

Un autre point, très important : rares seront ceux qui, même parmi vos amis les plus attentionnés, pourront se mettre à votre place ou se projeter dans votre quotidien. Cela engendre forcément des frustrations, car on a parfois envie de s'entendre dire que l'on est compris. Essayez de leur parler, de leur expliquer ce que vous attendez d'eux. Sensibilisez votre entourage au fait que le temps de l'écoute est important.

Enfin, obligez-vous à avoir des occupations, et que vous pratiquiez la méditation, lisiez ou regardiez des films, ne faites rien de façon passive. Essayez de mettre du sens dans chaque chose et d'en retirer un intérêt. Tout ce que vous apprendrez, vous le transmettrez à votre tour à d'autres malades, à d'autres familles. C'est aussi ainsi que l'on participe au progrès de la science. Car je le redis : j'ai bien plus appris sur cette maladie avec mes proches que si l'on m'avait placé dans un centre spécialisé. Et cela va sans dire : bien mieux vécu !

Je vous rappelle aussi que l'on m'avait donné trois à cinq ans de vie. À l'heure où j'écris ces lignes, j'en suis à quatre, j'ai voyagé au Canada, en Suède, fait le tour des États-Unis, écrit un livre et je me prépare à travailler sur un projet de film. Tous ces projets me tiennent en vie et permettent à la famille de se préserver. Encore une fois, je sais bien que chaque jour est un défi, et tout le monde n'a pas un tempérament qui lui permette de le relever facilement. Je sais aussi qu'il n'y a de recette miracle en rien. Pas davantage de formule magique.

Néanmoins, il m'apparaît nécessaire que vous compreniez que quelles que soient notre personnalité, notre vie, notre expérience, la seule chose pour demeurer un être humain digne de ce nom, c'est de continuer à vivre, à s'intéresser aux choses du monde, à sortir, à aimer, à faire des projets pour continuer de se construire un avenir.

C'est peut-être un lieu commun pour beaucoup, mais pour moi, c'est une évidence : face à l'adversité, on se doit de se battre. Jusqu'au bout. Pour l'amour des autres. Pour l'estime de soi. Si j'ai réussi, au fil de ces pages, à vous convaincre de cela, à vous transmettre un peu de la force et de la joie qui m'habitent, alors j'aurai contribué, avec vous, à gagner une bataille décisive contre Charcot.

REMERCIEMENTS

Merci à mes fils Maxime, Simon et Grégoire Ledun
pour leur générosité et leur joie de vivre,
ainsi qu'à mon épouse Stéphanie, qui est devenue
la colonne vertébrale de la famille.

Merci à tous nos amis et mes frères,
à ceux qui nous ont soutenus dans l'adversité
et qui se reconnaîtront ici.

Merci au formidable tissu associatif
et notamment à Espoir SLA qui se mobilisent
autour des malades de Charcot.

Merci à toutes les auxiliaires de vie qui soulèvent des montagnes et aux kinésithérapeutes qui assurent 7 jours sur 7. Au cabinet d'infirmières qui se mobilise tous les jours de la semaine et, enfin, à mon médecin, Stéphane, toujours disponible en cas d'urgence.

Que notre éditeur, Renaud Dubois,
soit vivement remercié. Son enthousiasme contagieux, son engagement et sa foi dans ce projet
ont été déterminants.

Merci à toute l'équipe des éditions Amphora,
dont le soutien nous a été précieux. Sans elle,
sans les magnifiques compétences et la détermination de chacun de ses membres,
nous n'aurions pu aller au bout de ce livre.

Merci à Peggy Porquet pour le choix des images.

Merci à Caroline Bongrand et à Georges Benayoun,
qui ont décidé de transformer ce livre en film.

L'éditeur remercie Julie Bourges et Antoine Grynbaum
pour leurs rôles à l'origine de ce projet.

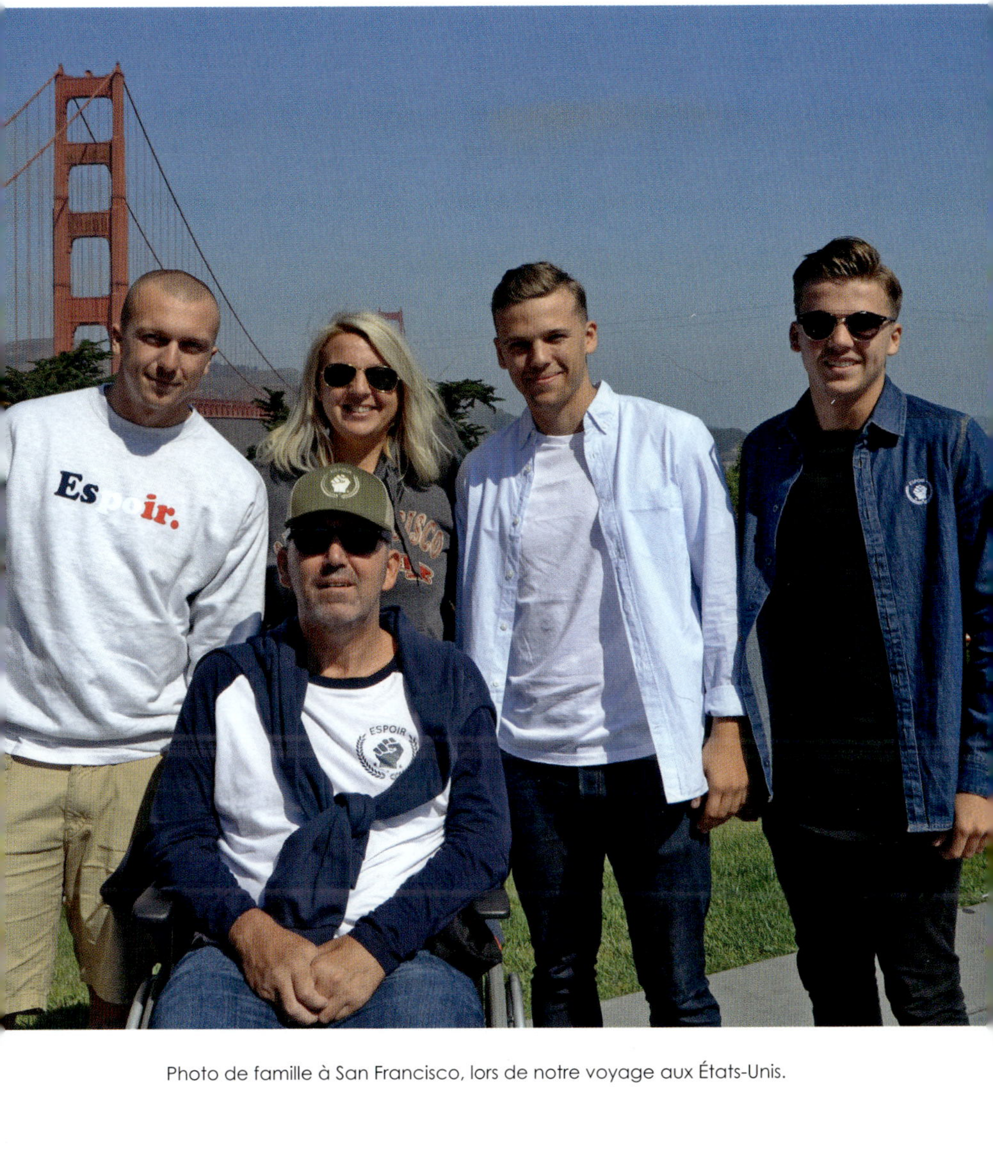

Photo de famille à San Francisco, lors de notre voyage aux États-Unis.

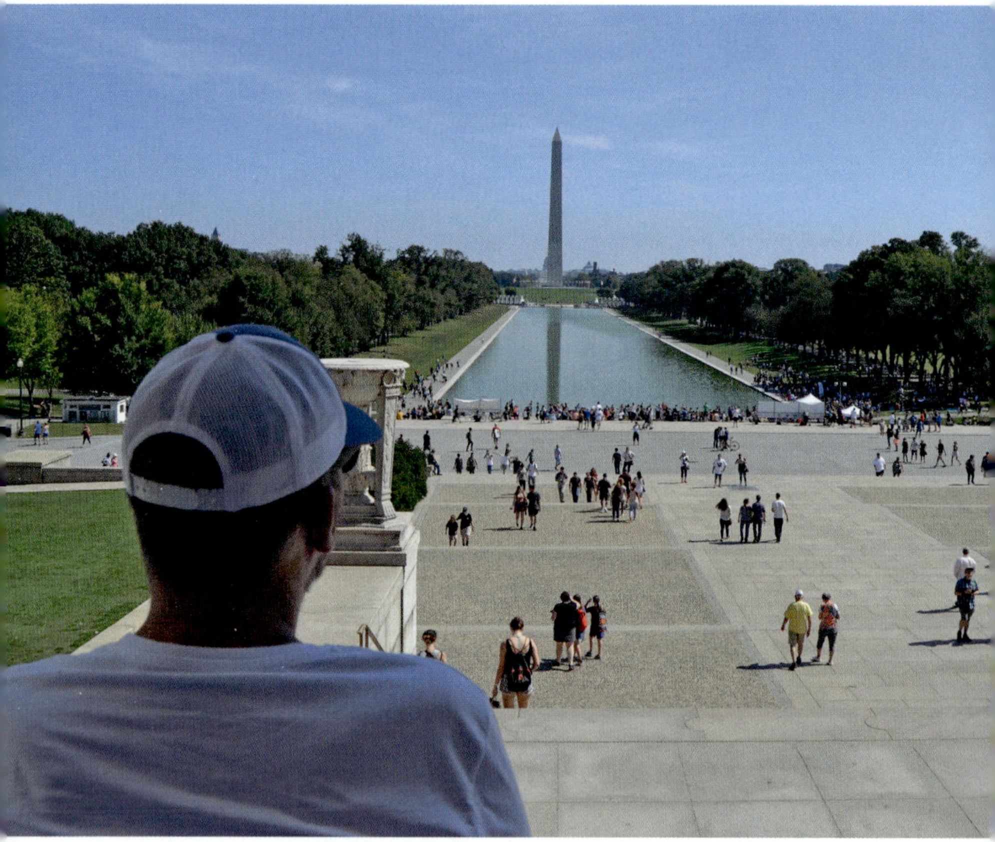

Je regarde dans la même direction que mon pote derrière moi,
un certain Abraham Lincoln, Washington DC.

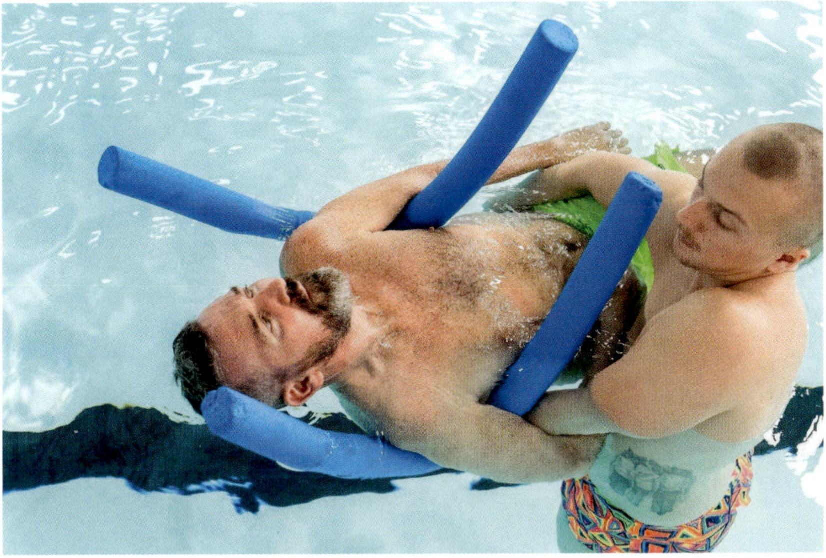

Un moment de liberté, la sensation de l'eau qui coule sur ma peau.

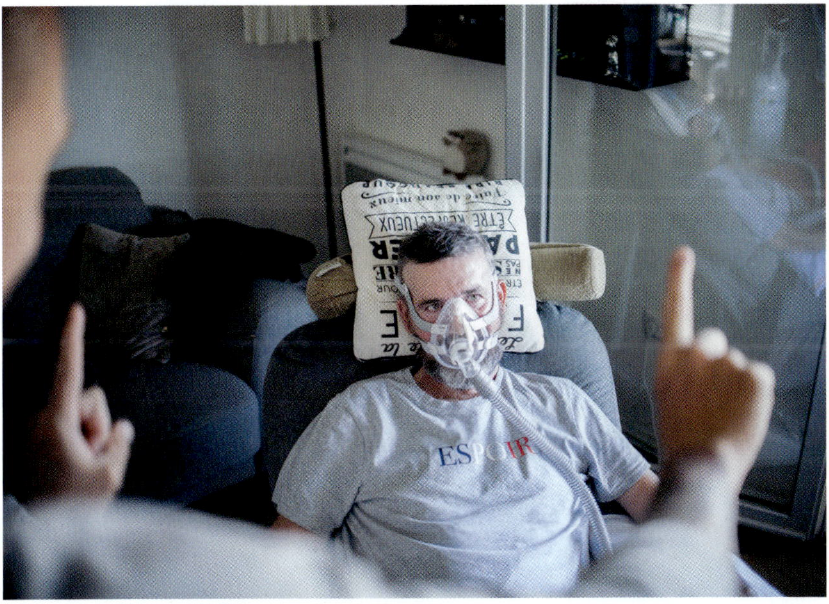

Regard à droite : OUI. Regard à gauche : NON.
Mon seul moyen de communication dans les situations d'urgence.

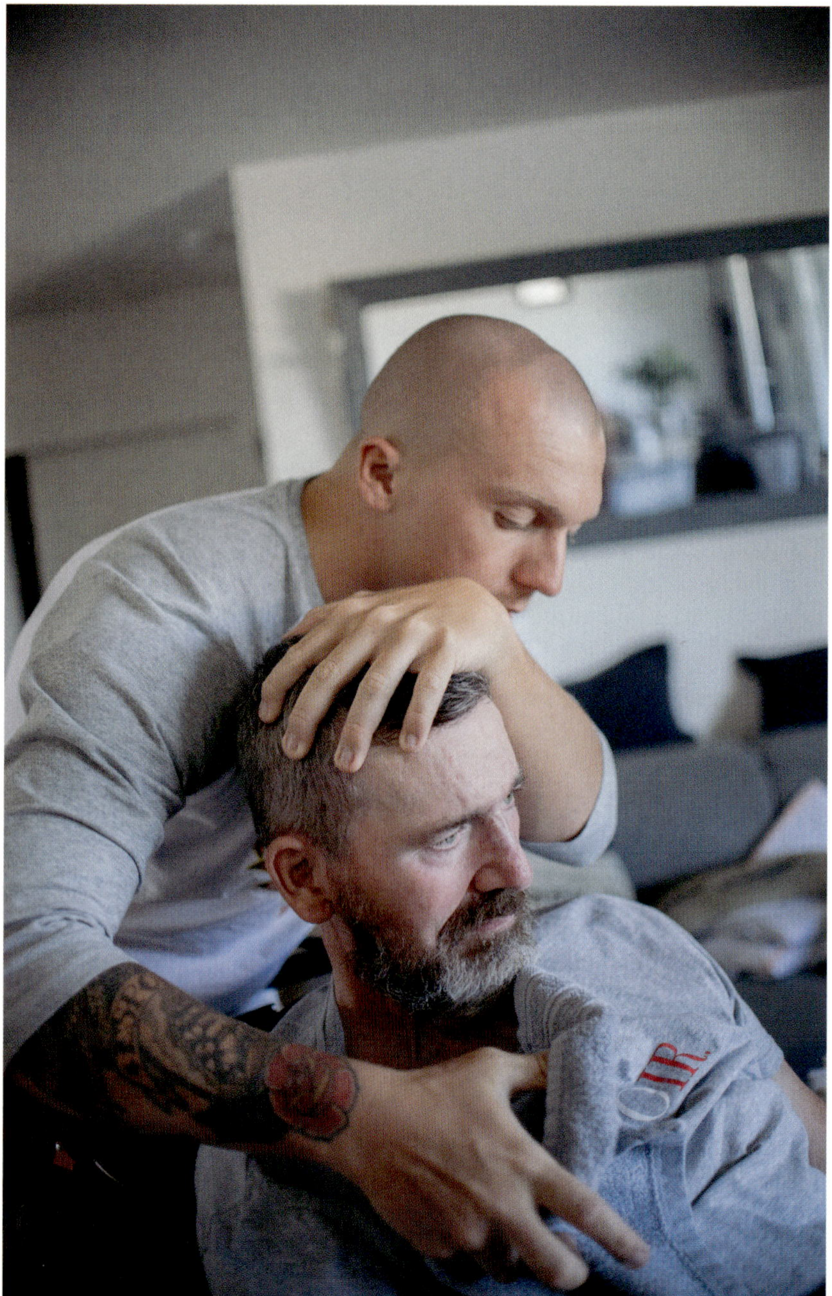

Mon fils Maxime m'aide lors de la mise en place dans mon fauteuil roulant.

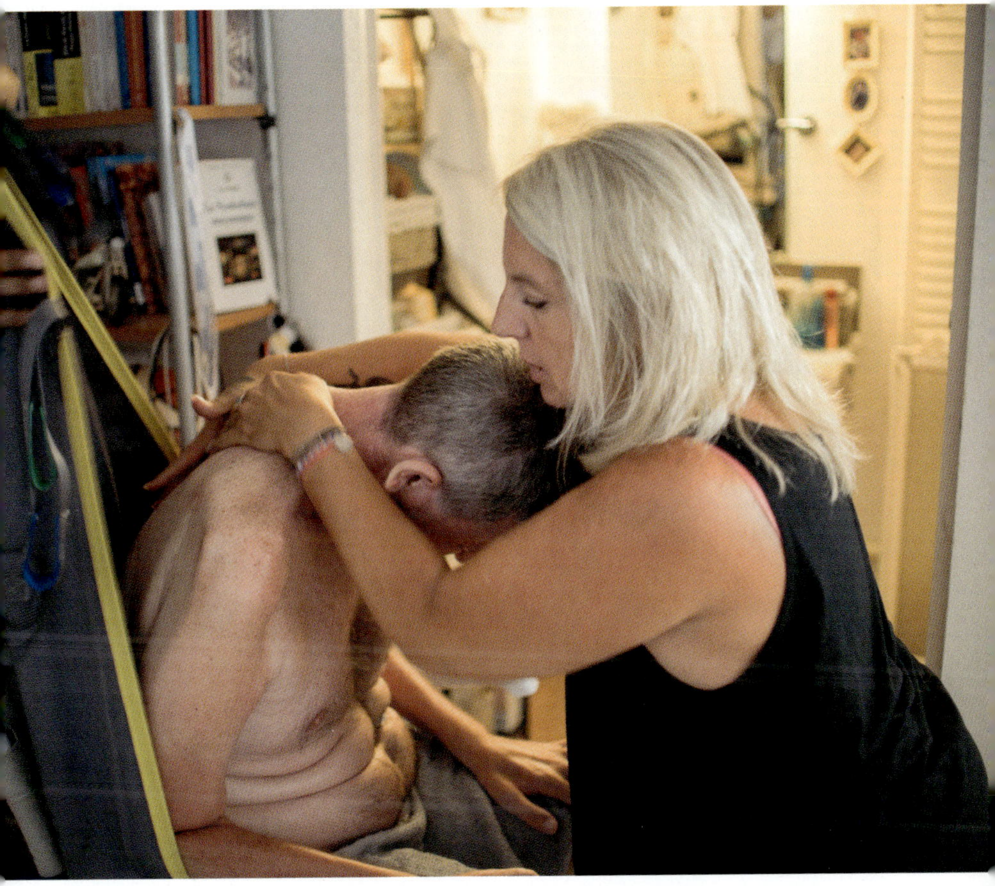

Ma femme Stéphanie, lors de la toilette quotidienne.

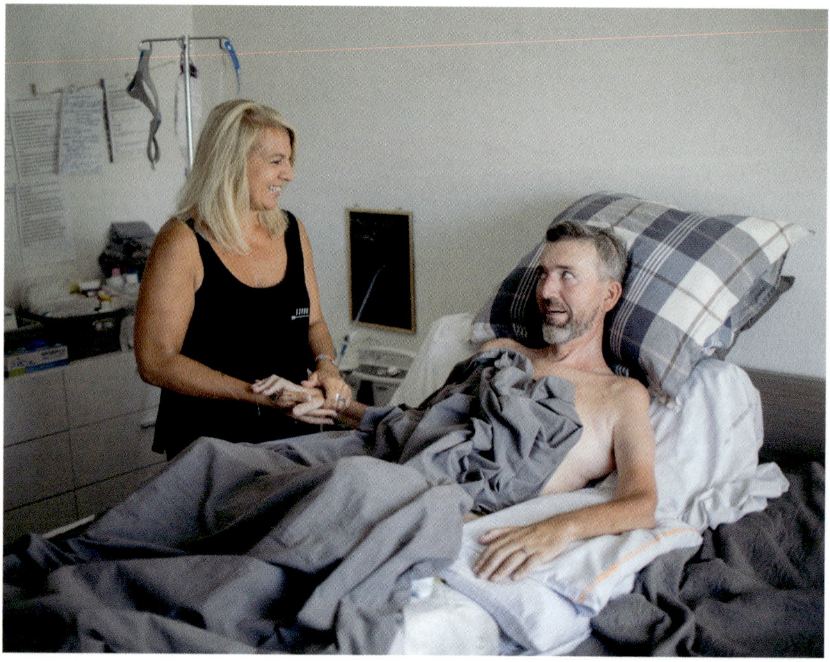

Ma femme me réveille chaque matin, c'est notre petit rituel.

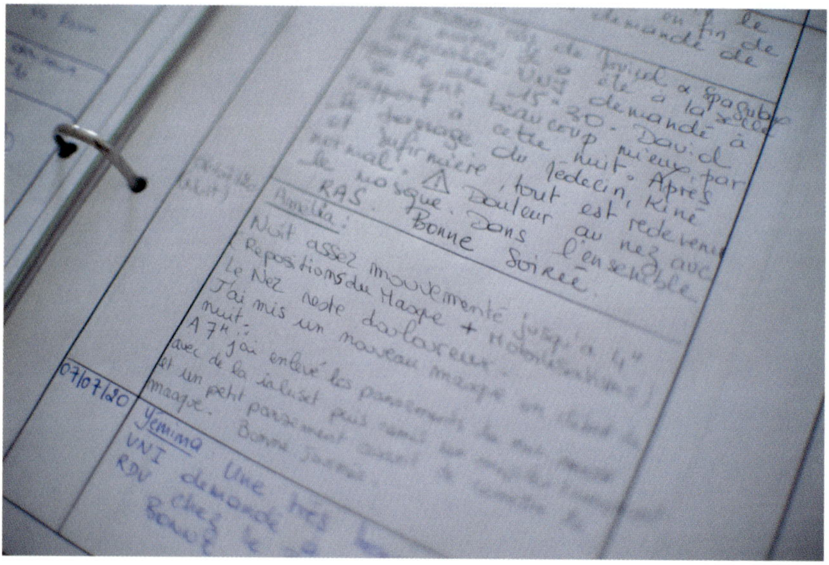

Les transmissions du personnel soignant pour le bon déroulement de la journée.

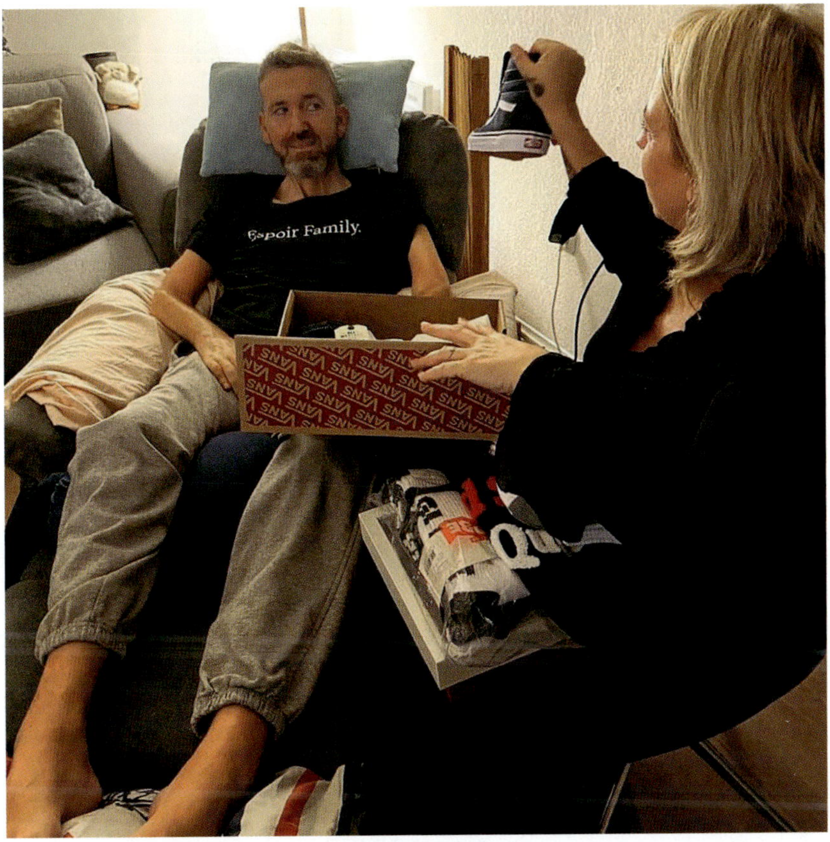

Noël 2019, ma paire de VANS, comme chaque année.

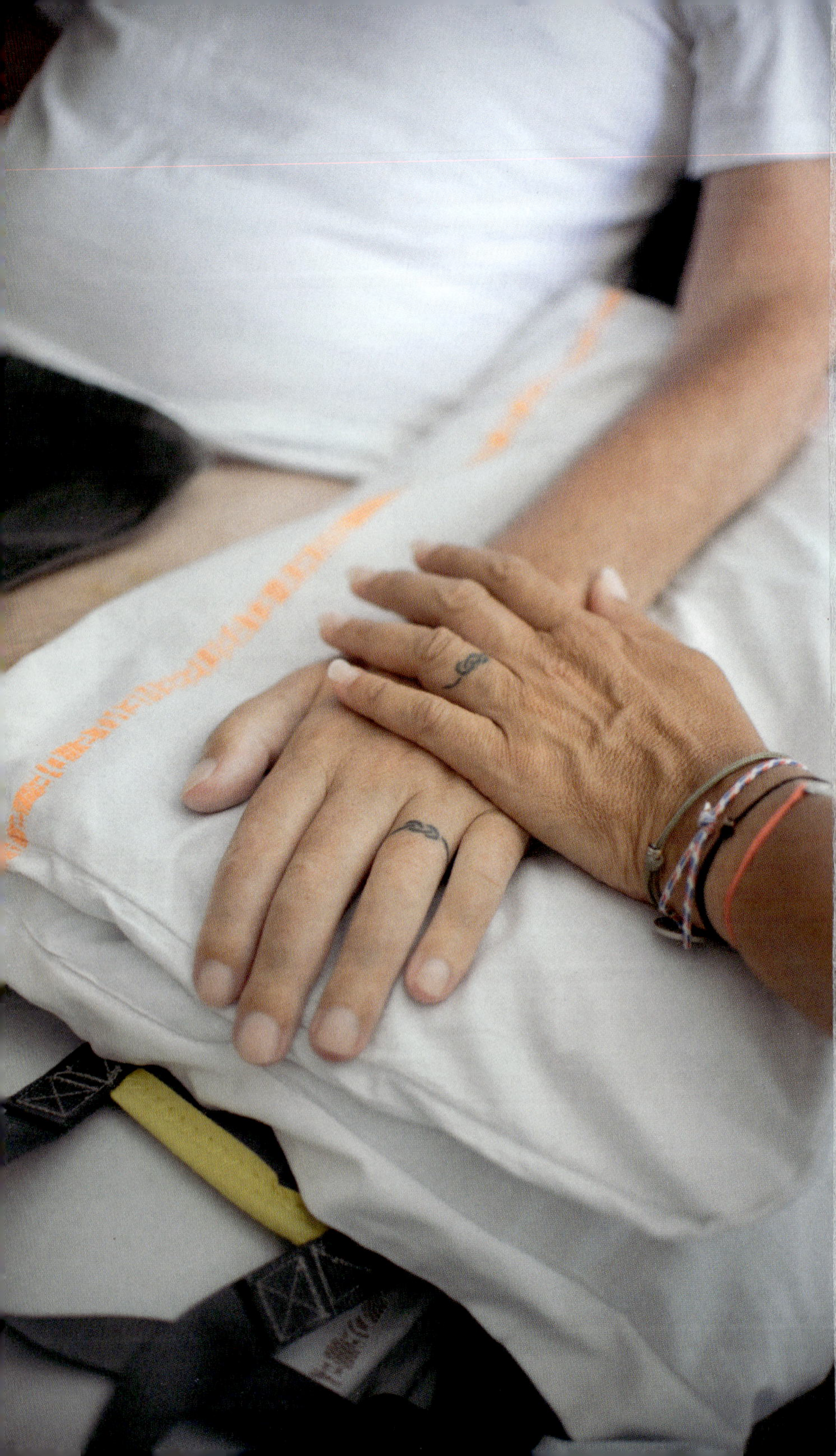

OTHER BOOKS BY
THE AUTHORS

Charles M. Haar

Land Planning Law in a Free Society
Land Use Planning
Federal Credit and Private Housing
Law and Land
The Golden Age of American Law
The End of Innocence
Suburban Problems
Between the Idea and the Reality
Housing the Poor in Suburbia
Property and Law
Financing the Solar Home
Cities, Law and Social Policy

Daniel Wm. Fessler

The Lawyer, the Law, and the Tension of Change
Alternatives to Incorporation for Persons in Quest of Profit
Contracts: Morality, Economics and the Marketplace

FAIRNESS AND JUSTICE

Law in the Service of Equality

BY

CHARLES M. HAAR
Louis Brandeis Professor of Law
Harvard University

AND

DANIEL Wm. FESSLER
Professor of Law
University of California, Davis

Originally published as *The Wrong Side of the Tracks*

A TOUCHSTONE BOOK
Published by Simon & Schuster, Inc.
NEW YORK

First Touchstone Edition, 1987

Published by Simon & Schuster, Inc.
Simon & Schuster Building
Rockefeller Center
1230 Avenue of the Americas
New York, New York 10020

TOUCHSTONE and colophon are registered trademarks
of Simon & Schuster, Inc.
Designed by Irving Perkins Associates
Manufactured in the United States of America

10 9 8 7 6 5 4 3 2 1 Pbk.

Library of Congress Cataloging-in-Publication Data

Haar, Charles Monroe, date.
Fairness and justice.

(A Touchstone book)
Originally published under title: The wrong
side of the tracks.
Bibliography: p.
Includes index.
1. Discrimination in municipal services—
Law and legislation—United States. 2. Equality
before the law—United States. 3. Courts—
United States. 4. Common law—United States.
I. Fessler, Daniel William. II. Title.
KF5305.H3 1987 342.73'085 86-29775
347.30285
ISBN 0-671-63311-2 Pbk.

For the Andrew Hawkinses
of the world and
the lawyers who defend them

CONTENTS

ILLUSTRATIONS

PROLOGUE: REDISCOVERING A COMMON LAW DUTY

Referring to a portion of town or a segment of society as being "on the other side of the tracks" has for too long been a familiar expression to most Americans.

—CHIEF JUDGE ELBERT P. TUTTLE[1]

IT WAS George Bernard Shaw who once declared that, to be worth the reader's time, a preface should tell the story of the story. There is a brief story to tell regarding the circumstances underlying this book.

In 1966 I was offered a unique opportunity to practice what I had been teaching at the Harvard Law School. President Johnson appointed me as the first Assistant Secretary for Metropolitan Development in the newly formed Department of Housing and Urban Development. One of my responsibilities involved administering a grant program for sewer and water facilities throughout the country. A delegation of black leaders from the Houston area paid a call one afternoon in 1967. As they were describing the infrastructure needs for their town, a disturbing story emerged. In its quest for an increased tax base, the City of Houston was annexing land all the way down to the Gulf of Mexico at a pace that would soon make it the fourth largest city in the nation. This march to the sea, however, evidenced some disturbing signs of calculated navigation—Houston's annexation drive steered clear of entire neighborhoods of blacks and other minorities, among other reasons to avoid the expense of providing them with facilities for water, sewers, and drainage. A Swiss-cheese pattern of development was emerging in the Houston metropolitan area, with enclaves largely settled by nonwhite citizens constituting the lacunae. I found myself filled with indignation at this sub rosa subversion of Congress' legislative mandate to provide equitable access to municipal services as a centerpiece of national urban policy. Eventually, HUD was able to address this particular problem by conditioning federal grants on a locality's fair distribution of benefits. It struck me, however, that the carrot of federal monies would not always be adequate to the job, that municipalities bent on discriminating might do so simply by eschewing such dollars.

It was not until three years later, after I had returned to teach, that I revisited this particular permutation of invidious discrimination, this time in a judicial context. The case of *Hawkins v. Town of Shaw* provided the impetus.

Andrew Hawkins was a part-time handyman living in a section of Shaw, Mississippi, known as "the Promised Land," so named when the area was developed in the 1890s. One day in February 1968, Hawkins walked the length of a familiar dirt road, crossed an open trench that collected both storm water and human waste, arrived at the paved and well-lit town center, and filed a complaint. His grievance focused on the walk itself. What rankled Hawkins was that not all of the roads in Shaw were dirt, and that not all of the sewers were open and above ground. He had not journeyed from countryside to city—only across adjacent neighborhoods located within the same town boundaries. For the town was then divided into the proverbial "right side" and "wrong side of the tracks." On the right side—predominantly white—Shaw was a fairly modernized and comfortable American town. The wrong side of the tracks—predominantly black—was an impoverished site of hard-core neglect, where streets were unpaved and unlit, water mains and fire hydrants lacking, and drainage and sanitary sewers nonexistent. In sum, the white section of Shaw fit the pattern of a middle-class rural town of the mid-twentieth century, while its black section resembled a typical poor town of the nineteenth century.

The white municipal government of Shaw (then, as now, a town of 2,500) had put its minority citizens out of mind.[2] Hawkins, a black man, lived with his wife and three children on the wrong side of the tracks. On that day in February, Hawkins did not, as so often before, enter the precincts of City Hall to register an unavailing complaint. He walked just a little bit farther—to mail a letter at the post office. The letter was intended for another federal facility, the United States District Court for the Northern District of Mississippi. By this step, Hawkins filed a class-action suit on behalf of all the black residents of Shaw, charging the town government with unequal distribution of essential municipal services, a violation of his and others' constitutional rights to equal protection of the laws.

The initial result of this effort was a firm rebuff by the District Court. In the summer of 1969, Judge William C. Keady listened for three days to a litany of disparity in the level and kind of municipal services extended by one government to two classes of citizens. Yet after the evidentiary hearing, he dismissed the complaint for failure to state a claim upon which relief could be granted. In his opinion, Judge Keady acknowledged severe inequities in municipal service provision, but nevertheless suggested that as issues of "municipal administration," they were to be "resolved at the ballot box." He dismissed the action "with prejudice."[3] And thus, the stigma of neighborhood inferiority was now to be added officially to the long list of afflications borne by the poor and the victims of discrimination.[4] Was the law truly so impotent?

Reflecting on this situation prompted the opening of a Pandora's Box of doubts for me about both the legal system and the society it serves. Commentators from the Sophists forward have routinely proclaimed law to be morally empty formalism, an artificial construct devoid of sympathy or compassion.[5] The principal philosophical school supporting the proposition that law is more akin to a species of logic than to a broadly humanistic vision of society is known as legal positivism.[6] Its adherents espouse the view that laws are (indeed, in the best-run society, ought to be) inherently distinct from moral values and judgments, and consequently derive their validity primarily through their logical interdependence. Whatever the damage of this view as theory (and I think it is considerable), there is a shattering impact from its pragmatic progeny—the sterile practice of law, the daily creation and manipulation of legal rules as a technical exercise of analytical skills without reference to broader or more humanistic concerns.[7]

All this places the individual attorney in a schizophrenic posture. From law school on, the future lawyer is taught to view cases with a disinterested "legal eye," to eschew common sense while polishing the cognitive machinery that constitutes "thinking like a lawyer." Alternatively there is the "human eye" striving to preserve a sense of justice, or, at a minimum, a sense of outrage at injustice, albeit at times by means of ideas fuzzy along their edges. The dilemma posed for the practitioner is that the human eye and the legal eye may look in different directions, producing blurred, if not opposing, perspectives. To the legal eye, a decision that appears as an affront to the humanistic vision can also appear "correct" and quite consonant with existing principles and precedents.

Dan Fessler, who arrived at Harvard in 1969 to begin a year of study as a Fellow in Urban Legal Studies, and I began to discuss these issues in the context of *Hawkins v. Town of Shaw*. Whether viewed from the technical focus of the legal optic or the more instinctive human eye, we became convinced that the United States Court of Appeals for the Fifth Circuit could be persuaded to reverse Judge Keady's district court opinion. On March 17, 1970, having obtained the consent of all parties, we filed an amicus curiae brief on behalf of an organization with which I had long been affiliated, the Harvard–MIT Joint Center for Urban Studies. The essence of our position was that

> invidious discrimination in the qualitative and quantitative rendition of basic governmental services violates an unyielding principle . . . that a trial court may not permit a defendant local government to rebut substantial statistical evidence of discrimination on the basis of race by entering a general disclaimer of illicit motive or by a loose and undocumented plea of administrative convenience. No such defense can be accepted as an adequate rebuttal of a prima facie case established by uncontroverted statistical evidence of an overwhelming disparity in the level and kind of public services rendered to citizens who differ neither in terms of desire nor need, but only in the color of their skin.[8]

The appeal, predicated upon that specific legal argument, was ultimately successful. But what of other towns and other tracks where the disadvantaged were of mixed racial or ethnic composition? With regard to Shaw, figures may have told the best story, but would other towns with less evident disparities escape judicial scrutiny of a problem so pervasive in our society that it has been captured in a cliché: the wrong side of the tracks?

Our own doubts (confirmed by subsequent Supreme Court decisions) spurred us on in a research project that has lasted for ten years and survived our geographical separation as I remained at Harvard and Fessler joined the faculty of the University of California at Davis. The task was to explore possible legal foundations for a constructive judicial role in redressing inequality in the provision of municipal services. The urgency of this task increased as the *Hawkins* case itself receded into the past, and the Supreme Court formulated new rules of standing and intent that would make claims such as those advanced by

Hawkins increasingly difficult to maintain. Happily, we found an alternative in the theories and accomplishments of an era when the dyslexia between the human and legal eyes was less pronounced.

Searching through the land-use planning reports, we found references to a yearbook case dating back to 1444, in which the court had found that a conferral of monopoly power—to mills, to ferries, to markets—was implicitly conditioned on a "duty to serve" all members of the community alike. As we traced this principle through history, fascinating characters and unexpected occasions pranced into view. We read, for example, of an elderly woman, in charge of a ferry in fifteenth-century England, who was clamped into jail for refusing to rise up in the middle of the night to transport a frenzied traveler across the river. The price of her monoply was an enforceable demand for adequate service.

Sifting through mounds of historic reports and documents, we found that, over the course of centuries, Anglo-American jurists clearly and consistently articulated the principle that enterprises providing functions and services that are essential and public in character have a common law duty to serve—a positive obligation to provide all members of the public with equal, adequate, and nondiscriminatory access. Often this duty is couched in terms of contract, where in exchange for grants of privilege from society, the provider of a service incurs obligations to the public as a whole. Thus, for example, in later cases in the United States, where the government had fostered development of turnpikes and railroads through the power of eminent domain, the common law found an obligation, arising as a condition of the government's exercise of that power, to serve all potential customers equally and reasonably.

Over the centuries, the common law doctrine of equal services and the duty to serve surfaced and resurfaced as a potent and dynamic means to address changing—and often the grimmest imaginable—social and economic conditions. In particular, this doctrine served American society well in the post–Civil War era and emerged as the tool of choice for states grappling with expanding public utilities in the modern era. Our decade of reading has permitted us to draw upon some little-noticed cases. From the earliest English common law to the seventeenth-century doctrines of Lord Coke and onward through the reception of English legal principles in the new American republic, a distinct rule has taken shape: the distribution of scarce goods that are

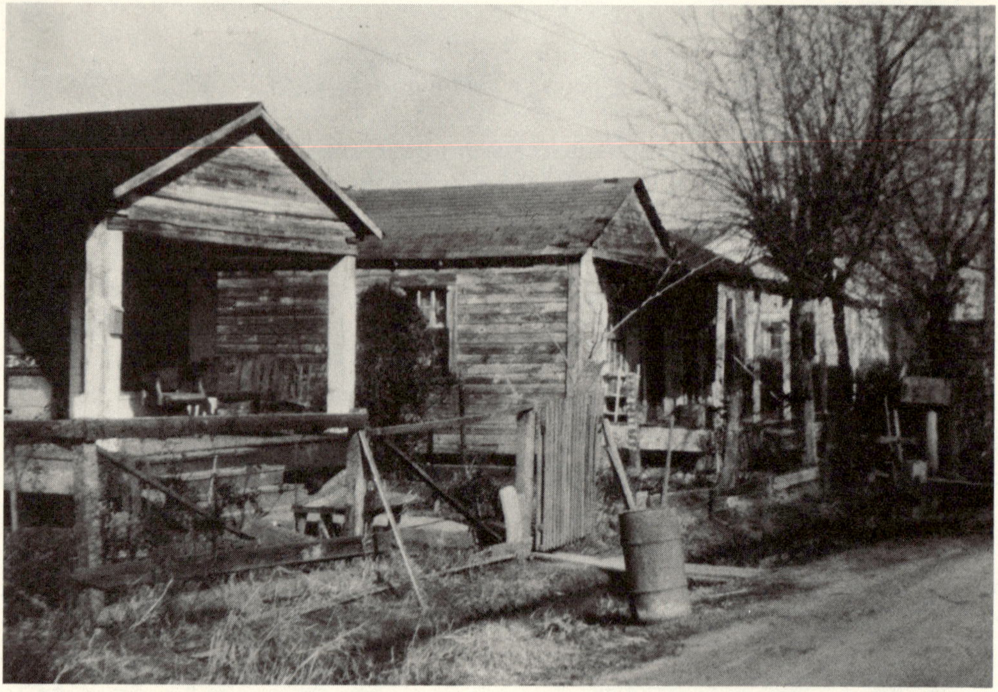

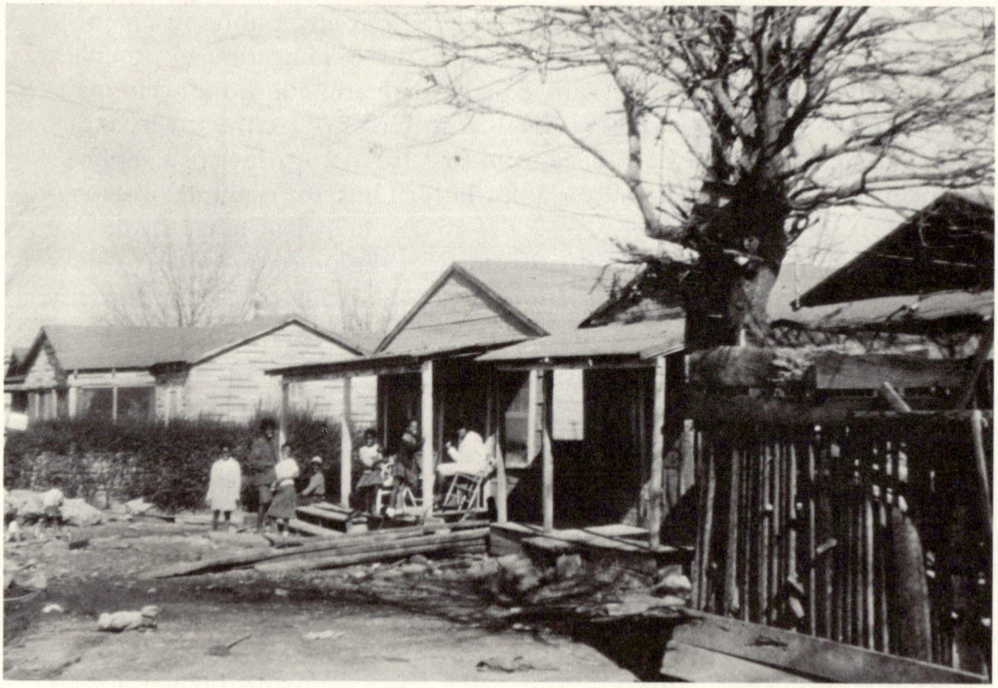

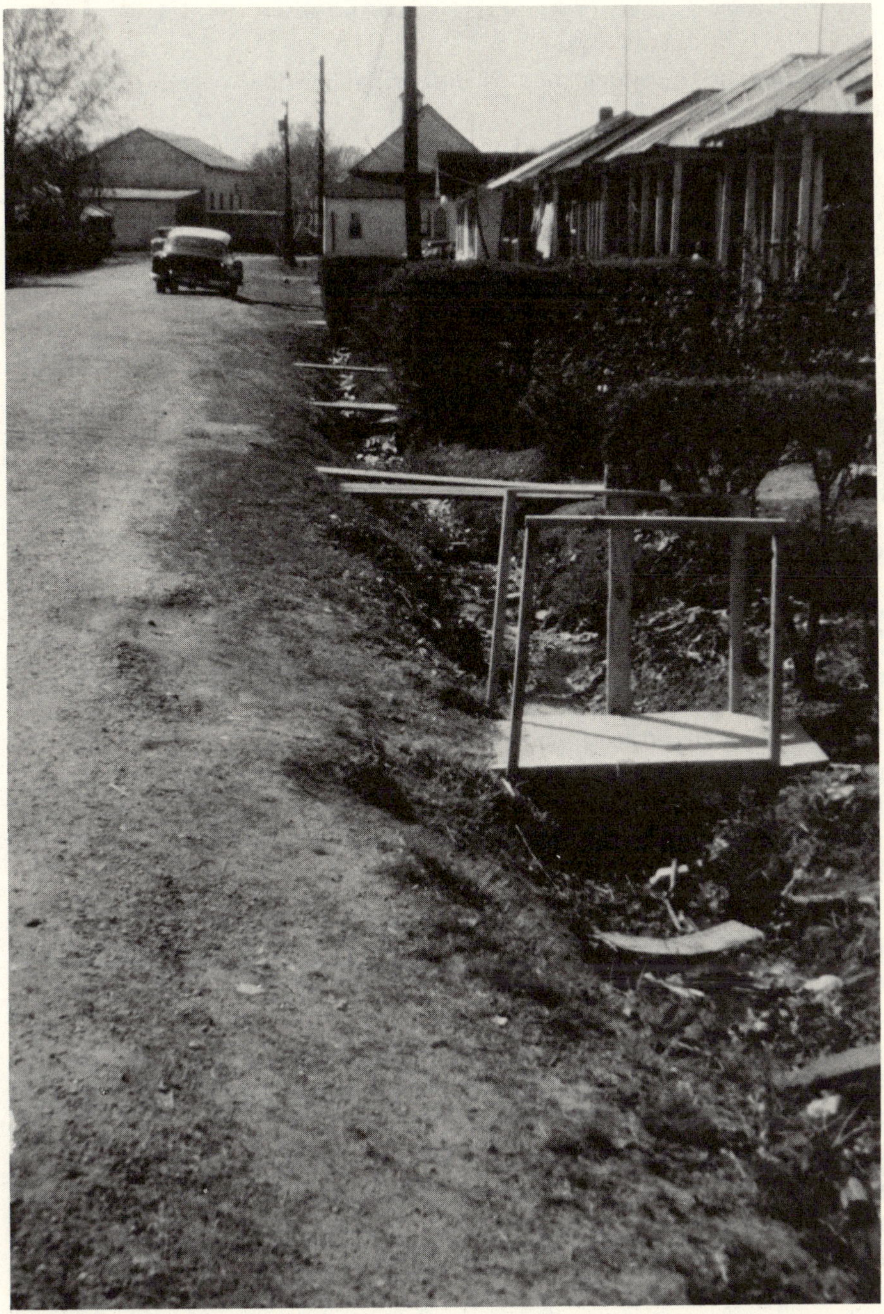

Deteriorated municipal environments—open sewers, unpaved roads, no lighting—typical of the wrong side of the tracks in towns in the vicinity of Shaw.

public in nature—goods such as municipal services—needs to be equitable and fair.

The purpose of this book is to present and expand upon this set of equality-seeking principles, which long predate our federal Constitution. In the course of this telling, we especially seek to create interest in an alternative legal remedy for municipal service discrimination of the kind suffered by Andrew Hawkins and his neighbors. We believe that the common law duty to serve—a doctrine currently lying dormant in the precedents of the courts of the fifty states—will prove more effective than increasingly nonproductive efforts based on federal constitutional theories pursued in federal forums. In the state courts, litigation can then concentrate upon the facts of inequality rather than on distracting and vexing constitutional issues.

Quite clearly, our thesis flies in the face of legal positivist skepticism hell-bent on debunking all aspects of judge-made law. In contrast to jurisprudence's version of Oedipal revolt, we find that the creative common law precedents, forgotten with time, seemingly too dated or innocent or irrelevant, in fact possess an archetypal power to be plumbed and translated into contemporary terms. The past yields not only wisps of inspiration, but usable models and normative tools. Social complexity notwithstanding, they imply that inequality and the lack of control over one's life need not be inevitable by-products of modernity and affluence. Indeed, our past may yet teach us the basic meanings of fairness and compassion.

Of course, there is one disturbing element in invoking review by the judiciary. Whether it sits in the noble halls of Westminster, or a steamy room in a rural courthouse, the judiciary is too often the last resort for a party claiming discrimination in the provision of essential services. The local, state, and national legislators—and their counterparts in the executive branches—too often have ignored, abdicated, or traded away their responsibilities to these petitioners. A problem so enduring in history, so looming in the American imagination, and so pervasive in the disparate living conditions of numerous citizens is, assuredly, ripe for solution. By default, then, if for no other reason, the court would often have the final say. And the words of the courts are the still relevant harvest of centuries of social, economic, political, and legal change.

The common law's formulas and its success in defining a duty to serve deny the dichotomy between the legal eye and the human eye, for this duty is at once a potent, distinctly legal doctrine and a determined expression of moral and political values. The equal services concept did not develop through skillful manipulation of logic alone, although displays of such craftsmanship were not always spurned by the judiciary, but because it tapped deep sources of empathy and creativity. Indeed, the duty to serve gained force and ascendancy within the law—and persists in the face of different technologies and stages of economic development—precisely because it allows judges and lawyers to reconcile the legal eye and the human eye, and in this sense to undergo a Flaubertian sentimental education. The doctrine's persistence over the centuries speaks to the organic nature of the common law; were it not consonant with ultimate moral visions and recurring economic aspirations, the doctrine would long ago have disappeared. Given a tradition of philosophical skepticism and cultural relativism, it may seem odd to trace a single legal doctrine, warts and all, through seven centuries, and to assign it a persisting and somewhat transcendent stature. Yet the recorded cases, and the responses they evoke, compel one to conclude otherwise.

The common law duty to serve does provide an alternative basis for the class action in *Hawkins*—indeed, for future actions challenging the unequal provision of public services. The difficult, often impossible constitutional prerequisite of proving an official's intent to discriminate on racial grounds no longer needs to be undertaken as the sole road to vindication. Once the town of Shaw is viewed as a monopolistic provider of essential services to the public, it assumes the common law duty to serve. Viewed from the perspective of a social contract, the citizens of Shaw had awarded their municipal government a privilege far more profound than monopoly power or eminent domain: the precious privilege of governing. So the duty to serve could now allow the deprived citizens of Shaw to collect on their side of the bargain.

In an effort to understand this legal doctrine, one is compelled to examine it historically, and this has proved an extraordinarily exciting task. For the doctrine of the duty to serve, as prescribed in the common law, chronicles the long and tortuous Anglo-American debate about a just society of equals. In one sense our work has been deceptively easy: in tracing this history, we allow the tradition to speak for itself and to articulate its most fundamental assumptions concerning fairness, equality, and social contract. This examination provides unexpected insights into the American and English legal orders: the interrelation of the courts and the legislative and executive branches, the shifting line between public and private spheres of activity, and the hold of ideas—such as equality and fairness—over the minds of the class of people appointed or elected to be judges in our society. Moreover, it leads to an irrefutable conclusion: mundane as they may seem, an adequate water supply, sewer connections, and street lighting are in their own ways as essential to civilized life as the education of the young or the cultivation of the arts.

And so we urge the reader not to lose sight of the practical intention of this book. In order to overcome discrimination in the distribution of municipal services, we are advancing a venerable legal theory in a novel setting. Recognizing the growing practical difficulties in relying on the equal protection clause, we assert the existence—the convincing and determinative presence—of a common law doctrine, the duty to serve, as an avenue of appeal that predates the federal Constitution. Our purpose, above all, is to provide a potent means, through traditional common law doctrine, of addressing major aspects of poverty and inequality in our time. The visible contrast in local physical environments becomes all too clear and troubling a symbol of social dysfunction. Rediscovering and featuring the equality norm in public services on the street where one lives is thus a significant part of the legal profession's unfinished agenda for the 1980s. To prevent public enforcement of separatist enclaves requires nothing less than the elimination of all vestiges of invidious discrimination in the provision and distribution of public goods. On the power of legal logic imbued with a humanist spirit rests the physical and spiritual welfare of those on both sides of the tracks.

The organization of this book is straightforward. It consists of six chapters and an Epilogue.

Chapter 1 examines the rise and apparent decline of the new equal protection, while charting what some commentators have termed the "new, new equal protection." Free of the temptations of such modern jargon, we suggest that recent history cautions against making the maldistribution of government services, embedded in a plethora of local fact patterns, a ward of the federal judiciary. Given the political distance between problem and forum, the attempt to cast reform efforts (with their necessary element of experimentation) into the concrete of a federal constitutional decree has undesirable side effects.

Yet in counseling moderation in the selection of a legal vehicle, we seek to enhance the potential for meaningful judicial intervention. Had we not discovered a more politically compatible and familiar alternative, we would hesitate before offering words of caution to those bent on a federal constitutional approach. Still, that alternative—the common law duty to serve—is as ancient as the Anglo-American concept of equality and, indeed, predates the equal protection language of the federal Constitution by more than seven hundred years of conscious judicial effort. The veneration of the equality norm, as shown in Chapter 2, can be traced to the writings of Henry de Bracton, legal counselor to Henry III. Here we first discover the judge-created concept that, at a fundamental level of social organization, all persons similarly situated in terms of need have an enforceable claim of equal, adequate, and nondiscriminatory access to essential services; in addition, this doctrine makes such access largely a governmental responsibility.

Over a period of centuries the Bractonian calipers of abuse and misuse measured the forward movement of the judicial assault upon glaring oppression within the social order. The demise of feudalism was hastened by a curious combination of judicial action and inaction. This is the subject of Chapter 3. Local monopolies over the grinding of grain, the baking of bread, and the brewing of ale were the economic props of a system that taxed the many for the support of the few; when newly liberated citizens sought to ply the trade of miller, baker, or brewer, the threat of competition shook the feudal manor. A conditional judicial willingness to extend protection to the lord's monopolies turned the sword of privilege into the plowshare of the "duty to serve." The courts allowed competition to be suppressed, as the ruling groups demanded, but only if the monopolist could demonstrate that his facilities were sufficient to serve the needs of each and every member of the claimed populace in an equal, adequate, and nondiscriminatory manner, and at a reasonable price.

Monopolies in transportation proved as important to the rise of commerce in England as they were to the expansion of the settlements in North America. As Chapter 3 also demonstrates, the common law courts conditioned their recognition of royally granted monopolies upon the duty to serve. The most fascinating and instructive example of the relation of privilege to obligation was the ferry monopoly, the cause for much judicial comment that is of special interest in our day.

The founding of the American Republic coincided with a second great upheaval, which is the focus of Chapter 4—the Industrial Revolution. The energy harnessed by Watt transformed the law as it remade the industrial world. Turnpike interests may have doomed the steam coaches, or "teakettles," which sought to traverse conventional road surfaces, but this triumph stamped upon them new obligations to the public. The railroads then emerged as the focus of legal and ideological struggles concerning the duty to serve, much as even now their tracks often divide the more from the less desirable parts of town. While the economic and demographic significance of this technological advance posed many problems, two abuses provided especially menacing challenges to the equality norm and its judicial proponents. For forty years rate discrimination and exclusive contracts defied legislative redress, leaving the field to the deliberative processes of the common law. Judges therefore faced the new task of reweaving the tapestry of the duty to serve. If royal writs had outlawed rate discrimination by the crown's monopolies (of ferries, bridges, markets, and the like) and had decreed that all should be served at a "reasonable charge," what was to be the fate of a transportation mogul who stood ready to favor certain customers or regions with less than reasonable charges? Building upon the English duty to serve, which had tamed the transportation monopolies in the formative years of independence, the judiciaries of the several states struggled to redefine the concept of the "reasonable" rate to include the requirement of a uniform or "common" rate. This doctrine became a powerful tool for the opponents of rate discrimination.

And how were the courts to deal with the swift completion of a regional, and then national, rail transportation system encompassing a myriad of auxiliary services, ranging from express forwarding to livestock feeding to grain elevators? If the railroads could contract to recognize a single purveyor as the exclusive source of an auxiliary service, the natural monopoly could be effectively extended to unnatural frontiers. Judicial intervention also met this second challenge—albeit through more indirect means. The emergence of legislative action, and even dominance in railway affairs, did not undercut the doctrine of the duty to serve. The courts remained the prophets of the equality norm. In fact, the appearance of state and, with the 1887 Interstate Commerce Act, federal regulatory legislation meant the enhancement—not eclipse—of the common law duty to serve, as the new branch of government drew on common law precedents for its regulatory activities. Clearly, the presence of such legislation reflected not so much a disaffection with the common law efforts to advance the equality norm, but a recognition that the authority of judicial tribunals ended at the borders of the forum state. Moreover, state tribunals in those years were reluctant to move too radically in creating out-of-the-ordinary remedies for the railroads' novel abuses.

However persuasive the evidence of the judiciary's goals and attainments in advancing the equality norm against the excesses of the railroads, this legal approach applies most directly to the issue of municipal services; this is the focus of Chapter 5. As early common law courts consolidated their understanding of an increasingly complex economy, they became attached to the concept of the "public calling." The first gas and electric companies likewise found their operations identified as "affected with a public interest"; the intensity of the public need for such services occasioned the imposition of the duty to serve. Telephone and telegraph companies, like the railroads before them, found that they had purchased judicial recognition of their monopoly status at a price—the imposition of the duty to serve. In this sense the courts provided a pragmatic definition for monopoly: a service or product entrenched in a market that effectively renders competition impracticable. But, in turn, such recognition entailed a quid pro quo of automatically requiring the monopoly to serve the public interest. Thus even in the heyday of laissez-faire capitalism, many state courts advanced the proposition that while partiality and discriminatory or unreasonable charges might be permitted in private enterprises, such tactics were impermissible in the cases of public callings and municipal monopolies.

Although the drama detailing the development of municipal utilities introduced a new major character—the regulatory commission—the state courts were clearly not written out of the script. In fact, not much time passed before the quasi-judicial administrative bodies turned to the common law for guidance and support. The present-day status quo indicates that the equality norm has not yet been clearly fastened upon local governments as providers of services. Such a failure, it is suggested, is not only repugnant to the fundamental concept of equality but is inconsistent with the history of judicial attitudes toward private purveyors of what are now termed municipal services. Today, when shouts for deregulation resound on either side of the political spectrum, this history teaches us to recognize the power and skill by which state jurists can control the rapacious appetites and discriminatory practices of the providers of utilities, whether publicly or privately held.

After spelling out the mandates of the equality norm for "governmental" and "monopoly-like" services, the courts—throughout the long and evolving history of the doctrine of the duty to serve—added two further strands of argument: the obligation to serve all equally could also be based upon the analogous principles of eminent domain and of consent, express or implied. All of these rationales are analyzed in Chapter 6, the latter pages of which will demonstrate and justify the continued relevance of these alternative and cumulative common law routes. These avenues converge upon the judicial function in such a way that we can readily extend the duty to serve to the contemporary realm of suits for equalization of municipal services.

As the Epilogue reveals, the several common law courts are once again faced with dangerous and pervasive forces threatening to distort our society's provision of municipal services and facilities. Society's other governing arms have failed to address adequately the critical and interrelated issues of poverty, inequality, discrimination, and the denial of human dignity that are sad facts of life in the operations of many local governments. Ultimately our willingness and ability to bring positive change in these areas will define the levels of justice and civilization to be found in American society. Faced with a similar legislative impotency during the railroad era, judges employed the doctrine of the duty to serve in an effort to compel the adoption of responsible checks on the vast economic power of emerging corporations and new industries. In the regulatory era that followed, the courts again found strength in the duty to serve and successfully redirected their efforts and the efforts of the nation toward expanding the services provided by technological advances. Without doubt the duty to serve is a potent doctrine. The judicial challenge now lies in once again tapping this doctrine for determinative strength and guidance in defining and ensuring minimum standards for the physical living conditions of the nation's disadvantaged and deprived.

The vision of an interrelated society contained in Circuit Judge Tuttle's opinion in *Hawkins v. Town of Shaw* springs from the kinship between his words and the aggressive and, at times, daring rhetoric of his common law forerunners. Subsequent experience with the litigation process has dimmed that first light, revealing a federal judiciary disinclined to favor the cause of equality with the uncompromising strictures of constitutional decrees. This constitutional tunnel vision is perhaps the most painful example of a great abdication by American governmental bodies. We therefore present this book in an effort to develop a different doctrinal theory, and to urge its application in a different forum. If this study reinforces an aspect of American legal culture, it is the potential for alternative legal avenues of appeal and redress. Reinterpreting for this generation the common law duty to serve can translate lofty injunctions into concrete achievements and make equal access to public services a reality of life in American cities.

CHARLES M. HAAR

Cambridge, Massachusetts
December 1985

The writing of *Fairness and Justice* (originally published as *The Wrong Side of the Tracks*) evolved from the serendipitous discovery in the common law of a common ground for contemporary liberals and conservatives to join in quest of constructive judicial involvement in the alleviation of social ills. This is partly the lesson of the book: federal means need not be used to redress local problems. From my perspective, which doubtless reflects my upbringing in a small Wyoming town and the conservative tone of family political discussions, I am disquieted by the quest for solutions to local problems at a national level in general and through the aegis of a federal constitutional mandate in particular. Thus to me, the most important point emerging from our work is the joint advocacy of litigation strategies designed to provoke a corrective response from elected officials at the local or state level rather than through a federal judicial decree. If Professor Haar's posture is that of a humanist reformer, in the tradition of Brandeis, my own is, at least in my personal estimate, that of a compassionate conservative. The fact that we have united in this study reveals not only the enduring quality of a personal friendship but also a mutual respect for our common effort approached from differing philosophical perspectives.

DANIEL WM. FESSLER

King Hall
Davis, California
December 1985

CHAPTER

1

THE EQUALITY NORM AND THE CONSTITUTIONAL BARRIER

[T]hen he saw the house, the cabin and . . . the paintless wooden house, the paintless picket fence whose paintless latchless gate the man kneed open still without stopping or once looking back and, he following and Aleck Sander and Edmonds' boy following him, strode on into the yard. It would have been grassless even in the summer; he could imagine it, completely bare, no weed no sprig of anything, the dust each morning swept by some of Lucas' womenfolks with a broom made of willow switches bound together . . . the four of them walking in what was less than walk because its surface was dirt too yet more than path, the footpacked strip running plumb-line straight between two borders of tin cans and empty bottles and shards of china and earthenware set into the ground, up to the paintless steps and the paintless gallery along whose edge sat more cans but larger—empty gallon buckets which had once contained molasses or perhaps paint and wornout water or milk pails and one five-gallon can for kerosene with its top cut off and half of what had once been somebody's . . . kitchen hot water tank sliced longways like a banana—out of which flowers had grown last summer and from which the dead stalks and the dried and brittle tendrils still leaned and drooped, and beyond this the house itself, gray and weathered and not so much paintless as independent of and intractable to paint so that the house was not only the one possible continuation of the stern untended road but was its crown too as the carven ailanthus leaves are the Greek column's capital.

—William Faulkner[1]

LUCAS BEAUCHAMP's "gray and weathered" home—though the stuff of 1940s fiction—was a shamefully truthful portrait of the living conditions of too many Americans in William Faulkner's South and beyond. As seen through an adolescent's eyes, the house was in many ways the product of a neglect not attributable to its inhabitants. The kerosene can bespeaks the absence of electricity. The abandoned water tank serving as a planter betrays the lack of indoor plumbing. In those years, at least, the benefits of modern public utilities and services were beyond the reach of Lucas's home and family—very much for white folks only.

These deplorable conditions did not miraculously disappear in the wake of the civil rights struggles of the 1970s. On paper the achievements of that decade were most impressive; discrimination in education, voting, and housing was in law, if not in fact, virtually written out of the American system. Notwithstanding these formal advances, the actual living conditions in the black sections of many American municipalities were shameful. In Shaw, Mississippi, about a hundred miles southwest of Faulkner's native Oxford, even the name of Andrew Hawkins's neighborhood—"the Promised Land"—seemed to mock the aspirations of its residents. Compare a lawyer's prosaic description of their way of life with the novelist's portrait:

> In Shaw, 97 percent of all housing facing on unpaved streets was black; 3 percent was white. Thirty-three of thirty-five unpaved streets in Shaw were inhabited by blacks. Similar statistics were introduced concerning the provision of street lights . . . and sanitary sewers. . . . Further statistics and facts alleging a grave disparity in both the level and kinds of services were introduced with respect to surface water drainage, water mains, fire hydrants, and traffic control apparatus.[2]

Literary and judicial perspectives alike reinforce our image of a physical barrier, a "stern untended road," seldom crossed, that divides the living environments of American citizens. Neighborhoods blighted by inadequate services and years of neglect wage a double assault on our sensibilities: because they reek of waste and human suffering, and because such stark distinctions between the services available in our neighborhoods reveal by their continued presence society's capacity to become inured to even the most remorseless indignity and misery. Few mediums impart with greater clarity the message of indi-

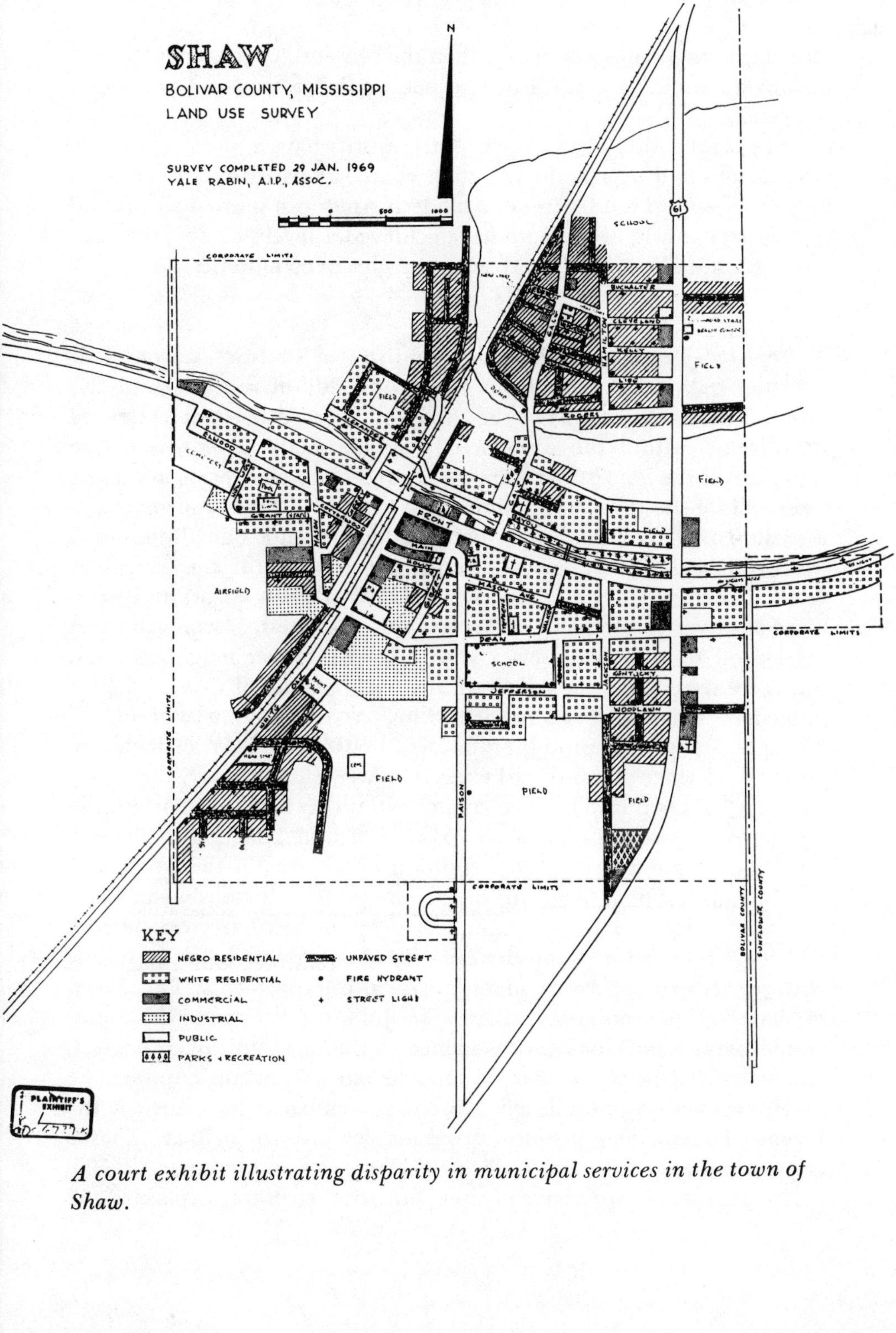

A court exhibit illustrating disparity in municipal services in the town of Shaw.

vidual standing and social worth than the physical, environmental conditions surrounding birth, life, and demise that a society is willing to tolerate.

"The wrong side of the tracks"—the words have a casual, familiar ring. Replicated over and over, such wastebaskets for crumpled lives mock the assumption that in our modern American municipal life (be it in village, town, or city) we have achieved a level of humanly reinforcing conditions which approaches the idea of community.

As depicted by plaintiff Hawkins's undisputed statistics, no one had difficulty telling the right from the wrong side of the tracks in the town of Shaw: 97 percent of the homes not served by sanitary sewers were found within the disfavored neighborhoods. There, too, one could locate the homes that were not served by regular firefighting services. While the town had acquired a number of high- and medium-intensity mercury vapor street-lighting fixtures, not one illuminated the wrong side of the tracks; within the confines of the Promised Land, an occasional incandescent bulb, shaded by an apparatus resembling an inverted pie plate, flickered in the darkness. Storm water was carried off by a modern sewer system in the proper neighborhoods, but there were no storm sewers in this bleak section of town. Like his immediate neighbors, Andrew Hawkins lived in a home without indoor plumbing. And plumbing fixtures would have been of little use given the absence of municipal water or sewer connections.[3]

These figures portrayed two communities cheek-by-jowl within one municipality. Statistical evidence starkly contrasted the qualitative and quantitative difference in the rendition of services in the white and black neighborhoods. And this disturbing pattern obviously had nothing to do with the most common excuse for unequal services: uncontrolled growth outstripping the capacity of the municipality to follow with services, to build and finance physical improvements. The Town of Shaw was incorporated in 1886. The Johnson Addition, whose miserable living conditions gave evidence of the most unbroken neglect, had been dedicated in 1891. A decade later, Hawkins's immediate neighborhood was established. No one remembers who named it the Promised Land. Few people can remember growth in Shaw. Shaw's population, essentially static since 1930, remains approximately 2,500.

Not growth or the passage of time, but another factor, explained the asymmetry of prosperity and municipal services in Shaw: its disfavored neighborhoods were black neighborhoods. White residents—30 percent of Shaw's population—dominated the relatively comfortable sections, while 97 percent of the residents of neglected neighborhoods were black. Thus, to an extent surpassing most other communities tolerating similar blight, Shaw's discrimination in municipal services was literally a matter of "black and white." In 1970 the situation, to Hawkins's counsel, appeared ripe for a frontal attack. The weapon of choice was the United States Constitution.

The Insurgent Public Interest Lawyers

Conditions in the Shaw neighborhood where Andrew Hawkins lived were not unique then—or now. Too many Americans—urban and rural, northern and southern—share with Shaw's blacks the fate of residing in the wrong part of town, thus suffering the same inadequacies in municipal services that Hawkins described in his complaint. The uniqueness of Shaw, Mississippi, stems instead from its place in the judicial records of the United States Court of Appeals of the Fifth Circuit and its role in the history of a continuing social and legal struggle for equal municipal services.

The case of *Hawkins v. Town of Shaw* attempted to fuse a grievance, too long politically invisible, with the instrumentalities of reform. The idea to litigate originated with a handful of young lawyers in Jackson, Mississippi. There a storefront branch of the Legal Defense Fund of the National Association for the Advancement of Colored People counseled Andrew Hawkins and his fellow black residents of Shaw to abandon traditional strategies for reform via the ballot box, and instead to appear in federal court to invoke the protections of the Fourteenth Amendment to the United States Constitution. They were convinced that a logical extension of the successful battle to desegregate schools and public facilities involved a constitutional assault upon the living conditions on the wrong side of the tracks.

As a rule, American lawyers have never been especially eager to take "city hall" to court. A number of typical impediments explain their reluctance. Until recently the institutions of local government were insulated from legal attack by the doctrine of sovereign immunity. Equally disabling to the potential plaintiff were the courts' rather stringent notions of "standing"—the threshold requirement for the qualification of an individual citizen to call into question the exercise or processes of executive or legislative decision making. Both sovereign immunity and standing are doctrinal manifestations of the fundamental unwillingness of judges—as well as their limited power—to enter the political thicket in order to recast the decisions of coordinate branches of government. The apparently intractable judicial precedents supporting these barriers would have discouraged all but the most ill-informed (or innovative) lawyers from attempting a municipal services equalization suit in 1960. And as a practical matter, the prospect of representing the destitute residents of the worst part of town would have tempted few lawyers even if ultimate legal victory had been far more likely. Poverty and the lack of political visibility—far more decisive than any doctrinal novelty in curtailing the pressure of the judicial process upon both the personnel and institutions of local government—left the inheritors of blight without the resources to attract the for-hire-only services of the organized bar. In an era in which the marketplace controls the division and availability of legal talent, the poor simply are without means to procure a judicial review of an executive or legislative decision.

Even these formidable doctrinal and practical impediments, however, would not survive the revolutionary legal developments of the post–World War II era. Years from now, when the evolution of this movement is the object of disinterested scrutiny, historians may conclude that, in the continuing clash between an activist judiciary and the institutions and personnel of state and local government, the reformers scored their most decisive victories in two stages: triumph over established doctrine in 1954 and practical empowerment in 1965.

In 1954 the Supreme Court of the United States startled both the legal fraternity and the political community by reversing decades of self-imposed restraint with a unanimous declaration that the segregated schools of Kansas, South Carolina, and Virginia were fatally at variance with the mandate of the equal protection clause of the United States Constitution.[4] Within months, the Court had extended its prohibition against racial segregation to embrace parks and recreational facilities, public libraries, and such public accommodations as restroom facilities and municipal transit authorities. By the fall of that year, the Court had explicitly enlisted the entire federal judiciary to serve in a broad-ranging assault on the segregated facilities and practices of a thousand units of local government.[5]

In less than three decades the judicial quest to reduce race to a "constitutional irrelevancy" swept away all doubts that the human functionaries and the institutions of state and local government could be made to answer for civil rights violations before the federal courts. All were "persons" within the broad jurisdiction of the Reconstruction-era Civil Rights Act. The substantive vehicle employed by the federal judiciary was not newly passed congressional legislation, but a constitutional amendment by then more than seventy-five years old. Resorting to language that sooner or later would inspire those seeking a solid legal foundation for their efforts to right disparities in municipal services, the Court insisted on compliance with the command of the Fourteenth Amendment that no state could deny to any citizen the "equal protection of the laws."

The constitutional language, read in historical context, forbade discrimination predicated upon race. By the early 1960s, however, a new wave of lawsuits was forcing the Supreme Court to confront another embarrassment to constitutional doctrines of equality: the inequities (irrespective of their motivation) that deprived citizens, black and white, of a meaningful voice in the processes of government. As the Court approached the year 1965, it ordered sweeping change in the composition of the legislatures of a majority of the states because these legislatures failed to reflect the constitutional command that each citizen was entitled to equal representation.[6] The poll tax fell as an impermissible impairment of the right to vote, which was enshrined by the Court despite the vigorous but incoherent protests of those who asserted that the least democratic branch had no warrant to impose representative democracy on the states. In the arena where justice is played out, the Court had begun to question the inequities that were recognized as productive of two versions of justice: one for the advantaged, the other for the poor. Never in its history had the Court been so impatient with the defenders of this unequal order.

At the noon of its ascendancy, "equal protection" had clearly emerged as an authorization for plaintiffs to bring the institutions of state and local government before the courts and there make them answer for discrimination that segregated citizens on the basis of constitutionally suspect classifications, or adversely affected the fundamental personal interests of some citizens against those of others. A greatly expanded number of individuals now had standing to bring such civil rights suits before federal trial courts; the vestiges of sovereign immunity could no longer bar constitutional adjudication. The Warren Court's recognition of fundamental interests and its broad hints that wealth was no longer a basis for reasonable classification inevitably suggested that judicial recognition of the fundamental right to a decent living environment might well be close at hand. Now, it seemed, only one more element was needed before the improved legal climate could nurture a municipal services equalization suit—the presence of legal advocates. And suddenly the ranks of advocates were populated by an aggressive, ambitious group evidencing little inhibition about involving either federal or state courts.

Legal services for those without the ability to pay were not a novelty in this country. Indeed, the earliest manifestations of legal aid in America can be traced back nearly a century to the legal assistance provided to immigrants; these efforts were from their inception an urban phenomenon. By the end of the nineteenth century, legal aid societies had been initiated in a number of large cities, rendering legal advice and representation as a charitable service. While a handful of legal aid offices were staffed by salaried personnel, the typical operation functioned with part-time volunteers who tried to match prospective clients with lawyers who believed that a commitment to public service was a professional responsibility. Though legal aid lawyers could accomplish much in individual causes, the typical office was miserably underfinanced, invariably drowning in the wake of a massive caseload, and unable to offer even remotely competitive salaries. Hardly a resourceful contender against the forces of city hall, such an operation was incapable of a sustained law reform effort.

President Lyndon B. Johnson altered this picture radically. Before his administration, government-sponsored legal aid for the poor had been meager and sporadic; but the advent of the Office of Economic Opportunity (OEO) brought sweeping changes. The pressing need for legal assistance prompted the OEO to inaugurate the Legal Services Program in 1965 as one of its major Community Action Programs.[7]

The infusion of federal support (80 percent of a local project's budget was assumed by the OEO) was a vital aspect of the post-1964 legal services movement. Along with the money came a new sense of mission; perhaps the most lasting legacy of the OEO Legal Services Program is the neighborhood identity and long-range law reform objective that the new program stamped upon this fiscally invigorated movement. As outlined in the project requirements, the recipients of government grants were to engage in a broad course of action aimed at reforming both civil laws and administrative practices that adversely affected the poor. In more specific terms, a grantee was charged with developing a law reform effort that would contribute to the economic development of the locality in which it operated. The model thus developed—a neighborhood-based project for promoting community services—was to prove particularly useful in enabling the disadvantaged to articulate their grievances and their aspirations for a future social and economic realignment. Gone was the legal aid method of providing representation for individual clients on individual matters. Present for the first time was a litigating force with both the will and resources to undertake representation of the disadvantaged as a *class*.

By the late 1960s the Legal Services Program had moved far beyond its experimental stages. In contrast to the estimated expenditures of $5.4 million by all legal aid operations in 1965, the budget for federally funded legal services in fiscal 1969 was $58 million.[8] By 1970 there were 260 grantees staffing more than 850 law offices and employing approximately 2,200 full-time lawyers. The ranks of these lawyers were increasingly augmented by the part-time efforts of law students seeking clinical experience and by paraprofessionals recruited from the community.

The accomplishments of the legal services movement suggested little reason for comfort or complacency on the part of those benefiting from the current service priorities of local government. The combination of determined and passive force that sustains the status quo was threatened with assault by a heretofore little-used weapon—litigation in the hands of the disadvantaged. On a variety of substantive fronts, scattered along a multiplicity of geographic locations, courts were enticed into efforts to redress the balance, if not to reconstitute the social contract framed by those in possession of wealth and political advantage. Legal services lawyers mounted a series of ambitious suits that culminated in impressive victories before the Supreme Court—decisions that shattered the detente between federal and state governments over public assistance. In the area of education, the earliest efforts were aimed at erasing the last vestiges of racial discrimination; later campaigns placed increasing emphasis on questions of school finance. The new breed of public-interest lawyers advanced half-completed reform efforts in the areas of consumer protection, landlord-tenant relations, employees' wage garnishments, and access to health services. These developments created tremendous momentum for an assault upon the discriminatory provision of municipal services, and Andrew Hawkins's suit against the town of Shaw seemed an auspicious beginning for a movement to translate the mandate of equal protection into improved physical living conditions for America's disadvantaged.

Of Federal Courts and Ultimate Theories: The New Equal Protection

Like the frustrated air traveler who breathlessly arrives just in time to glimpse the departing plane, advocates of municipal services equalization premised upon the federal Constitution may have advanced an idea whose time had come and gone. Coincident with the opening salvo in *Hawkins v. Town of Shaw,* Earl Warren announced his resignation as Chief Justice of the United States. These seemingly unrelated events inaugurated a trend that saw the expectations of the poor and the appetite of the Supreme Court for law reform take divergent paths. As he paused on the brink of retirement, the Chief Justice had already lent his name to a judicial era that accomplished much and seemed to invite ever more reform. The Warren Court had recalled the equality norm from constitutional exile and in the process had unleashed a force not easily confined. It was that force which attracted Andrew Hawkins and which his advocates sought to harness.

In retrospect, however, it seems clear that monuments to the power of the equal protection clause contained the seeds of its own immurement as an effective vehicle for assuring equality in the provision of municipal services. The new judicial power launched in 1954 and the drawbacks of this constitutional doctrine came into being simultaneously with the invention of the "strict review standard" for legislative decisions challenged as violating the Fourteenth Amendment. This was the theoretical base for transforming the ideal of equality into a presence in many areas of social injustices. But the hopes aroused for ending discrimination in the provision of public services foundered on the twin shoals of reinterpretation of the standard of review in equal protection cases and of the burden of proof required of plaintiffs by the court in order to establish the existence of discrimination.

First, the Supreme Court built upon the historic perception that the Civil War amendments had been designed and ratified to guard the final emancipation of black Americans. This perception dated back to the Reconstruction-era *Slaughter-House Cases,* in which a slender majority of the Supreme Court had advanced an interpretation of the Fourteenth Amendment that was to dominate constitutional jurisprudence for decades: that its "one pervading purpose [was] the freedom of the slave race, the security and firm establishment of that freedom, and the protection of the newly-made freeman and citizen from the oppressions of those who had formerly exercised dominion over him."[9]

The Court then swept forward to elaborate further values or "triggers" that would summon a standard of scrutiny so rigorous as to be "strict" in theory—and, in practice, fatal to the activity or legislation under challenge. At the zenith of this strict scrutiny test, from 1954 to 1970, a consistent majority of the Court supported the proposition that a pattern of discrimination that was either predicated upon a "suspect classification,"[10] or violative of a "fundamental personal interest" of the disfavored citizens,[11] was "invidious." Consequently, if either of these findings could be made, a violation of the equal protection clause would be established. The burden then shifted to the state or local government. The defendant could justify the challenged policy, practice, custom, or usage only if it could satisfy the court that the action was essential to the attainment of a "compelling governmental interest."[12] The consequence in treatment and result of this new theoretical structure cannot be overstated. Since in practice such a burden was never satisfactorily carried by a challenged government (except in one case involving the threat of war),[13] judicial activism burst through imposed bonds.

A pragmatic challenge for the Court was to reconcile this activist approach with the first eighty years of deferential restraint following the adoption of the Fourteenth Amendment.[14] Federal review of challenged classifications had crystallized into allowing the widest latitude to legislative judgment, a judgment given the benefit of every conceivable circumstance that might suffice to characterize the classification as reasonable rather than arbitrary or invidious. Added to this were presumptions of regularity concerning the official discharge of governmental offices. Moreover, courts would propound, on their own, speculative deductions of alternative rationales for the classification. Finally, they chose to rely upon the defendants' professions of an absence of discriminatory intent or purpose. All this learning would be overturned by the newly introduced strict scrutiny test. The technique for preserving a sense of harmony with the past was simple: Absent the presence of a suspect classification or of a fundamental personal interest, jurists would adhere to the traditional (noninterventionist) standard under which a governmental practice would continue to be sustained if it could be rationally related to any legitimate governmental purpose[15]—even one speculative or later reconstructed by the reviewing court.

This assertion of a two-tier analysis posed for the attorneys for the inhabitants of the Promised Land a problem at once obvious and complex. Which theoretical foundation would support a suit for the equalization of municipal services? At first blush, the essence of an equal protection claim was easily posited: A substantial disparity in the quality or quantity of municipal services provided to identifiable classes of citizens within the same community, by either the municipal government or its delegate, spelled a denial of the equal protection mandated by the Fourteenth Amendment. Yet—given the Supreme Court's apparent Jekyll-and-Hyde attitude toward the Amendment—such a complaint would stand or fall according to the stringency the court would employ in weighing the facts of discrimination against the proferred governmental excuses. For in the climate of the late 1960s, the fate of a civil rights suit fundamentally stood or fell during what was technically a preliminary stage of the litigation—the selection of the standard of constitutional review.

In 1968 lawyers could only speculate whether a service equalization case would trigger the application of the strict review standard. If the Court embraced municipal services within the list of fundamental personal interests,[16] or found that a pattern of discrimination universally applied along lines of wealth was inherently suspect,[17] the plaintiff would succeed. Should the court prove unreceptive to these claims, the lawyers would be forced to seek meaningful review by positing an alternative basis for the implementation of the strict scrutiny standard. Like most prudent advocates, the attorneys for the plaintiff in *Hawkins v. Town of Shaw* did their best to straddle.

In Paragraph VI of the complaint filed in the United States District Court for the Northern District of Mississippi, Hawkins and his fellow residents alleged that: "the defendants, acting under the color of authority vested in them by the laws of the State of Mississippi, have pursued and are presently pursuing a policy, practice, custom, and usage of discriminating in providing municipal facilities to the residents of Shaw, Mississippi, on the basis of *race and poverty.*"[18] The approach of this complaint—the inclusion of wealth discrimination as an avenue of relief—can be directly traced to language found in an earlier opinion authored by Chief Justice Warren. Writing for the majority in *McDonald v. Board of Election Commissioners of Chicago,* the Chief Justice declared: "[a] careful examination . . . is especially warranted where lines are drawn on the basis of wealth or race . . . two factors which would independently render a classification highly suspect and thereby demand a more exacting judicial scrutiny."[19] If that dictum became law ratified by the Supreme Court, the equal protection clause might become an effective weapon in the hands of the broad category of the poor, regardless of their race or ethnicity, a powerful tool to vindicate their right to equal services. But this was not the law in 1969; over a decade later, the goal, if it is to be reached by this constitutional route, seems even farther from grasp.

In the trial of *Hawkins v. Town of Shaw,* United States District Judge Keady rejected the plaintiff's claim of discrimination predicated upon wealth and race. In what surely must rank as a major setback to equality for the poor, the federal judge turned Andrew Hawkins back on to the streets that, ironically, were a major item in the class action that Hawkins had mounted against Shaw. Although the court could not deny the disparity in the provision of services—for the statistical evidence of overwhelming disparity had been particularized to a greater degree than ever before attempted in such a trial[20]—it did deny the existence of a constitutional right to equal and adequate municipal services. To District Judge Keady, the problem of unequal service delivery was simply an issue of the "administrative judgments" of local government.[21] He was reluctant to step into the municipal services morass:

> [T]he nature of the relief sought by plaintiffs in their class action directly involves the exercise of administrative judgments in diverse areas of local government. This is a field in which courts should be reluctant to enter because of their incompetence, generally, to bring about a better result than officials chosen by the local inhabitants.[22]

Judge Keady then directed Andrew Hawkins away from the courtroom and into a voting booth to bring about the desired changes:

> This observation is particularly appropriate as to the Town of Shaw, where Negro citizens have voting power approximately equal to that of white citizens. Such problems as plaintiffs have disclosed by the evidence, and which, in our opinion, do not constitute an abridgement of their constitutional rights, are to be resolved at the ballot box.[23]

It is impossible to determine whether this deferential language was grounded in naïve notions of political realities, in a strict devotion to the doctrine of separation of powers, or in a desire to maintain the social and racial status quo in Mississippi.

Notwithstanding the plaintiff's undisputed statistical proof of glaring qualitative and quantitative inequality in the level and nature of services accorded white and black neighborhoods in Shaw, the District Court felt free to adopt "all legitimate deductions to be made from the evidence running counter to statistical racial disparity."[24] For the weakness in Judge Keady's analysis is pivotal: He had to explain the unchallenged fact that, whatever the difficulties, the past and present history of the provision of municipal services in Shaw is branded with a grossly disproportionate allocation of benefits purchased out of general funds among neighborhoods differing neither in expectations nor need, but only in racial composition. While accepting the plaintiff's statistics as valid, the court focused on the defendants' evidence of the city's static population (which historically had shown little interest in modern improvements), limited finances, cautious fiscal policy, and lack of modern sanitary and zoning codes that would have required individual property owners to prepare their premises for the reception of municipal services. Without attempting to explain—or indicating any effort on the part of the defendants to explain—how all of these impediments had been substantially overcome in white neighborhoods, the trial judge nevertheless was able to discern "rational considerations, irrespective of race or poverty . . . [which] are not within the condemnation of the Fourteenth Amendment, and may not be properly condemned upon judicial review."[25] Thus it would appear that the total picture evaluated by the trial court was infected with this presumption of regularity; through this means, the court allowed itself to be convinced that the plaintiff's assertion of racial and economic discrimination had been negated.

By the time an appeal was made to the United States Court of Appeals for the Fifth Circuit, the plaintiff had abandoned that part of his claim based on discrimination according to wealth. His attorneys instead concentrated their bid for strict judicial scrutiny exclusively on the charge that the service disparities in Shaw were the product of a suspect classification of citizens not in terms of need but by the color of their skin. On appeal, Andrew Hawkins added to the statistical evidence of disparity further figures revealing an almost exact congruence between ill-served neighborhoods and black occupancy. At the very least, Hawkins asserted, he had revealed the prima facie presence of a suspect criterion—race.[26]

The initial result of this appeal was positive and emphatic. Emphasizing that the distortion in the provision of services is a ubiquitous phenomenon, the court declared that the town of Shaw is "not the proverbial 'red-haired, one-eyed man with a limp.' " The opinion continued with a striking example of judicial notice of a disturbing, yet familiar, idiom:

> Referring to a portion of town or a segment of society as being "on the other side of the tracks" has for too long been a familiar expression to most Americans. Such a phrase immediately conjures up an area characterized by poor housing, overcrowded conditions and, in short, overall deterioration.

"While there may be many reasons why such areas exist in nearly all our cities," Senior Circuit Judge Elbert Parr Tuttle elaborated, "one reason that cannot be accepted is the discriminatory provision of municipal services based on race. . . . [W]e conclude that a violation of equal protection has occurred."[27] The proffered defenses fell seriatim on the ground that the record could not support consistent and even-handed use of the asserted criteria by the city in its decisions regarding the provision of services.

Upon an appeal by the town, however, the Circuit Court reconsidered the case *en banc*—with all seventeen of the circuit judges sitting—and promptly modified the tone of Judge Tuttle's findings. While arriving at the same outcome as Tuttle, they argued that Hawkins had failed to show that the disparate provision of municipal services was

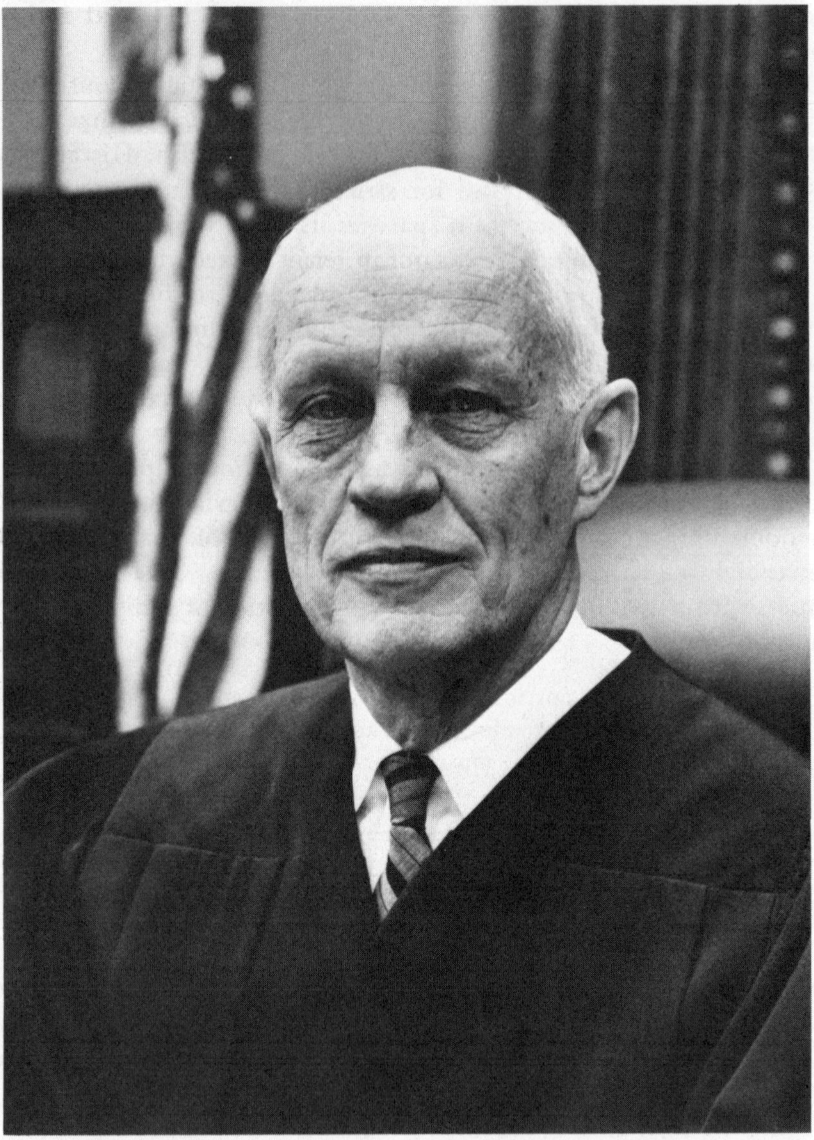

Chief Judge Elbert P. Tuttle of the U.S. Court of Appeals.

the result of intentional effort to discriminate on the basis of race. It recognized that the pattern depicted in Shaw was but a single instance of a pervasive problem in our society. But it also sought to limit the interventionist role of the federal judiciary. Thus, while the Fifth Circuit was ultimately to sustain the plaintiff in the protracted reconsiderations of the case on appeal, the future utility of *Hawkins* as a precedent was severely limited by the use of more indirect means to attain the interventionist standard of review.[28] The net result of this emphasis upon racial discrimination was to make war upon a cause but not the disease. And there matters rested. Ultimately, even this overall favorable but diluted decision was relegated to a disapproving footnote in a U.S. Supreme Court decision a few years later.[29]

The Court of Appeals had directed the municipal authorities to "formulate a plan to eliminate the disparities,"[30] but the procedural standard selected determined the substantive outcome. Although they reached diametrically opposite conclusions in evaluating the same evidentiary showing, both courts revealed a common disposition to treat the selection of a proper standard as outcome determinative. Once it had decided upon the noninterventionist standard, the District Court obligated the plaintiff to show that the pattern of service provision was utterly lacking in rational relationship to any (even an imagined) legitimate governmental interest. In 1969 that standard posed a barrier to relief surmounted only in theoretical discussion. By contrast, having fixed upon the strict review standard as the appropriate judicial response, the Court of Appeals condemned the defendants to carry a burden successfully borne only in academic speculation. Each of the subsequent service equalization suits resting on an equal protection theory reveals a similar propensity to press de facto determination of the merits into the preliminary selection process of the standard for review—a reminder, once again, of how the substance of law often is secreted within the interstices of procedure. In federal equal services litigation, the burden of proof frequently, if not always, is dispositive of the eventual judgment.

The Post-Hawkins Era: The Province of the Burger Court

After *Hawkins* there followed no deluge. In January 1969 Richard M. Nixon entered the White House, having promised his Silent Majority relief from the oppression of activist judges who had burdened the Constitution with personal value judgments neither tested nor sanctioned in the democratic forum. Regardless of whether this was an accurate charge or a demagogic distortion, the record of a Supreme Court eventually populated by four of President Nixon's appointees came to reflect many strict constructionist attitudes toward our most essential political document. Whether the changes wrought by these appointees were constructive or regressive remains a matter of individual judgment. But the fact of the dramatic change in the Court's attitude to law reform is incontrovertible.

On the whole, the Burger Court's dramatic shift can be understood more as a retreat to the earlier quiescent state of affairs in equal protection doctrine rather than as a daring counterthrust. Earlier in the Court's history, the equal protection clause was invoked rarely. Its sobriquet, coined by Mr. Justice Holmes, "the usual last resort of constitutional arguments,"[31] highlighted its lack of sharp, judicially filed teeth; thus defined and constricted, the doctrine bore little impact on the actions of other branches of government.

On this bland vista, the Warren Court painted a design both bold and seemingly powerful. But, at the same time, this judicial activism advanced cautiously: it did not abandon the hundred-year legacy of extreme deference to legislative decisions; rather it carved out a contiguous territory in which, once triggered by a finding that a suspect classification was present or a fundamental interest threatened, strict scrutiny would be applied to the government action. A two-tiered system of judicial review now existed for two areas of constitutional litigation.

It is necessary to recall that what excited or disturbed (depending on their political and social philosophies) legal practitioners and theorists at the time was not only that the exact contours of the triggering classifications were unusually indeterminate, but that this vagueness invited expansion. The rhetoric, or more specifically, the dicta, of the Warren Court was intoxicating; note, for example, the indication in the *McDonald* case that wealth (like race) was among the factors which would independently render a classification highly suspect. With differences based on wealth so pervasive in American society, such remarks by the Court suggested that the equal protection clause might support an unprecedented assault on social ills, perhaps extending to the very fact of inequality of wealth itself.

In the end, however, none of these hopes and fears was to materialize. The Burger Court has stopped, indeed reversed, this trend toward expanding the triggering classifications. It has become apparent that until the day that wealth is identified as a suspect basis for classification, the two-tiered structure of equal protection analysis will offer only indirect succor to the poor; since the retirement of Chief Justice Warren, the Court has taken firm steps to cool if not reject the bid for such a constitutional classification.[32] Furthermore, the list of suspect criteria has been shrunk: the Court has actually retreated, for example, from an earlier holding that "legitimacy" is a suspect basis for the classification of children.[33]

Similar hopes for reform were kindled in the definition of fundamental interests. All human rights seemed capable of fitting this mold. Despite a small number of such interests actually ratified by the Court—voting, the right to counsel in criminal cases, and the right of interstate travel—a vast amount of commentary flowed. Additional interests nominated for inclusion in this category on the basis of analogous justifications included welfare benefits, exclusionary zoning, school financing—and municipal services. But this access to federal litigation was soon shut tight.

The right to procreate had been the first to receive this constitutional equivalent of canonization.[34] Only those suffering from an unearthly naïveté could doubt that this activity is essential to a society desiring to endure beyond the present generation.[35] Yet procreation of human life connotes qualitative as well as quantitative aspirations; such a realization presumably promoted the advancement of a pair of children's causes. First, there was hope for a time that public assistance benefits to families with dependent children—which the Court had previously characterized as securing "the very means to subsist, food, clothing, shelter, and other necessities of life"—might be accorded recognition as fundamental.[36] We now have it on the high court's authority that they are not:

> The administration of public welfare assistance . . . involves the most basic needs of impoverished human beings. We recognize the dramatically real factual difference between the cited cases [dealing with the regulation of business activity] and this one, but we can find no basis for applying a different constitutional standard. . . . [I]t is a standard . . . true to the principle that the Fourteenth Amendment gives the fed-

> eral courts no power to impose their view of wise economic or social policy.[37]

For a modestly longer period many hoped that primary and secondary public education would also be recognized as fundamental. By 1972 a number of decisions, including an impressive opinion by the Supreme Court of California, so held.[38] By 1973, however, the Burger Court had squarely rejected the contention:

> [T]he undisputed importance of education will not alone cause this Court to depart from the usual standard for reviewing a State's social and economic legislation. . . . We have carefully considered each of the arguments supportive of the District Court's finding that education is a fundamental right or liberty, and have found these arguments unpersuasive.[39]

Finally, the fundamental right to decent housing (to which, in the *Hawkins* case, might have been appended a right to quality neighborhood services) has been conceded by most social analysts, and several state courts are continuing to grant housing a unique status that requires strict protection by the judiciary. But this notion has been rejected by a majority of the current Court:

> We do not denigrate the importance of decent, safe, and sanitary housing. But the Constitution does not provide judicial remedies for every social and economic ill. . . . Absent constitutional mandate, the assurance of adequate housing and the definition of landlord-tenant relationships are legislative, not judicial, functions.[40]

The Warren Court's long march can be fairly characterized as an "amalgam of deeds and spurred hopes."[41] And when the dust cleared, strict scrutiny continued to be applied vigorously to racial categorization, but the Court had gone little further in extending the list of suspect classifications, and the book of fundamental interests remained at best a thin pamphlet. Although the legal edifice constructed under the banner of the new equal protection was dizzyingly expansive in its potential for revising the existing rights structure, by the 1980s it has proved strikingly modest in its actual contours.

While Justice Thurgood Marshall has continued to labor under two Chief Justices to construct an intermediate or sliding-scale approach to the intensity of scrutiny that might unify and solidify this area of legal doctrine, he has met so far with limited success.[42] Although the overall doctrinal framework has escaped demolition by the Burger Court, with the major alterations it has wrought confined to shifts in the psychological arena of hopes and moods, there is little prospect for further construction of legal buttresses in the equal protection edifice. Thus, in sum, the decisions by the Burger majority gave a distinct negative answer to those hoping to find social justice before the federal courts in the provision of services in cities and towns in the United States. Indeed, in the sharp reactions in political climate, the battle lines are drawn again—but this time around the preservation of earlier victories won by advocates and practitioners of judicial activism. Yet the wrong side of the tracks is a social and physical blight sweeping beyond incidents of clearly defined racial discrimination; these targets of less than benign neglect must command the assistance of a variety of substantive legal norms if reform is to be accomplished.

Rule

Intent Versus Effect—The New Battleground

May be evidence of intent

"Figures speak, and when they do Courts listen."[43] With this cryptic phrase Circuit Judge Tuttle sought to dispel the notion that proof of a discriminatory motive must accompany evidence of a discriminatory result before a plaintiff could establish an actionable constitutional violation of the equality norm. Recognizing that few tasks are more difficult than requiring a plaintiff to decipher a defendant's thoughts—especially when that defendant is not a person but an institution of government—the inferior federal courts had held with impressive concord that the strict review standard could function effectively only if this vexing element of subjectivity were purged. Indeed, the Supreme Court had appeared to agree in a 1971 case, holding that the motives of an executive or legislative decision maker were improper subjects for judicial inquiry.[44] It was Hawkins's position that the defendants' motive was irrelevant. As plainly argued in the Joint Center's amicus curiae brief:

> In a civil rights suit alleging racial discrimination in contravention of the Fourteenth Amendment, ". . . *it is not neces-*

> *sary to go so far as to establish ill will, evil motive, or absence of good faith . . . objective results are largely to be relied on in the application of the constitutional test.*" It is the result of the governmental policies and practices, and not their motivation, which is of concern to the courts. The immateriality of this factor stems from the "positive, affirmative" "constitutional duty" of the defendant town officials to pursue a "course of conduct" in the provision of municipal services which would not "result . . . [in] racial discrimination."[45]

The mere protestations of the defendants that they had no intention to discriminate, the brief contended, could not save their case; that they had exercised their governmental responsibilities in good faith, with good intentions, should prove unavailing in the face of a prima facie showing of a racially discriminatory *result.*[46]

In reversing the judgment of the District Court, Circuit Judge Tuttle agreed with both of the contentions raised in the amicus brief, writing, "In a civil rights suit alleging racial discrimination in contravention of the Fourteenth Amendment, actual intent or motive need not be directly proved. . . . Having determined that no compelling state interest can possibly justify the discriminatory *results* of Shaw's administration of municipal services, we conclude that a violation of equal protection has occurred."[47]

In the initial Fifth Circuit opinion in *Hawkins v. Town of Shaw,* thus, Judge Tuttle had no doubt as to the irrelevance of motive.[48] Nor did Circuit Judge Wisdom on rehearing: "To imply that proof of motive, purpose, or intent is necessary to establish a basis for relief in a case such as this is to mistake the clear and unambiguous law on the subject."[49]

The hopes raised by that suggestion of an "effects test" were shortlived, however. Far more damaging to aspirations for law reform than the refusal to extend the lists of fundamental interests or suspect criteria was the Supreme Court's startling decision in 1976 in *Washington v. Davis.*[50] This opinion reintroduced "discriminatory motive" as an element of a civil rights suit based on a statistical demonstration of the disproportionate racial impact of a governmental policy, custom, or usage.

The case involved a written police examination in Washington, D.C., that resulted in a significantly higher failure rate for black applicants. Justice White spoke for the majority:

> [V]arious Courts of Appeal have held in several contexts . . . that the substantially disproportionate racial impact of a statute or official practice standing alone and without regard to discriminatory purpose, suffices to prove racial discrimination violating the Equal Protection Clause absent some justification going substantially beyond what would be necessary to validate most other legislative classifications. The cases impressively demonstrate that there is another side to the issue; but, with all due respect, *to the extent that those cases rested on or expressed the view that proof of discriminatory racial purpose is unnecessary in making out an equal protection violation, we are in disagreement.*[51]

Among the decisions expressly disapproved—in a footnote to this section listing cases indicating the irrelevancy of motive—was *Hawkins v. Town of Shaw.*

The *Davis* decision dealt a devastating blow to plaintiffs seeking strict judicial review of legislation that enforced and perpetrated patterns of racial inequality.[52] Given the Court's stern reluctance to brand wealth a suspect basis for the classification of citizens, it now seemed that a future defendant, charged with the same offenses as the Town of Shaw, need only claim that the pattern of inequality in the rendition of services was predicated upon the inability to pay the cost of capital improvements or to make contributions to general tax revenues. As envisioned in *Washington v. Davis,* the plaintiff would have the onerous burden of convincing the court that the defendant had acted with a discriminatory purpose before a claim upon which relief could be granted had even been pleaded. The high court, at an extreme reading of the opinion, seemed to have vindicated the position of Judge Keady in dealing with Andrew Hawkins's complaint, at least so far as federal constitutional claims are concerned.

The Supreme Court's elevation of "intent" over "effect," in the wake of *Washington v. Davis,* has been far from encouraging for those seeking to rest a claim of racial discrimination on a demonstration of a marked statistical disparity. Although many petitioners in lower federal courts have sought to keep the *Hawkins* rationale and strategem alive, theirs is an uphill struggle against a growing storm of contrary rhetoric.[53] Note, for example, the declarations of Justice Stewart in a 1980 case, *City of Mobile v. Bolder,* involving alleged racial discrimination affecting voting:

> [O]nly if there is purposeful discrimination can there be a violation of the Equal Protection Clause of the Fourteenth Amendment. . . . The Court explicitly indicated in *Washington v. Davis* that this principle applies to claims of racial discrimination affecting voting just as it does to other claims of racial discrimination. . . . Although dicta may be drawn from a few of the Court's earlier opinions suggesting that disproportionate effects alone may establish a claim of unconstitutional racial voter dilution, the fact is that such a view is not supported by any decision of this Court. More importantly, such a view is not consistent with the meaning of the Equal Protection Clause as it has been understood in a variety of other contexts involving racial discrimination.[54]

There is little doubt that this language imposes a heavier burden on Andrew Hawkins's most recent counterparts. Motivations, not results, of governmental policies and practices, are of concern to the courts.

The *City of Mobile* case was particularly discouraging in two ways. First, it reinforced the *Washington v. Davis* position that an equal protection violation could be shown only if a discriminatory intent was proven. Second—perhaps more significantly—it limited the data relevant to such a showing by casting doubt on the use of historical discrimination or continued governmental unresponsiveness to minority interests as evidence of discriminatory intent. This troubling standard simultaneously increased the burden of proof and radically limited the range of admissible evidence; it seemed to suggest that the state of mind of government officials who run a discriminatory system must be proved directly, without reference to the behavior, past or present, through which such a state of mind would be manifested. Barring either a smoking gun or a contrite confession, the gloomy conclusion to be drawn was that it was nearly impossible to prove such a case. This was equal protection's darkest hour (at least in recent times).

Dissatisfaction with the Supreme Court's doctrine, following the double-barreled blasts of *Washington v. Davis* and *City of Mobile,* was sufficiently widespread to reach the court itself, for the recent case of *Rogers v. Lodge*[55] can be read as a retreat from its more extreme positions. It was, however, at best, a strategic withdrawal, limiting the loss of territory as well as preparing for a counterattack. While the complete excommunication of the "effects" leg of the "intent/effects" bipod was ended, a definite hierarchy was enunciated, in which the effect of an allegedly discriminatory system was limited in weight by defining it as only one of the elements necessary to an evidentiary showing from which an inference of intent to discriminate could be drawn. If *Rogers* banished the darkest nightmares of equal protection advocates, it did little to assure them of sweet dreams.

In *Rogers,* the Supreme Court held that discriminatory intent "may often be inferred from the totality of the relevant facts, including the fact, if it is true, that the law bears more heavily on one race than another."[56] The Court, in surveying the findings made by the District Court concerning the at-large system of elections in Burke County, Georgia, agreed with the Court of Appeals that there was no instance of clear error, and therefore that the findings should be permitted to stand. Writing for the majority, Justice White reviewed the types of circumstantial evidence the District Court had justifiably relied upon; for example, "although there had been black candidates, no black had ever been elected" despite the fact that whites constituted only a slight majority.[57] Justice White continued that "although such facts are insufficient in themselves to prove purposeful discrimination absent other evidence such as proof that blacks have less opportunity to participate in the political processes," there was "supporting proof in this case [sufficient] to support an inference of intentional discrimination." The supporting proof took the following forms: (1) past discrimination had an effect on "the ability of blacks to participate effectively in the political process. . . . Democratic Party affairs and in primary elections"; (2) "elected officials of Burke County [had] been unresponsive and insensitive to the needs of the black community, which increased the likelihood that the political process was not equally open to blacks"; (3) members of the state legislature had enacted and maintained a system which "has minimized the ability of Burke County Blacks to participate in the political system"; (4) the Court made reference to the depressed socioeconomic status of blacks in the county.[58]

Thus, the Court is now willing to allow evidence of unequal effects of a system—if only as one factor bearing on the issue of whether an invidious intent to discriminate could be inferred from this evidence. This is a step up from earlier treatment of such evidence, which had been dismissed by Justice Rehnquist as a "naked statistical argument,"[59] but which now is restored as a relevant area of inquiry. While a multifaceted inquiry has replaced the rigid and arguably impossible standard of *Washington v. Davis* and *City of Mobile,* it signals no return to the days of *Hawkins,* which typified the Warren Court's tendency to open vast vistas of doctrinal possibility, which, it turned out, remained largely uncharted. Whether one explains the Warren Court's inability to explore the enticing horizons as a failure of nerve or will, or simply as a matter of insufficient time to accomplish the task, the verdict of constitutional history may well be that the Burger Court, in its turn at shaping equal protection, intently set out to construct boundaries, at first rough and radical, and then settled down contentedly to tinker with its newly limited creation.[60]

Thus, Justice White, sounding a note of compromise, noted that the District Court had "demonstrated its understanding of the controlling standard" by concluding "that a determination of discriminatory intent is a requisite to a finding of unconstitutional vote dilution under the Fourteenth and Fifteenth Amendments." It had correctly incanted the new doctrinal litany, he went on, by finding that there was "supporting proof sufficient to support an inference of intentional discrimination." The key is still discriminatory intent, but it need not be proven by direct evidence alone.[61]

Nonetheless, this area of legal doctrine remains murky, with the ultimate resolution remaining much in doubt. Many problematical aspects of this twisting area of doctrine were assailed in the dissents of Justices Stevens, Powell, and Rehnquist in the *Rogers* case. Alluding to the not fully acknowledged reality that strong statistical evidence is usually an important component of the overall proof of racial discrimination in equal protection cases, Justice Stevens noted that "the Court errs by holding the structure of the local governmental unit unconstitutional without identifying an acceptable, judicially manageable standard for adjudicating cases of this kind." He went on to argue that an objective rather than a subjective standard ought to apply to determining the question of invidious intent: "[I]n the long run constitutional adjudication that is premised on a case-by-case appraisal of the subjective intent of local decision makers cannot possibly satisfy the requirement of impartial administration of the law that is embodied in the Equal Protection Clause. The costs and the doubts associated with litigating questions of motive, which are often significant in routine trials, will be especially so in cases involving the 'motives' of legislative bodies." He then twisted the knife in the body of what is clearly, to him, an utter fiction by observing, "[I]t is incongruous that subjective intent is identified as the constitutional standard and yet the persons who allegedly harbored an improper intent are never identified or mentioned."[62]

With the lines drawn, and with both sides poised in the struggle to control the "intent/effect" area of equal protection doctrine, an undoubtedly brief lull has settled over the battlefield. But one conclusion can be safely drawn by the lawyer: this condition of uncertainty provides little sure footing for the litigation of equalization suits involving municipal services.

To those advocates who have obtained successful settlements or judicial decrees in equalization suits, even after *Washington v. Davis,* the opinions in *Hawkins v. Town of Shaw*—with their expansive rhetoric—no longer mark a clear and uncontrovertible precedent. Its broad language cannot continue to stand as an "open sesame" to a cave containing monetary, even injunctive, balm. The Supreme Court's disapproval of the logic and spirit of *Hawkins* has compounded the difficulty of obtaining relief for those deprived of adequate municipal services.

The declension depicted in this chapter—from a promise of expansive notions of suspect classification and fundamental interest, together with a broad constitutional attack on the effects of discrimination, to the reality of a restrictive application of strict scrutiny and the demand for a demonstration of intent—though highly discouraging, is limited in its scope to the realm of constitutional law, and to that of the federal Constitution. While those who habitually focus their legal eye on the federal level may find the current state of the law rather desperate, these viewers have overlooked a source of law older and, in many ways, more venerable than constitutional jurisprudence.

As an alternative to what has proved a futile quest for reform through the agencies of legislative and executive branches of government, or the waning effectiveness of appeal to the federal tribunal, the groups who find themselves without economic or political power must resort to this other source—the common law—for a solution to the unequal provision of municipal services. For centuries state courts have overseen the rendering of public services. This judicial regulation has consistently followed a time-honored notion—equality—which has long served as a fundamental, undeniable tenet for deliberation and action by the court. We will now attempt to depict and interpret the words of the courts, the still relevant harvest of centuries of social, economic, political, and legal change.

CHAPTER

2

AN EFFICIENT ALTERNATIVE: THE COMMON LAW DUTY OF EQUAL AND ADEQUATE SERVICE

A Serjeant of the Law *who paid his calls,*
Wary and wise, for clients at St. Paul's
There was also, of noted excellence.
Discreet he was, a man to reverence,
Or so he seemed, his sayings were so wise.
He often had been Justice of Assize
By letters patent, and in full commission.
His fame and learning and his high position
Had won him many a robe and many a fee.
There was no such conveyancer as he;
All was fee-simple to his strong digestion,
Not one conveyance could be called in question.
Nowhere there was so busy a man as he;
But was less busy than he seemed to be.
He knew of every judgment, case and crime
Recorded, ever since King William's time.
He could dictate defences or draft deeds;
No one could pinch a comma from his screeds,
And he knew every statute off by rote.
He wore a homely parti-colored coat
Girt with a silken belt of pin-stripe stuff;
Of his appearance I have said enough.

—GEOFFREY CHAUCER[1]

AS VALET in the Court of Edward III, as Comptroller of Customs, and, later, as Justice of the Peace for the County of Kent, Geoffrey Chaucer would have had a wide range of voluntary and forced association with late-fourteenth-century lawyers and jurists. Neither the poet's familiarity with legal terminology nor his satiric portrait is surprising; for by the early years of Chaucer's life, the English common law system had established itself as a dynamic governmental entity with far-reaching socioeconomic and political implications—not all of them positive. In the realm of public services, however, the courts—despite the machinations of questionable actors such as Chaucer's Serjeant—laid the groundwork for an enforceable duty of equal and adequate service that remained intact to the time of Andrew Hawkins's suit and beyond.

Our journey into legal antiquity will proceed in roughly chronological stages. The initial focus will be upon the most distant common law, where the doctrines of public service, as represented by the local miller, were achieving a functional recognition in the theory and practice espoused by the early Plantagenets. Second, the history of ferry services has been selected for extensive treatment, since it represents a fully completed cycle of legal privilege that was permitted to flourish only so long as the public convenience was seen as clearly served. When that advantage was no longer evident, courts soon found an abrogation of the compact that had made ferries a "flower of the Crown" since the time of Edward I. The rationale of these opinions was bluntly stated: public advantage was the only defensible reason for the toleration of private privilege.

The hallmarks of the earliest common law doctrine of equal service, though cast and recast in various formulations, were the complementary concepts of equality of access, adequacy of rendition, and reasonableness in the pricing of public or communal services and facilities. These ideals were formulated in an era when law-giving independent of the monarch was foreign to both experience and theory. Hence, the embryonic English judiciary did not seek to impose an affirmative obligation on the sovereign to undertake the initial rendition of a service or facility; judicial emphasis was instead placed on the enduring concept of "fairness." While yielding the initial determination of both the nature and quality of services, the common law and chancery courts thus contented themselves with enforcing the precept that citizens with similar needs should not be treated in a discriminatory manner with regard to the allocation of existing services.

With a concept of governmentally sponsored public works but also a memory of the years of Roman occupation, the successors of William, Duke of Normandy, assumed a limited governance role, asserting their dominion only over certain private activities. This tendency of the central government to deputize the provision of essential facilities and services left to the royal justices the evolving task of assuring that ferries, markets, fairs, mills, carriers, and innkeepers all conducted their privately financed enterprises for the common good, and in what the judges perceived as the public interest.

The Privilege Conceived

Thus came, alas, England into Norman hands;
And the Normans could speak nothing except their own speech,
And spoke French as they did at home and did also teach their children,
So that high men of this land who come from their blood
Holds all this speech that they took from them;
For except a man knows French, men think little of him
But low men hold to English and to their own speech yet.
I know there is in all the world no country
That holds not to their own speech except England alone.
But men know well for to know both, it is well,
For the more a man knows, the more valuable he is.

—ROBERT OF GLOUCESTER[2]

The social and political vantage point from which Robert of Gloucester penned his *Chronicle*—a "history" of England from the time of Brutus to the eve of Edward I's reign—was in many ways suggestive of the special and noble character of the land. Robert's celebration of the uniqueness of England's spoken language could as easily have encompassed the legal realm as well; for the years following Edward's ascension brought important and exciting challenges to a nascent common law system. One key manifestation of the ways in which these challenges were confronted and accommodated was the development of the notion of the duty to serve.

The origin of the common law duty to serve can be traced to the legislative enactments of a king and council who sought to demolish the political and social barriers to a thriving commerce and a central government presiding over a nation at once united and prosperous. The monarch was Edward I, King of England from 1272–1307, fitly named the English Justinian. During his reign both the theory of commonwealth and the machinery for exacting respect for the public or common advantage were set in irreversible motion.[3]

Edward lacked both the material means and the political strength to undertake a direct provision of what would now be termed public works. Yet the ravages of baronial insurrections during the immediately preceding reign of Henry III had produced a paralysis in trade and transportation that demanded immediate remedial attention. Looking back upon this troublesome period, the seventeenth-century English legal historian and judge, Sir Edward Coke, was moved to declare:

> In the troublesome and irregular reigne of H.3, outragious tolls were taken and usurped in cities, boroughs, towns, where faires and markets were kept, to the great oppression of Kings subjects, by reason whereof very many did refraine from the coming to faires and markets to the hindrance of the commonwealth; for it hath ever been the policy and wisdome of this relm that faires and markets, and especially the markets, be weel furnished and frequented.[4]

To remedy this condition and to secure commerce and travel against further private abuse, Edward assumed, on behalf of the Crown, personal responsibility for the faithful discharge of what he asserted to be privileges held for the good of all his subjects. Here we discern the first strong evidence of the high public policy that was to bear fruit in the judge-made requirements of equal, adequate, and reasonable services. This seemingly progressive accretion appears the more remarkable when one pauses to consider the circumstances of its birth.

The throne to which Edward I acceded in 1272 might profitably be compared to a great house too long neglected and exposed to damaging natural elements. In the eighty-three years since the death of Henry II, England had known three kings, each ill-suited to the task of governing.[5] Henry died in France and was at once succeeded by his son, Richard. During the ten-year period of his reign, Richard was destined to spend less than twenty months in England. His foreign adventures, the Crusade, and his capture and ransom are subjects familiar to schoolchildren. What is not stressed in these romantic accounts is that the major contribution this absentee monarch brought to his subjects was an increasing demand for revenue. In substantial part these funds were raised by the sale of offices and privileges such as the right to collect taxes in the name of the Crown and to deduct a middleman's cut before depositing the proceeds in the royal Exchequer.

If things were bad under Richard, they seemed idyllic when contrasted with the fifteen-year reign of John, which commenced in 1199. True to a pattern that marked the immediate successors of the Conqueror, John squandered time and treasure in foreign campaigns aimed at redressing real or imaginary grievances against the King of France. Henry II had played this game with fair success. Richard, with less acumen; John's venture was a total disaster. His ploys and counterploys on the continent were destined to turn the face of his successors toward affairs purely English, for John suffered the ultimate humiliation of losing both Normandy and Anjou to Philip of France.[6]

An inability or unwillingness to accept the loss of these continental possessions caused the advisors of the boy king, Henry III, to lavish even greater sums—with little discernible improvement in the Plantagenet fortunes, accompanied by a steady decline in the Exchequer's coffers. Again, the sale of offices, lands, and "privileges" marked the attempt to bolster the royal treasury. The economic consequences were foreseeable: the fiscal extravagance induced a marked depression; the incomplete records that survive speak of an absolute population decline, with entire villages abandoned.

The continued absence of a strong monarch had led to a steady dilution of the royal power (both spiritual and temporal) that Henry II had asserted over his lords. This erosion took the form of increasing "privileges" or "liberties" claimed and exercised by a host of local magnates. In many cases a liberal interpretation of the scope of a conveyed grant allowed the holder of the charter to take an expansive attitude toward his rights and prerogatives. Other liberties were simply seized in the absence of an effective royal check on a baronial appetite for power.

If Edward did not inherit a throne fully restored to its position under his great-grandfather (Henry II), his father's reign had not been without the seeds of royal accomplishment. Henry III had managed to preserve and improve the central components of the royal judicial system. By the time of the English Justinian's accession, the three classical divisions of the English judiciary—King's Bench, Exchequer, and Common Pleas—had already begun to emerge and, through custom and usage, to crystallize.[7]

Bracton's Theory of Governance

Of significance equal to, if not transcending, these administrative developments was Henry's jurisprudential legacy concerning the institution of the monarchy as the capstone of a supreme central government. Three legal commentators had come to prominence: Bracton, Fleta, and Britton. Of these, Henry de Bracton was to make the most vital contribution to the royalist cause. In his career as a minor judicial official and petty ecclesiastic, Bracton had direct contact with the deterioration in the fortunes of the central government and with the general chaos that marked his era. His reaction took the form of a series of writings in which, as a jurist, he purported to set down the tenets of the common law and customs of the realm as they then existed. In reality, his *De Legibus et Consuetudinibus Angliae* (circa 1250) sought to advance a far more ambitious goal.

Bracton was particularly concerned with the serious impingements upon royal authority made by diverse magnates through their grasping of liberties and privileges. These incursions had eroded royal power in a multitude of areas, ranging from taking deer or other animals in the forests, setting up markets, exacting tolls, and erecting a ferry, to insisting upon an exclusive right to administer criminal and civil justice within stipulated territories. Each privilege or liberty was regarded by royalists as derogating the Crown's actual authority, and many were indisputably drying up its sources of income.[8] Thus the King's interest in redressing power was hardly a matter of abstract statesmanship or philosophical concern. In this crucial context Bracton was to serve his embattled Plantagenet patrons by defining the dimensions of a royal claim, and by devising the strategies for securing the wealth and political power of the Crown.

While Bracton's portrayals of the legal order and relative position of the Crown versus unchecked private advantage have been assailed

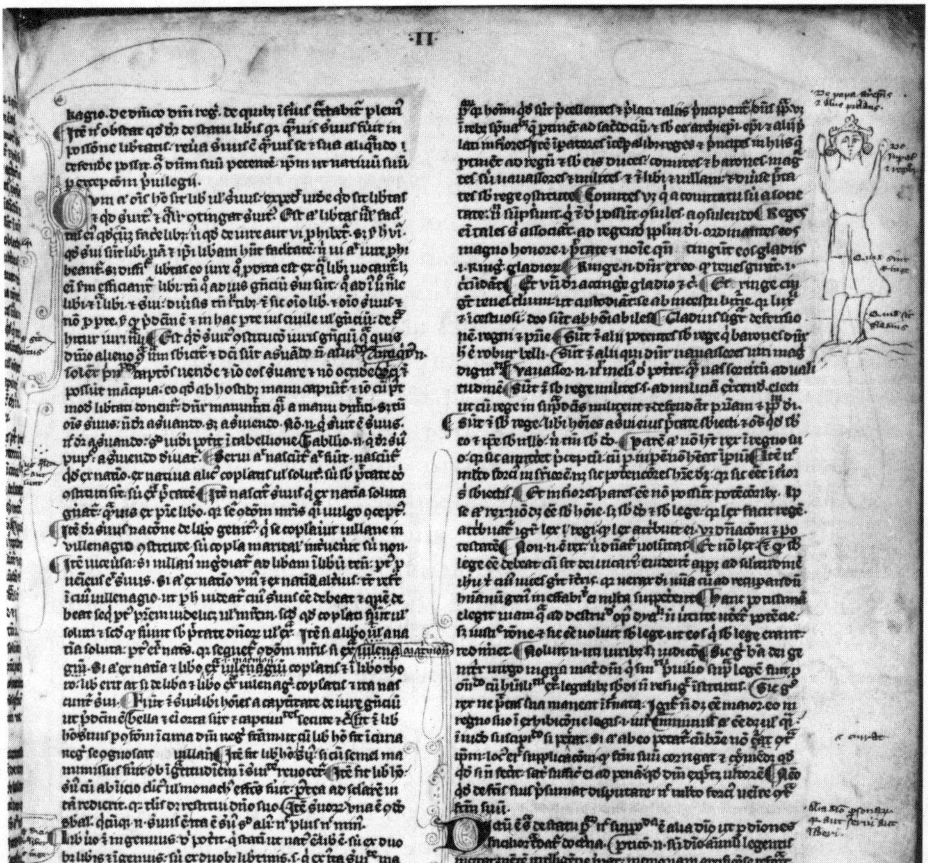

A page from a thirteenth-century manuscript of Bracton's treatise De Legibus et Consuetudinibus Angliae *from the Treasure Room of Harvard Law School Library.*

by some as fiction on a grand scale, his prescription for a revised royal order was both superb propaganda and sound statesmanship.[9] In fact, the title that Bracton assigned to his text was unrivaled as a revealing, if cryptic, summation of his concern: *"De Adquirendo Rerum Dominio"* ("Of Acquiring the Dominion of Things").[10]

The major premise of the Bractonian case was that by virtue of his ultimate responsibility as a font of justice and guarantor of civil order, the King was vested with all dignities and possessed of an "ordinary jurisdiction and power over all who are within his realm."[11] Bracton was not espousing an order in which the government actively cultivated ownership of all wealth so as to orchestrate every economic decision. Instead, he found it necessary to distinguish, by some neutral principle, those privileges or liberties that could be held in private hands from those that could not be alienated from the Crown. His irreducible proposal was that those activities connected with "justice and the peace belong to no one save the crown alone and the royal dignity, nor can they be separated from the crown, since they constitute the crown . . . without which it can neither subsist nor endure."[12]

Bracton regarded all other privileges as inherently conveyable, for they could be "separated from it [the Crown] and transferred to private persons."[13] As to these, the dominion of the central government served as the source of the privilege, the arbiter of disputes, and the entity to which all privileges were eventually to return once having outlived their functional justification.

Declaring that every privilege in private hands in turn entailed an obligation to the balance of society, Bracton denied the possibility of self-assertion and declared that such privileged status could occur only "by special grace of the king himself."[14] And he was emphatic in asserting that the necessity of showing a special royal grant could not be satisfied simply by proof of long-standing use, for "if his grace and special grant do not appear time does not bar the king from his action."[15] The net result of this formulation was to place every liberty, every privilege—every private advantage asserted at the expense of the collectivity—in peril of a royal challenge.

Moreover, even a privilege or liberty supported by an actual royal franchise could still be lost by "abuse or non-use." Neither, therefore, could constitute a permanent servitude on the collective society. Bracton's belief in the Crown's preemptive rights was clearly implied in his description of the justiciable issues of origin, abuse, and non-use. Yet, lest the meaning of his doctrines escape the understanding of those reluctant to receive the message, Bracton was explicit: "When one [the occasion to use a privilege] does arise and he uses he at once retains possession through use, [but] whether there is actual use or not he will always be in possession or quasi-possession of the delegated jurisdiction of the thing *until he loses it by abuse or non-use.*"[16]

Whether many took Bracton's theory seriously during the "troublesome and irregular reign of Henry III" is a matter of speculation; within fifty years, however, these assertions set a pattern for the legislative initiatives of Edward I, which are, in turn, the points of departure for our journey toward equality.

The Quo Warranto Attack

It is no exercise in excess to assert that the first, and by far the more productive, half of Edward's reign (1272–1290) formed the canvas upon which was painted much that colors our contemporary expectations regarding government's rightful obligations.[17] These years encompassed a multitude of procedural and substantive accomplishments: the foundation of the modern parliament, which included embryonic representation of commons; the strengthening of the common law courts; the reduction of reliance upon churchmen as judicial officers and as executives of the civil government; the emergence of the legal profession; and the use of the franchise as a tool for reacquisition of dominion over privileges and liberties. It is this last effort, the "*quo warranto*" campaign that ties the theory of one era to the deeds of another.

Edward's first act, after donning the crown in 1274, was to disperse his roving justices in eyre over the countryside in an effort to catalog the country's most pressing substantive and procedural shortcomings.[18] Within less than a year a legislative response—known as the First Statute of Westminster—was promulgated, containing fifty-one "Acts . . . which [Edward] intendeth to be necessary and profitable unto the whole Realm." Chapter Thirty-one dealt directly with "them that take outragious Toll, contrary to the common Custom of the Realm, in Market Towns."

> It is Provided, That if any do so in the King's Town . . . the King shall seize into his own hand the Franchise of the Market; and if it be another's Town, and the same be done by the Lord of the Town, the King shall do in like manner.[19]

The attack upon "outragious tolls" at markets was but the opening volley in Edward's campaign.[20] In 1278, with the enactment of the Statute of Gloucester, the central government revealed itself ready to move on the specific question of liberties and privileges. The political rhetoric of the prefatory chapter is pure Bracton: "The King [was] himself providing for the Amendment of his Realm, and for a fuller Administration of Justice . . . Whereas . . . in many diverse Cases, as well of Franchises as of other Things, wherein aforetime the Law hath failed, and to avoid the grievous Damages and innumerable Diversions which this Default of the Law hath caused to the People of the Realm."[21] By its terms, the Statute placed on notice all persons who "claim to have diverse Franchises," that they should present themselves either before one of Edward's justices in eyre or before the King himself, then and there to "shew what sort of Franchises they claim to have, and by what Warrant." In carrying this challenge—"by what Warrant" (*quo warranto*)—throughout the realm, the royal judiciary began to discharge jurisdiction over the issues of origin, abuse, and non-use that Bracton had envisioned.[22]

By 1285 those magnates who, notwithstanding the advocacy of Edward's pleaders, had managed to sustain their liberties and privileges upon the basis of actual charters granted during the "irregular times," pressed the King for a formal confirmation of their status. Their desire—this forceful quest for "quiet enjoyment"—was for a confirmation in such a form and manner that their privileges should be secured against further demands *quo warranto*. Edward's response came on the eve of the King's departure for France. The legislation, entitled "A Statute on the Form of Confirmation of Charters," revealed a grant of security more formal than actual. Through the statute's terms, Edward prescribed a form by which he stood ready to approve those royal grants of privileges or liberties "word for word, without addition, change, transposition, or any diminution," insofar as "those Liberties have hitherto [been] justly and reasonably used."[23]

Perhaps contemplating his personal absence, Edward elaborated the procedure by which doubts and ambiguities in the construction of the Confirmed Charters should be resolved:

> And if it happens that after such Confirmation, there arise a Doubt whether any Article or Articles in the Charter contained, might have been fully exercised or not; then when it is come to that Doubt, a Discussion shall be had before the Treasurer and Barons of the Exchequer, concerning the using of the Article or Articles . . . and for the making of that Discussion, the Treasurer and Barons shall associate unto them the Justices of each Bench, and all other Justices who shall happen to be in London. . . . [A]nd it shall be determined by them, what ought in future to be observed as to that Article or Articles, by the Use or Abuse thereof.[24]

Extraordinary in its preciseness, this language conveyed an express mandate to the judiciary to assume both the jurisdiction and responsibility for balancing private right against public advantage.

Military reverses, the need for short-term revenue, and the scandal of widespread corruption in the bureaucracy that operated the government in Edward's absence, all combined to undermine and arrest the *quo warranto* campaign.[25] By 1290, Edward was forced to compromise the Bractonian principle that "time does not run against the King." Much to the injury of "the Kingly Office," the terms of two new statutes *quo warranto* sanctioned the assumption of royal privileges and by subjects. The assault to which Edward now proved vulnerable was "prescription," proof of long-standing prior use.

> [A]ll those which claim to have quiet possession of any Franchise before the time of King Richard, without interruption, and can show the same by lawful Enquest, shall well enjoy their possession; and . . . our Lord the King shall confirm it by title.[26]

Ever the political strategist, Edward sought to minimize the gravity of this capitulation by insisting that proof of use [user] be made from a time commencing before the reign of Richard.[27] In practical terms, this required the magnates to establish the origin of their self-asserted privileges during the reign of Henry II, followed by an uninterrupted use of more than one hundred and one years. Enjoyment of privileges arrogated from the Crown during the irregular reigns of Richard, John, and Henry III was one thing; proof that the practice had commenced during the far more vigorous time of Henry II was another.

The ingenious way by which the judiciary healed the wound to the

Bractonian doctrine was to indulge in the presumption that a privilege established by prescription had originated in a "lost" royal grant. Neatly preserving the essence of the Bractonian thesis that the monarch was the source of all liberties, this fiction thus avoided an ultimate clash with the King's most entrenched foes. The ploy also enabled the courts to turn Edward's political concession to jurisdictional advantages. The matter of "origin" having been determined, there remained the issues of "abuses" and lack of full user.

The Challenge of Monopoly

What is the boldest thing in the world?
A miller's shirt, for it clasps a thief by the throat daily.

—RIDDLE[28]

The concern of the early Plantagenets that trade and commerce thrive throughout the whole of their realm, and to that end be preserved in the face of both human and natural hindrances, is documented in primary legislative records. Edward I attempted through legislation to strike directly at the "outragious taking of tolls" by diverse cities, towns, and markets.[29] Broadening this remedial attack required a confrontation between the emerging institutions of government and the established economic model, that of monopoly.

In capital-scarce economies, monopoly has long been seen as an expedient device for public policy. This was true of the agrarian socioeconomic manorial organization, formalized by a feudal legal order. Within this system the classic holder of a monopolistic privilege sought to obtain a certain return on an otherwise chancy investment by facilitating an infusion of capital into what were deemed socially useful endeavors. On the other hand, the evils of monopoly were ever-present: consolidated and easily abused power; inefficiency and decreased production; and, in a democratic society especially, the discontent of the overwhelmed little man.[30]

The relevance of this history to contemporary discrimination in the rendition of municipal services is most obvious in this common economic scheme. Whether the judicial concern was with the manorial mill or bakehouse, the primitive hand-operated ferry, or a rural market, the link to the twentieth century's local public utility is the total dominion of a seller's market. In each of these settings, the potential for abuse and the harvest of oppression arise where many depend upon services or facilities managed or controlled by a few. A discriminatory denial of an essential physical or economic need (as was clearly perceived by the Court of King's Bench in 1602) constitutes an assault upon the entire commonwealth, for "[i]t tends to the impovrishment of diverse artificers and others, who before, by the labour of their hands in their art or trade, had maintained themselves and their families, who will of necessity be constrained to live in idleness and beggary."[31]

Though distinguished from ancient economic and social conditions, similar cries for access (pricing, location, and capacity) and participatory status, which echo in more recent records, suggest that the question of "dominion" has yet to be finally resolved. On the wrong side of the tracks, for example, we confront those who have been denied, in the heritage of their neglected ancestors, even the memory of a trade or art, and who are enduring second- and third-generation lives spent in "idleness and beggary." If short-sighted neglect and official indifference are the ultimate rationale for much that pervades the region beyond the tracks, the monopolistic model for service provision has long served as a harm-inflicting ally. Under such economic conditions the neglected are effectively deprived of alternative sources to vindicate their needs.

A discussion of the status of monopoly at common law must eventually distinguish between two great classes of service: one destined to answer directly to the central government, the other held accountable by indirection. The sheer volume of labor required to reduce each cognizable liberty to a *quo warranto* inquest and confirmation proceeding required that the royal judiciary make realistic distinctions between those privileges that threatened in a broad sense the welfare of the commonwealth and those that asserted their influence—for good or for evil—upon a rather narrow and defined segment of society. As the jurisdiction of the common law courts grew toward maturity, monopolies were therefore divided between "Crown answering" services and those consigned to "local" importance.

Though they traveled by different routes, litigants attacking both classes of monopoly aimed to vindicate the public advantage. Ferries and markets fell into the realm of Crown answering services—discussed in Chapter Three—for which a *quo warranto* proceeding continued to obtain. Milling, baking, and cloth-dyeing activities, having their roots in the local confines of a seignorial manor, were severed from the ranks of the Crown accountable and segregated for discrete judicial treatment. It is this latter class of monopoly, best represented by the oft-despised miller, that we now address.

Of Mills, Bakehouses, and the Like—The Initial Experience with Community Essentials

The Miller *was a chap of sixteen stone,*
A great stout fellow big in brawn and bone.
He did well out of them, for he could go
And win the ram at any wrestling show.
Broad, knotty and short-shouldered, he would boast
He could heave any door off hinge and post,
Or take a run and break it with his head.
His beard, like any sow or fox, was red
And broad as well, as though it were a spade;
And, at its very tip, his nose displayed
A wart on which there stood a tuft of hair
Red as the bristles in an old sow's ear.
His nostrils were as black as they were wide.
He had a sword and buckler at his side,
His mighty mouth was like a furnace door.
A wrangler and buffoon, he had a store
Of tavern stories, filthy in the main.
His was a master-hand at stealing grain.
He felt it with his thumb and thus he knew
Its quality and took three times his due—
A thumb of gold, by God, to gauge an oat!

—GEOFFREY CHAUCER[32]

If one were to envision an ancient institution that bore a striking functional similarity to the modern public utility, it would be the village mill. Without access to the services of this monopolized service, the inhabitant of the medieval village or manor was left without flour for bread or malt for brewing. Given the diet of the era, without these staples the villager was doomed to starvation. Yet while the monopolistic provision of contemporary municipal services may be justified as a species of natural monopoly, the exclusivity surrounding the grinding of grain was, long before it was formally abolished, emphatically artificial.[33] Therefore, the public's dependence on the undesirable, if despicable, character typified in Chaucer's *Canterbury Tales* was perceived as a burden unfairly, often unnecessarily, forced on the community.

In order to understand the origin of this monopoly and the scope of its harmful impact upon the lives of the exploited, it is necessary to review social and economic patterns far different from our own.[34] Even prior to the Norman occupation, the two factors from which the feudal law of mills arose were well established: access to the grain mill was essential to all inhabitants and, with the exception of the simple quern, which permitted hand-grinding, a relatively large capital investment was required in order to finance mill construction.[35]

Erection of a mill by a local magnate was not an act of public-spirited largesse; already before the Conquest, the politically dominant had devised a system to guarantee themselves a handsome return for capital expended. Later formally denominated a "mill-soke" obligation, the practice compelled all inhabitants of the medieval manor to grind all of their grain at the lord's mill as a matter of feudal services.[36]

Evidence that the manorial mill was never a natural monopoly may be deduced from the steps taken by the lord to insulate and protect his profits. Coercive measures were adopted to insure that his villains did not attempt a self-help evasion by hand-grinding, by taking their grain elsewhere to another (and perhaps cheaper or more conveniently situated) mill, or by satiating their daily requirement for flour through the purchase of grain ground by a potential economic rival. In what was in essence a barter economy, profit was exacted in kind, the lord retaining a portion of each tenant's flour.[37] That such an arrangement afforded the local baron a remunerative source of income can be confirmed from preserved records in which a mill was assigned great value in computing the wealth of the overlord.[38]

The legal statelessness of the villain class and their inability to invoke the processes of the central government were essential for the continued maintenance of this arrangement. When all questions relat-

Early medieval illustration of a windmill in England taken from a brass plaque in St. Margaret's Church, Norfolk.

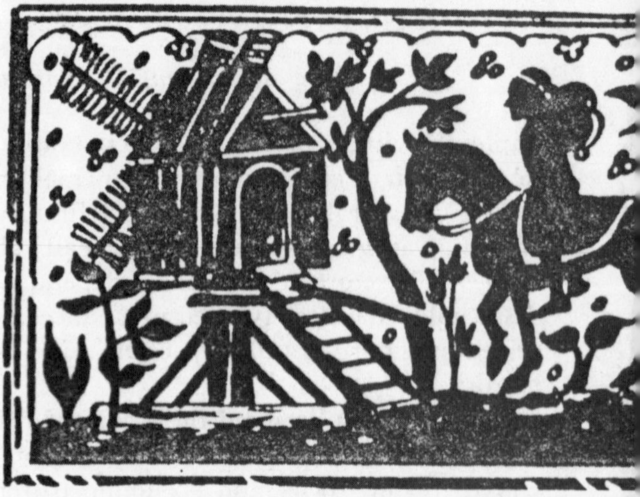

ing to the mill-soke obligation were surrendered to the seignorial jurisdiction of the lord's manorial court, the circle of oppression was completed. Under this system an offending peasant was hauled before a tribunal whose presiding judge was the owner of the mill! Acquittal, under such circumstances, would prove rare. Moreover, because he was not a freeman, the villain had no right of appeal. The British scholar H. S. Bennett assures us that the dockets of manorial courts burgeoned with cases in which the inhabitants were convicted for all manner of attempts to evade the oppression of the mill-soke obligation.[39]

If the serf rendered mill-soke, and was neither cheated nor kept waiting for his flour so long that his family was placed in jeopardy of starvation, his meal could not be prepared until he had honored yet another of the manorial monopolies—that of the bakehouse.[40] The net result of this monopolistic model and political stranglehold is thus characterized by one historian:

> What rendered these monopolies so odious was not so much the fixed tariff, or the prohibition against crushing one's own grain with a hand-mill or between two stones, and baking his meal at home, as the compulsion to carry the grain for long distances, over abominable roads, and then waiting two or three days at the door of a mill where the pool had run dry; or, again, of accepting ill-ground meal, burned or half-baked bread, and of enduring all sorts of tricks and vexations from the millers or bakers.[41]

Pending the intrusion of institutions of government willing to define "commonwealth" more broadly than the enrichment of a local aris-

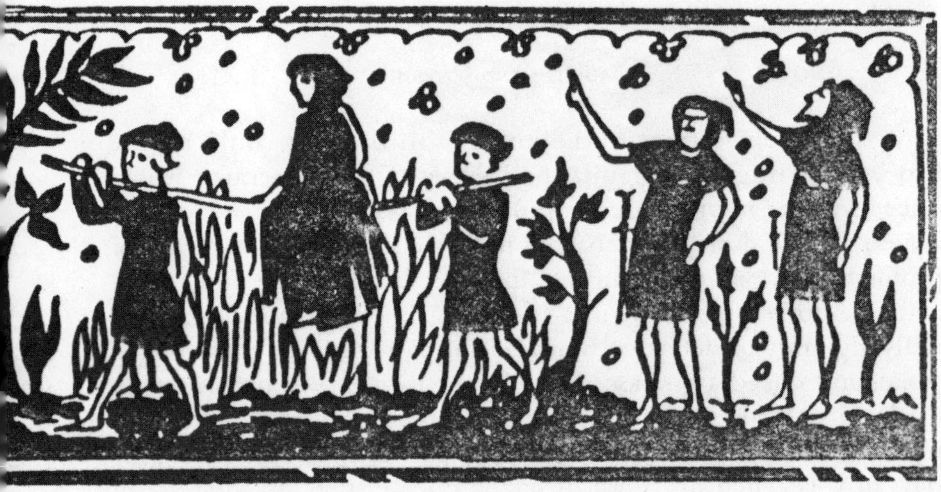

tocrat, the oppression and servility of the common man remained unchecked.[42]

Enter the Common Law Courts

Nothing in Edward's *quo warranto* campaign had sought to rescue the villain from this political and economic quandary. Legislation during the hundred years' strife between Lancastrian and Yorkist was equally devoid of any trumpeting emancipation proclamation. The monopolist's duty to serve was destined to replace the villain's obligation to patronize only when the jurisdiction of common law courts supplanted the lord's manor court, with its predictable outcome. Indeed, the status conferred by a right of audience in the common law courts became so vital that its presence or absence in the eyes of royal judges developed into the pragmatic test for "free" or "servile" status.[43]

Simply because an individual had secured—through purchase or otherwise—his release from the bonds of serfdom, it did not automatically follow that during his continued residence upon the manor he was free of the local aristocrat's milling or baking monopolies. Yet against such a resident freeman, a monopolist desiring a judicial test of a mill-soke obligation was limited to a common law action on the writ *secta ad molendinum*.[44] Jurisdiction of such a dispute lay in either the Royal Sheriff's Court (vicountiel) or the Court of Common Pleas.[45] Experience with this procedure quickly revealed a gross limitation upon the utility of the writ from the monopolist's vantage point: the only defendants who could be summoned to a royal court by the writ were individuals who, by virtue of tenancy, custom, or prescription, owed mill-soke service to the lord's mill; the writ could not be used to initiate litigation against the competing mill operator whose presence lured the monopolized populace into temptation.

Because the royal process debarred him from striking at the root of his problem, the lord of the manor found it burdensome and inconvenient to enforce his monopolist's position. He was compelled to be eternally vigilant—to detect each evasion of patronage by those owing mill-soke, and once having ascertained the violation, to prosecute individual suits. With increasing numbers of freemen populating his dominions, the distressed feudal lord might be forgiven a longing for the days of yore when his stewards meted out "justice" to the serfs in the controlled atmosphere of his seignorial court.

By the year 1444, the Prior of S. Nedeport moved the Court of Common Pleas for a solution to the aristocrat/monopolist's dilemma. In the course of his effort—titled *Trespass on the Case in Regard to Certain Mills*—the Prior may have been the first local monopolist to encounter and stumble against the duty to serve.

Founding a claim to a monopoly over all his tenants for the grinding of grain upon a custom extant "since a time to which the memory of man runs not to the contrary," the Prior purchased the writ *trespass on the case* complaining of a competitive "mill at which the residents of the said mill grind grain and will in future grind grain wrongfully and to the damage of the plaintiff."[46] With his attorney openly condemning the utility of the writ *secta ad molendinum,* the Prior sought through a writ of *trespass on the case* to collect all his damages in one action from the source of his vexation, the competing miller.[47] The Prior was flatly rebuffed by a unanimous bench. When a member of the Court suggested by way of tentative analogy that common law nuisances would lie against one who presumed to compete against an ancient market or ferry, Justice Newton was quick to distinguish the Prior's "local" from those "Crown answering" monopolies:

> Your case of the ferry differs from the case at bar; for in your case, you are required to maintain the ferry and to operate it and to repair it for the common people: if you fail you will be subject to money fines. . . . But in the case at bar if the lord of the mills allows them to go to ruin or even destroys them he is not punishable.[48]

While the Prior took home nothing for his effort, he established a legal legacy for several centuries of litigants.

The lesson administered by the Court of Common Pleas to the Prior of S. Nedeport, as a representative of seignorial milling monopolies, was a solid blow aimed at redressing the balance between the property rights and privileges of the feudal lord and the communal needs of the general populace. One can speculate that both Henry de Bracton and Edward I would have been pleased with this "amendment for the common profit." It would seem no abuse of the record to suggest that at this relatively early stage of economic evolution and common law administration, the royal judiciary attempted to recognize privileges in relation to the obligations discharged. In proportion to the burdens borne in the service of the commonwealth a plaintiff could anticipate a generous or miserly mantle of common law vindication.

The increasingly fluid exchange of population between emerging towns and the country insured that the inability to assail the rival miller would vex the ancient monopolist. If the Court of Common Pleas had proved itself less than hospitable to the maintenance of service monopolies, the local magnates had yet to try the rival common law tribunals—King's Bench or the Exchequer. The attempt was long in coming. In the nearly one and one-half centuries since the debacle of the Prior of S. Nedeport's litigation, England had changed its state religion, the royal dynasty, and the gender of the monarch. With so much of the old order having passed away, it was fitting that a lesser member of the landed gentry should renew the quest for the illusive writ of trespass. The year was 1589.

Sir George Farmer entered the lists before the King's Bench pressing a writ of *trespass on the case*. In nearly all of its features his case was identical to that of the Prior of S. Nedeport. Sir George alleged that as the lord of the manor he had possession of a prescriptive monopoly over the bakehouse, a monopoly encompassing all inhabitants of the manor, which included the Town of Tocester.[49] By further allegation we learn that the defendant, Brook, having acquired the skills of his trade as an apprentice, had moved to Tocester and there set up his own bakehouse. Brook admitted having opened a rival bakehouse but answered that he had done so for the "benefit of all persons." From what followed we can perceive that as an aristocrat/

monopolist Sir George had learned the lesson administered to the frustrated Prior.

In the argument of his counsel, Sir George conceded that his claim to vindication before a royal court was conditioned upon his success in establishing two elements: (1) the fact of the prescriptive monopoly binding all inhabitants, including resident freemen, to his bakehouse (a prescription established by the requisite uninterrupted user); and (2) the "reasonableness" of that user. With regard to the second element, Sir George specifically alleged that the fruit of his monopoly had been "bread of a reasonable assize [meaning size, weight, and quality] and price, and sufficient for all the inhabitants and passengers [strangers]."[50] For his part, defendant Brook did not traverse either of these allegations. His counsel instead concentrated the attack upon the monopolistic nature of plaintiff's position and the injury that it worked upon the defendant by restraining him in the practice of a lawful trade, itself benign and to the public advantage.[51]

That a case thus posed presented great difficulty for the Court of King's Bench can be deduced from the fact that over a two-year period it was heard in argument on three occasions. After the first, no judgment was rendered.[52] Following the second argument the court concluded that "the action will not lye."[53] For Sir George, the third time proved the charm. Brook was ordered to desist from further competition.[54] The court advanced the following reasons for its affirmative judgment: "for the custom is between the lord and his tenants . . . and peradventure their lands were given to them upon this condition; and it is reasonable that the lord maintaining a bakehouse, that for this charge they should have reasonable recompence."[55] Thus a theory of social compact, and not a decree of perpetual servility, emerged as an acceptable rationale.

What was most essential was that this judgment rested upon the unchallenged allegation that there had been full use (Bracton would have preferred the term "user") of the plaintiff's privilege: *all* of the inhabitants of the manor and of the town as well as strangers were able to obtain bread. And as to *all,* there had been no abuse of the privilege. The bread was consistently of a reasonable size, weight, and quality; and it was sold at a reasonable price. Implicit in the plaintiff's own statement of the case was an acknowledgement that if a monopolist were unable to establish the element of full use (access for all) and of the absence of abuse (rendition of a service of reasonable quality and price), then the action on the case would not succeed.

Twenty-five years later, Lord Coke, by then Chief Justice of the King's Bench, made these factors—full user and absence of abuse—mandatory upon a plaintiff who professed to have the dyeing monopoly for all the clothes in a particular town.[56] Unlike the Court of Common Pleas, the King's Bench stood ready to grant an aristocrat/monopolist an efficient remedy; but that remedy was specifically limited to those providers who had discharged the corresponding burdens of their status so as to leave no wrong side of the tracks occupied by common people excluded from the benefit of service.

That the result left the young baker unable to pursue a useful trade in the face of such a full-user monopoly proved insufficient reason to disturb the commonwealth. By 1602, however, a cresting wave of protest against monopoly per se carried that defense to victory before the King's Bench, in a case involving a monopoly over the making of cards.[57] The time for Brook's idea that no individual should be denied pursuit of a lawful trade had arrived. Yet the continued presence of monopolies in contemporary society some three centuries later demonstrates that total conviction in the truth of that absolute was short-lived.

By the year 1672 it was evident that some monopolies were destined to survive; the task of amending the dimension of private privilege in the name of public need was to remain an ad hoc judicial pursuit. The Common Pleas and King's Bench had spoken. Now it was the turn of the Barons of the Court of Exchequer to vindicate the interests of the consumer. *White and Snoak and His Wife v. Porter* was yet another suit between one purporting to have a local mill monopoly and a newly arising competitor.[58] In passing judgment for the plaintiff, the Barons cited an earlier decision of their court that local customs were binding upon the proscribed inhabitants, "and . . . none may grind elsewhere, but in the case of excessive toll, or that the grist cannot be ground in convenient time."[59] In their prayer for relief, plaintiffs had sought a decree restraining the defendant from further competition and—the ultimate sanction—ordering the demolition of his offending mill. Having satisfied themselves that plaintiffs had not taken excessive toll nor subjected the monopolized populace to inconveniences in the grinding of their grain, the Barons ordered that the defendant, Porter, desist from further competition.

But the request that the rival mill be demolished was expressly denied. In this refusal we find the plaintiffs subjected to a less than subtle pressure to comport themselves in rendering service to the manor populace, so that their record would not appear "unreasonable" when contrasted with the price structure and efficiency of the defendant or, for that matter, of any other potential competitor. In the Exchequer, the price of societal vindication of a "monopoly" was the perpetual rendition of a quality and quantity of service that would not drive the common folk to seek competitive provision. Again, the community-serving objective of full and reasonable user was established as an element of the monopolist's now enlightened self-interest.

In retrospect, the solutions evolved by all three common law courts embodied far more than an immediate redress in the balance between the needs and desires of the aristocrat/monopolists and a heretofore servile population. By their shifts in both substantive and procedural law, the royal judges had given the commonality the promise of the future. This promise was imbedded in the adoption of the Bractonian concepts of full and reasonable user as a price for the perpetuation of privilege.[60]

In order to retain this ancient privilege, the miller had a further obligation to keep up with changing technology—at first from water to wind power. This was no easy task. By the fifteenth century the upstart rival was likely to have abandoned wind propulsion for that of horses, which could be relied upon on calm as well as blustery days. With the advent of the Industrial Revolution, steam replaced the horse. So long as they were held to the Bractonian standard, the monopolists' work was never done. To retain an ancient privilege in the altered climate, the monopolist had to remain technologically young. Supervision of this conduct was delegated to the courts. Furthermore, the passing of judgment from seignorial to royal courts ended an era in which the guiding rule was the aggrandizement of the feudal lord; it inaugurated a juridical regime in which the new goal was the provision of goods and services on terms conducive to the greatest number. To this end the indirect regulation by the judiciary of the local monopoly became indispensable.

The essential lesson to be derived from a study of ancient English case law relating to the regulation of ferry, market, mill, bakehouse, and cloth-dyeing monopolies is the diversity of techniques used on behalf of the economically and politically insignificant for attaining or maximizing access to essential services. For it was through the strategies for insuring access in the grasp of monopolistic necessities that the inclusionary objective was attained. Moreover, in this early judicial experience the seed was planted for the continuing growth of this access-demanding vision, the reinvigoration of a common law solution to the inequalities on the wrong side of the tracks. With regard to "Crown answering" privileges a different tactic was pursued in quest of the same ultimate goal of equal access, a subject to which we will now turn.

CHAPTER

3

A FLOWER OF THE CROWN: COURTS AS GUARANTORS OF THE SOCIAL COMPACT

FOOL: *No, faith; lords and great men will not let me. If I had a monopoly out, they would have part on't: and ladies too, they will not let me have all the fool to myself; they'll be snatching.*

—WILLIAM SHAKESPEARE[1]

BY THE turn of the sixteenth century, in the glow of Elizabethan rule, no monopoly was totally sacred, not even that held by a fool. There were many holders of privileges, not only local but "Crown answering" as well, who joined in the fool's lament over harmful snatching. Even in the case of the "flower of the Crown"—the ferry monopoly—if abuser were present or full user absent, the courts could well pluck the petals of protection.

It is impossible to assert with certainty the precise date when the substantive content of ferry franchises became standardized in Great Britain. By 1444, however, Justice Newton of the Court of Common Pleas could somewhat cryptically summarize the franchise holder's covenants, stating in *Trespass on the Case in Regard to Certain Mills:*

> Your case of the ferry differs from the case at bar [a rival mill], for in your case you are required to maintain the ferry and to operate it and repair it for the convenience of the common people; if you fail you will be subject to money fines and this is inquirable by the sheriff in his tourn as well as before the justice in eyre.[2]

This assertion suggests both common incidence and long established nature. Although judicial opinions prior to the reign of Queen Elizabeth were only sporadically recorded and preserved, sufficient evidence survives to demonstrate that ferry monopolists faced regulatory tension and civil complaint long before that monarch endangered their status by guilty association.[3]

It was not that the nature of the bargain was unclear. Indeed, the ferry became the preeminent example of the Crown answering service precisely because the roles of monarch as source and of royal judiciary as arbiter had been so early established. A party desiring franchise status obligated himself in perpetuity to erect, operate, and repair a ferry for the advantage and convenience of all the king's subjects. In return for a reasonable toll, the ferryman was to afford passage as a matter of right at a convenient time. In consideration of the capital outlay needed to engender and sustain this multiple function, the sovereign vested the ferry operator with the protected status of de jure monopolist. Were another subject to set up a competitive venture without a crown license, the Crown could initiate a remedy against the offending entrepreneur by the writ *quo warranto*. Faced with an unauthorized challenge, the ferry's "ancient monopolist" could early claim an action for competitive injury—the very writs that had eluded the feudal miller.[4]

If the common law records concerning ferry service are thin, parliamentary legislation from the pre-Tudor era has been more carefully preserved. From the remonstrances to monarch and parliament we can extract charges of frequent deviations; and from these intimate papers emerges a sketch of the mischief wrought by service failures in the transportation network.

A typical incident occurred in the sixth year of the reign of Henry VIII (1514). Henry was petitioned by Parliament to remedy a general condition on the Thames River: Ferry services had allegedly deteriorated to such an inadequate level that travelers vying for scarce passage had engaged in physical violence and even manslaughter.

Henry's response revealed that the retributions cited by Justice Newton were, on sporadic occasions, no idle threat. While he declared a willingness to confirm the "customary fare schedules," Henry imposed a penalty on any ferryman or bargeman who refused passage to any member of the public who tendered that fare; the penalty was fixed as treble the fare, to be divided equally between the royal treasury and the offended passenger. Lest this unsubtle means prove an inadequate pressure on the monopolists, supplementary legislation directed all sheriffs and local justices of the peace to inquire into the adequacy of service and absence of discrimination. If the inquiry revealed abuse—either the taking of excessive tolls or a lack of full user through failure to provide a level of service commensurate with the demand—the royal officials were authorized to arrest and fine the operators.

Such concerted effort by monarch and parliament bore incontrovertible evidence of the central government's adherence to the proposition that ferry monopolies should facilitate rather than hinder travel. The ultimate test was whether the greatest number of subjects might be accommodated at the lowest fares.

Had such healthy cooperation continued, the common law courts would have faced a relatively simple task. With the aspirations of commonwealth assured by the Bractonian character of both legislative enactment and executive policy, the task of the courts would have merely entailed a factual assessment of a particular case to determine conformity. As the Tudor era unfolded, however, judges became convinced of a need to play a far more aggressive role.

Interestingly, it was excesses of the executive that summoned an extraordinary judicial initiative—no less bold a move than the attempted nullification of all monopoly status. During the reign of Elizabeth I, the granting of Crown monopolies flagrantly departed from the Bractonian concept of advancing the common good through the deputization of a subject to perform some act of exclusive service. Elizabeth's father, Henry VIII, had managed to preserve the allegiance of the baronial class by despoiling church possessions and distributing the booty among the powerful adherents to his reformed religion. His daughter Mary's reign was so troubled and relatively brief as to provide little occasion for the material gratification of her less numerous followers, who fruitlessly struggled for Counter-Reformation. Perhaps it was the divided nature of the realm that Elizabeth inherited that caused her to surround herself with a changing body of courtiers and confidants. Such a practice would be far afield from our discussion were it not for Elizabeth's unfortunate tendency to reward her more loyal subjects with monopolistic grants.

Ferries were too small a game for the likes of the Earl of Essex or Sir Walter Raleigh. Rather, such gentlemen sought to monopolize massive areas of trade and emerging commerce. Through Elizabeth's concession, for example, Essex maintained a total monopoly over the importation of sweet wines in the kingdom. Raleigh was also rewarded with a pleasure franchise: a monopoly over the manufacture, importation, and sale of all playing cards.

From the whirlwind of political resentment such grants created, it may be conjectured that these exclusive privileges swept beyond gaming and drink to threaten, potentially if not actually, the livelihood of the emerging middle class. During Elizabeth's reign, a precarious lid lay over this controversy. With her death in 1603, England turned to James, King of Scotland, and imported a monarch.

It was during the reign of this hapless king that the controversy over the granting of monopolies dominated the attention of pent-up political forces. Indeed, the arguments concerning Crown-created franchises served as a striking model for the wider conflict that was to emerge between King and Parliament. The first assemblage summoned by James was destined to be remembered as the "Parliament of Monopolies," for much of the vigorous and heated debate centered on the issue of whether the Crown should be further accorded the prerogative of creating monopolies. Sentiment divided into two camps.

Those within the more moderate group urged a return to the Bractonian concept that the King was not above the law, but subject to the transcending obligation to seek the common good in all of his acts. Reasoning from this premise, the moderates did not seek to deny James or his successors the prerogative, but to restrict the creation of monopolies to those grants designed to advance commerce rather than to "cast a burden over the common populace."

There also existed a militant faction. At first it was a minority in the Parliament of Monopolies, but it found as its chief spokesman the former Speaker, Sir Edward Coke.[5] It was an article of faith with this minority that the common law (defined by Coke as the Act of Parliament and declarations of the courts of Westminster) formed a supreme law. This law they now interpreted as denying to the monarch in toto the prerogative to create monopolies over trade or commerce. Having produced the factions in the debate, the House disbanded without passing significant legislation.

James must have taken little comfort from a situation likely regarded as but a temporary reprieve from the assaults of those determined to reduce the House of Stuart to a mere shadow of the expired

Tudors. As he surveyed the front bench of the anti-Court party, James's attention fell upon Edward Coke, whose career had already taken him beyond the speakership of the Commons into the service of Elizabeth as Attorney General. As the opposing forces jockeyed for position, James made a move calculated to depopulate the ranks of his parliamentary opposition. In 1606 Edward Coke received the King's commission to hold the office and dignity of Chief Justice of the Court of Common Pleas. In accepting the post Coke was forced to surrender his seat in the House of Commons. If James expected grateful support, he was destined for disappointment. By 1612 there was irrefutable evidence that magistrate Coke held to the opinion of parliamentarian Coke regarding the question of monopolies. The episode that furnishes the proof returns us to the main theme of the narrative, for the controversy that gave Coke his great opportunity to speak out in a judicial declaration against the evils of monopoly centered on transportation.

The litigation destined to draw Lord Coke's judicial salvo against the evil of monopolies concerned something less than a monopoly. Like many disputes elevated to the plateau of serious debate and later regarded as real or attempted landmark decisions, the facts in the *Gravesend Case* of 1612 are, in retrospect, simple to recount and charming in their impact on the twentieth-century reader.[6] If Coke desired to pick a feud with the royal prerogative to create "liberties," the ancient municipality of Gravesend presented a most distinguished paternity to challenge. Indeed, the "preeminence" asserted by the citizens of Gravesend before the court of Common Pleas predated Elizabeth and James by more than a century.

A settlement at Gravesend dates from Roman times. Situated some twenty-two miles below London on the Thames estuary, the importance of Gravesend was dictated by its advantageous position as the most inland point navigable by oceangoing vessels. It is mentioned in the *Domesday Booke* (circa 1083) as "Gravesham," and there is a notation that it possessed a landing place on the Thames River. During the reign of Richard II (1377–1399), Gravesend was granted an exclusive right to ferry passengers and goods to London. At the time of the grant this meant monopolization of an essentially rural area, but as foreign trade increased, the City of London found its way to the sea restricted by the grant of royal monopoly. Even before Richard's grant, there had been trouble. In 1313 the boatmen of Gravesend

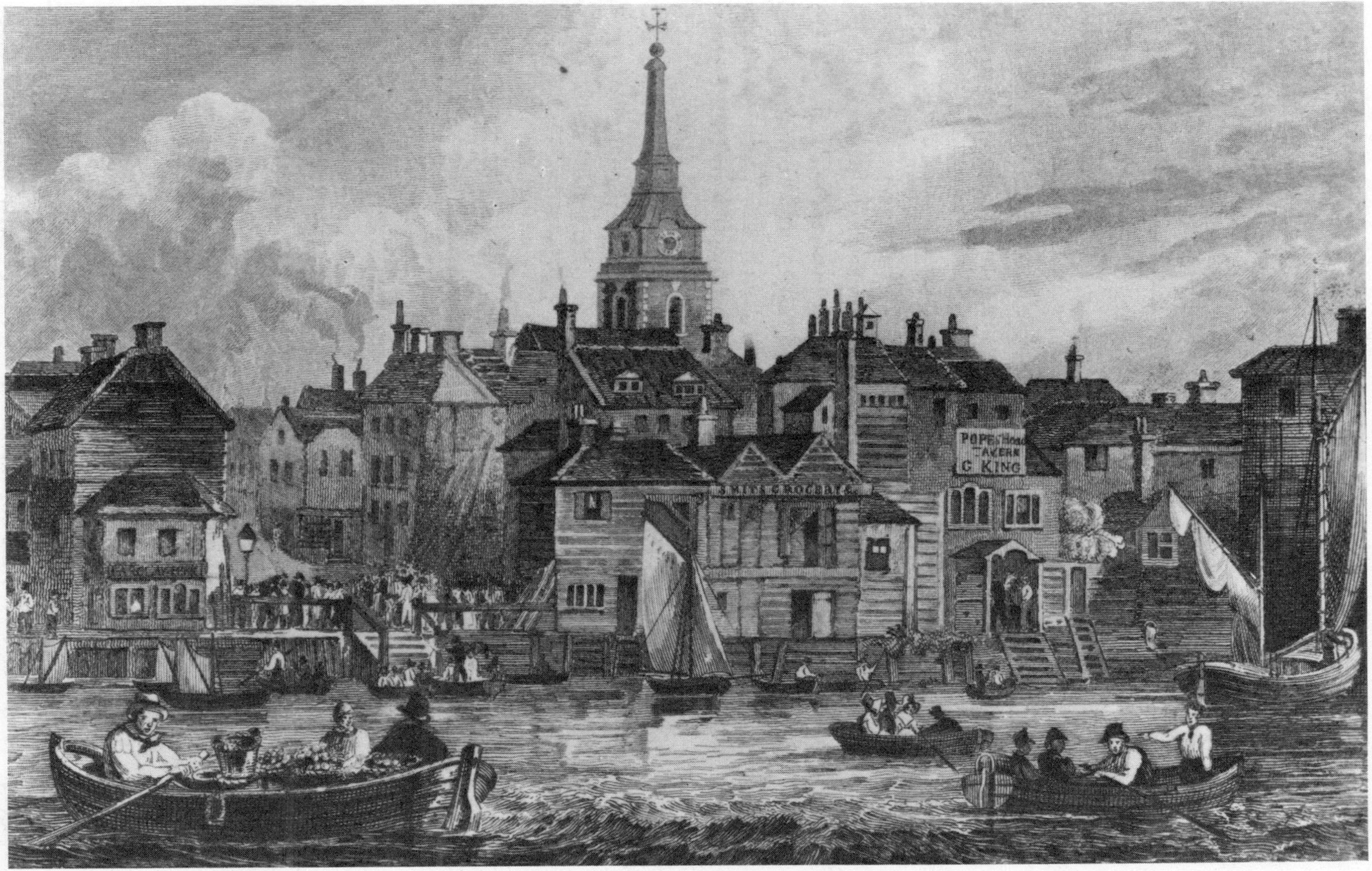

A view from the river in 1828 showing ferry steps at Gravesend.

were presented for taking 1d. instead of ½d. for each passenger up or down between Gravesend and London and were enjoined to take only ½d. In the sixteenth century the fare had increased. "There is every tide a common passage by water to London . . . [on] which a man may pass for the value of two pence in the common barge, and in a tilt boat for vi d."[7]

By virtue of its natural vantage point on the river and vested with its legal prerogatives, Gravesend saw many notables come and go through its transportation facilities. Henry VII received the Emperor Charles V at Gravesend in 1522. Nearly a century later, the Indian Princess Pocahontas died in Gravesend following her journey from the New World; she is buried in the local church. The increasing tempo of traffic brought prosperity as well as notables. Substantial public works were constructed from the proceeds of what was evidently a substantial income. It is difficult to say whether it was a desire to share in this prosperity or a genuine interest in well-regulated river traffic that first attracted the attention of Queen Elizabeth. What is certain is that in 1562, in exchange for a substantial sum to the royal treasury, Elizabeth incorporated Gravesend as a royal borough. Of greater importance, she expressly ceded to the citizens of Gravesend permission to form their own constitutions for the governance of river traffic. Perhaps to avoid future confrontations, the citizens elected to relax their claim of an exclusive ferry right to the mere assertion of "preeminence" for their activities on the river.

True to the duties first imposed by Richard II, the local populace made full use of the numerous aspects of passenger and freight service. In order to create a systematic schedule of service, individual departures were abandoned in favor of a sizeable barge provided by the borough and manned by municipally supplied rowers. In both Gravesend and London travelers gathered daily and awaited this essential service. Yet there were always individuals who did not desire to wait. Private entrepreneurial efforts to accommodate the impatient traveler eventually occasioned a journey to the Court of Common Pleas.

The appearance of one-man competition as a freelance alternative to passage on the municipal barge vexed the town fathers. Their reaction, predicated on the unique economics of their operation, strikes the modern reader as moderate. According to the plea tendered to the court, the fee on the borough barge was twopence per passenger and luggage. The vessel would commence its journey only when the fares had aggregated the sum of four shillings; twenty-four paying passengers would produce the requisite revenue.

Yet under the regulations there was more than humility to be found in being last on board. If the four shillings had been collected, and there remained room on the barge, the poor were to be transported free of charge. Alternatively, if there were not enough passengers to accumulate the requisite sum, the barge did not depart. It was at this juncture that the defendant in *Gravesend Case* threatened the entire scheme.

The complaint alleged that for many years preceding the litigation the activities of freelance "watermen," offering competitive passage on demand in one-rower craft, had left the municipal barge stranded for lack of sufficient fare revenue. In 1695 the citizens of Gravesend moved to combat this disruption. Pursuant to their Elizabethan charter they enacted a "by-law" designed both to permit competitive service and to insure the dependability of their municipal barge. Essentially they opted for a surtax upon the competition of watermen if the diversion of traffic would otherwise leave the barge stranded. If the individual passage were booked before the barge had accumulated sufficient paying passengers, the waterman was required to pay the borough twopence. This sum, equaling the fare on the barge, was taken in compensation for the diversion and added to the fares collected to enable the barge to depart. The defendant, whose name has been lost to us, was alleged to be such a competing waterman, who had refused to pay the surtax over a period of years. To remedy this asserted wrong, the municipal corporation brought a common law action of debt.

Hardly the stuff from which confrontations between judge and king were to be fashioned? To Edward Coke, it was a golden opportunity. If tradition sanctioned a modest judicial role in the policing of monopolies, political necessity might summon a more aggressive posture.

Coke's two brothers on the Court of Common Pleas divided on the issue of defendant's liability. Justice Wynch expressed a disposition to deny liability; he assailed the municipality's pleadings as insufficient in lacking the allegation that plaintiff bore the burdens of service, expansion, and repair. To Justice Warburton such a technical omission was not fatal, given the admission in oral argument by all parties that such duties were owed to the traveling public. Perhaps sensitive to the mounting public discontent, Warburton iterated the view that the

King might erect an exclusive ferry in any place where it was "necessary." Seeking a middle position, Warburton further declared that the Crown was vested with the prerogative to grant liberties "for the benefit of the common wealth, but not to charge the common wealth." Focusing upon the factual record, he took issue with the condemnation of Gravesend's allegedly "monopolistic" privilege; in addition to permitting the activities of the taxed watermen, he pointed out, the plaintiff's by-laws had not sought to interfere with the use of private boats as alternatives to the barge.

With this division, the decision fell to Coke. While concurring with Wynch in branding the complaint technically deficient, the Chief Justice cast his vote for condemnation. In his opinion, Coke assailed the thrice-confirmed royal grants as beyond the power of the Crown. His position was nothing shy of an attempt to accomplish by judicial fiat that which the Parliament of Monopolies had been unable to achieve through legislation. By utilizing the legal technique of extending a premise to the point of absurdity, Coke argued that if it were within the Crown's prerogative to grant to the citizens of Gravesend preeminence over traffic on the Thames, would it not also follow that the Crown could grant a preeminence to certain citizens before the "courts of justice," or restrain butchers and bakers and all others from buying and selling? Further, could the King then burden the public with a grant of preeminence "to a coachman to carry people in the streets of London . . . ?"[8] To assert such horrors was to brief their refutation. The River Thames was a "common river" (Coke cited Bracton), and as such, the Crown was without power to interfere with the natural forces of competition. This was the defiant conclusion reached at Westminster.

James I, never a monarch to take an affront passively, bided his time but a little. In 1613, a year after the decision in the *Gravesend Case,* Edward Coke was no longer Chief Justice of His Majesty's Court of Common Pleas.[9]

Though James Stuart might oust an offensive judge, nothing could stem the tide, which now ran heavily against the grant of royal monopolies. By 1621 Coke had regained a seat in the House of Commons. Within weeks the House passed and the Lords assented to legislation declaring all monopolies "contrary to the laws of this Realm, and so . . . utterly void."[10] Monopolists were to be punished with the forfeiture of treble damages and double costs to those whom they attempted to oppress. Should a monopolist flex economic muscle in an attempt to ward off a threatened suit, such conduct constituted a separate offense exposing the culprit to lengthy imprisonment.[11]

Had Coke been able to enforce the full breadth of his judgment in the *Gravesend Case,* or had the sweeping parliamentary legislation of 1621 banning all monopolies been successful, our story might end in the seventeenth century. Yet in a capital-scarce economy the government of James I lacked the means to directly establish transportation services. The political campaign to void monopolies per se failed because no amount of judicial or legislative rhetoric could long hide the inability of the government to pick up where the private monopolistic purveyors had left off. Economic realities were impervious to judicial salvos; they mandated a return to 1444 and the concept of a compact with private wealth. Discipline, not wholesale nullification, was the long-term solution. For the common law judges, it was back to Bracton. Again the calipers of abuse, misuse, and lack of full user would be applied on a case-by-case inventory of privilege.

If Coke's efforts at abolition by judicial fiat fell short, one aspect of his assault upon the institution of monopoly privilege reopened a wound first inflicted by the *quo warranto* legislation of Edward I. It had been more than three centuries since Edward had commanded that in case of doubt as to the scope or origin of an asserted privilege, the burden of proof was upon the claimant, who was to appear before the judges at Westminster. Coke's series of rhetorical propositions, used to ridicule the nature of Gravesend's asserted preeminence, again focused upon the claimant the burden of establishing the exact territorial scope and occupational sweep of the questioned privilege. Procedurally placed as the monopolist's first hurdle, this requirement revealed the endless tension of a shifting triangle—the security of the monopolist; the needs of a developing economy; and a politically restless constituency of consumers.

Yet like all victories won in the halls of Westminster, amendments promising the eventuality of change were eclipsed on a far more genuine field of battle.

The Privilege Asserted

Now while I was gazing upon all these things, I turned my head to look back and saw Ignorance come up to the River side: but he soon got over, and that without half that difficulty which the other two men met with. For it happened, that there was then in that place one Vain-hope a ferry-man, that with his boat helped him over.

—JOHN BUNYAN[12]

In 1649 Charles I, son and heir of James I, was tried by his subjects for betrayal of the kingly office and executed. With his death, the revolutionary forces led by Oliver Cromwell abolished the monarchy and replaced it with what was termed a "commonwealth." To historians a bit closer to the events of this turbulent era, it was called the "interregnum." However labeled, these eleven years, two months and twenty-nine days were marked by great turmoil at all levels of the "revolutionized" society. Not the least affected were the legal profession (viewed with deep suspicion as having been basically pro-monarchist) and the judiciary. Again, such matters of high drama would fall beyond the purview of our inquiry, except that another ferry monopolist elected to go to court with a suit for competitive injury against an unlicensed rival.

The Puritan identification of the Crown with monopolies, especially over ferry services, was not confined to politicians and lawyers. It was thus more than coincidental that John Bunyan, an itinerant preacher who was jailed after the fall of the roundheads, should link his ferryman over the River of Death with Ignorance. Indeed, Bunyan's boatman's very name—Vain-hope—was an apt description of one ferryman's chances for success in a landmark suit brought during the interregnum, *Churchman v. Tunstal.*[13]

England might have been without a monarch, yet the common law courts continued to sit at Westminster. Also continued was the essential advantage of "Crown answering" status: a right to audience in the common law courts as a forum to assail directly any unlicensed rival.

Far removed from the tense political drama, R. Churchman—the lessee for a term of years of a "common ferry" in Middlesex—had a practical problem. His difficulty, and the steps he took to remedy a perceived wrong, furnished the occasion to test the surviving status of that social contract described more than two hundred years earlier by Justice Newton. The language of his seventeenth-century complaint best tells the story:

> [Plaintiff's] ferry had been a common ferry time out of mind; and he laid in his bill [complaint] that no other person ought to erect any other ferry to the prejudice of his; and the defendant [one Tunstal] being a waterman, who had lands on both sides of the river of Thames about three quarters of a mile distant from the plaintiff's ferry, did usually in his boat ferry passengers, horses, and etc., which was prejudicial to the plaintiff's common ferry.[14]

Lest the judges at Westminster miss the significance of his repeated claim to a "common ferry," Churchman took care to allege the existence of the compact wherein, as ferryman, he could be indicted if he refused to carry passengers, exacted excessive fees, or did not keep his ferry in good repair. Having alleged a bargain kept, Churchman left no doubt as to the reason motivating his presence before the Barons of the Exchequer Court—"wherefore the plaintiff seeks here to suppress the defendant's ferry."[15]

In his answer, Tunstal did not seek to justify his intrusion with a denial that the public was adequately served by plaintiff's efforts; rather, he attacked Churchman for being a "monopolist." Without reference to Lord Coke, Tunstal advanced the proposition that the Thames was a "common river" not subject to prescriptive monopolies. Coke's argument, which had been premised upon extending the odium of the ferry monopoly, was narrowed by Tunstal. In the view of defendant's counsel, Churchman's threat to the commonwealth lay not so much in the fact of his claimed monopoly but in the "uncertain" territorial dimension of that claim; for if "the defendant may not use a ferry three quarters of a mile from the plaintiff's ferry; by the same, he may not use one, two, three, or ten or twenty miles off."[16]

Curiously, the *Gravesend Case* was ignored in the (recorded) arguments of both counsel and judges. Tunstal's attorney was content to parallel Coke's reasoning without any express reliance upon an authority that should have merited great esteem in a post-civil war tribunal.[17]

The decision of the Exchequer Barons was apparently unanimous; Churchman was turned away because his suit was grounded upon an illicit monopoly. Without reference to precedent, the court simply declared that Churchman's claim would constitute an illegal restraint upon trade. Unfortunately for Tunstal, as well as for the judges who demonstrated a remarkable case of judicial amnesia, the year was 1659, the sunset of Cromwell's rule.

The Privilege Recognized

In 1660 Oliver Cromwell was dead; his son Richard was a fugitive from the forces of Charles II, son of the now "martyred" king. It would be two years before such a relatively trivial issue as Churchman's claim matured for reargument before the now repopulated Court of Exchequer. To Churchman's undying good fortune, the judge who presided over the retrial of his case was Lord Matthew Hale. On April 7, 1662, this magistrate of spotless character decreed that Tunstal's competitive ferry should be suppressed.[18] No one could have known it, but that date was to mark the last time that an appellate court in Great Britain would check the forces of competition in deference to a ferry monopolist.[19]

In the wake of the revised judgment in *Churchman,* English common law seemed to stabilize on the proposition first clearly articulated by Justice Warburton in the *Gravesend Case:* the fact of monopolies was accepted, as was the power of the Crown to grant them, "for the benefit of the common wealth."[20] Ravaged by years of civil war, the economy was unable to generate governmental revenues sufficient to finance the constant expansion of the transportation matrix. The monopolist, in compact with the Crown, still had a function to perform.

But it was to fall to the common law, and not the authorities of the central executive, to curtail that privilege when faced with a monopolist's decreasing utility. The elaborate enforcement machinery envisioned in the fifteenth century to police the errant monopolist was, by the dawn of the eighteenth century, a fictional restraint upon exploitation. It is true that from time to time parliamentary legislation and royal decrees commanded sheriffs and local justices to inquire into the state of ferry services and to mete out punishment to the faithless abuser. It is also true that as early as the sixteenth century Henry VIII had attempted to augment the ranks of enforcement officials by offering to split the fine (fixed at treble the fare) with any subject who would litigate a violation of the duty to serve. Such steps were to little avail, however.

The closing decades of an otherwise turbulent seventeenth century were years of judicial deference to and cooperation with a royal government that attempted to hold franchises and competitors in a proper and prosperous balance. Such abstinence took the form of the refusal of standing to one consumer in *Payne v. Partridge,* a 1689 case before the King's Bench. The court denied the plaintiff the right to complain against the "common" injury arising from a ferry operator's refusal of passage, reasoning: "plaintiff could not maintain an action, for not passing; for so any other subject might bring an action, which would be endless, and infinite."[21]

Moreover, unless the individual had sustained "special damage" (the ferryman had lost the passenger's goods, drowned his horse through negligence, for example), the only recourse was to seek a public indictment or to furnish the sheriff with an "information." Records of such public prosecutions are as sparse as the commentaries of eighteenth- and nineteenth-century text writers concerning these procedures.[22]

The formal machinery for recognizing and implementing a new Crown answering service—the writ *ad quod dampnum* (literally "at what loss")—was yet another example of initial judicial deference to executive procedure and the marketplace. An applicant for royal monopoly status, for the creation of a new Crown answering service, was directed to the lord chancellor's office, where the nature of the desired monopoly and identification of the populace and locality to be brought under the servitude were particularized in writing. In addition, the applicant was to inform the chancellor of any adverse impact anticipated upon the revenues of service of an extant monopolist. Upon recepit of this application, the chancellor issued the writ *ad quod dampnum*[23] to the local sheriff, which notified the local populace and invited comment and protest.

If an existing monopolist desired to protest the granting of the new patent he was to make a written submission to the sheriff, who forwarded it, together with the findings of his investigation, to the chancellor. Upon a determination of any disputed claims, the patent was to issue if it were found that no one would be injured. But the concept of "injury" was relative. And it is at this juncture that hindsight reveals a betrayal of the Bractonian norms.

Aside from the frustrations of bureaucratic delay, the new applicant was soon handicapped, for the formal quest for injury was misdirected. Any division of demand among more than one supplier was likely to be branded "injurious" to *that* supplier. Yet the impact of competition upon the interests of consumers might well be salutary. In 1687, the House of Lords applied the *ad quod dampnum* inquest in such a manner as to make it obvious that the focus was to be upon injury or prejudice to the monopolist and not to the public.[24]

Given this perversion of the Bractonian objective, it was not surprising that would-be competitors preferred to avoid these official channels. New ventures would not seek out a license. True, this step was taken at risk: having acted without obtaining a patent, the venturer's ferry or market was to be adjudged a common law nuisance to anyone injured thereby. He could be subjected to fine or abatement. Yet, the lax record of public prosecution again reduced the risk of ruin. If no one complained, and the venture persisted for twenty-one years and a day, both a public *quo warranto* challenge and an ancient monopolist's action for competitive injury would be turned aside upon the legal fiction of a lost grant![25] The law as written and the often differing law as applied thus formed a curious melange that inadvertently aided many a competing service provider.

The Privilege Impaired

A time there was, ere England's griefs began,
When every rood of ground maintain'd its man:
For him light labour spread her wholesome store,
Just gave what life required, but gave no more;
His best companions, innocence and health,
And his best riches, ignorance of wealth.

But times are alter'd; trade's unfeeling train
Usurp the land and dispossess the swain;
Along the lawn, where scatter'd hamlets rose,
Unwieldy wealth and cumb'rous pomp repose;
And every want to opulence allied,
And every pang that folly pays to pride.
Those gentle hours that plenty bade to bloom,
Those calm desires that asked but little room,
Those healthful sports that graced the peaceful scene,
Lived in each look, and brightened all the green,—

These, far departing, seek a kinder shore,
And rural mirth and manners are no more.

—OLIVER GOLDSMITH[26]

As Oliver Goldsmith's verse so longingly and regretfully suggests, the eighteenth century ushered in vast changes for the face and spirit of the British Isles. Goldsmith's quaint village—Auburn—was a fitting paradigm for the desolation and exploitation wrought by the new industrializing age. Not surprisingly, the fates of ferry and other transportation franchises were inextricably tied to the course of industry. By the close of the century, many a monopolist fell from royal favor by failing to keep up with material change. After the initial deference to the activities of the executive and legislative branches, and an apparent adherence to the *ad quod dampnum* machinery, judicial activity came to the forefront. The courts were willing and capable actors in the movement for monopoly divestiture, performing in the name of progress and public service.

A handful of cases traces the decline from royal favorite to public servant. By the middle years of the eighteenth century, the suit for competitive injury was of no economic value to a monopolist guilty of either abuser or of the failure to make full user in the face of expanding public demand. By 1792 judicial solicitude for the public advantage had been carried so far that (1) the mere fact of competition was no longer actionable, and (2) the ancient monopolist was saddled with the near-impossible burden of demonstrating that the defendant's diversion of traffic was motivated by the intentional goal of subverting the protected status. Both developments were ardently resisted by counsel for the owners of ferry franchises; both were ultimately accomplished by an increasingly single-minded judiciary.

It was evident that by the dawn of the eighteenth century, British society was burdened with antimonopoly enforcement machinery that, though formally sufficient, might well have provided material for a Gilbert and Sullivan farce. From the broad vantage point of an economy in transition—and from the immediate perspective of unmet human need—the situation was far from comical, however. The remedial "rights" did not equal the contemporary "wrongs." Recalled from the distant past, such difficulties were in many respects a reflection of that modern monument to insensitivity and neglect—the wrong side of the tracks.

The misdirected quality and sparse quantity of executive attention to monopolistic abuse created a problem that the common law courts were ultimately to resolve. In the course of attempting to rescue the consumer needs of the eighteenth century from the rigid and inadequate service monopolies of the fifteenth, sixteenth, and seventeenth centuries, common law courts were able to draw upon their experience gained in dealing with the feudal legacy of local monopolies. In many respects, subjugation of the mill and bakehouse had been a more challenging task. In these contests, it will be recalled, the point of departure was not the "duty to serve," but a desire on the part of the local monopolist for an effective remedy capable of countering the ravages of competition. It was indeed a triumph of the common law that the remedy arrived upon—the suit for competitive injury—was extended only when accompanied by an agreement to observe the duty to provide equal and adequate services to all persons within the asserted servitude, and to serve at a price structure that, given market realities, was reasonable.

That juristic technique, which hastened the transformation of the feudal manor, was now applied in the second major episode of distributive justice. Significantly, the relief once again arose in the marketplace, in the form of the potential competitor. The neglect of the *ad quod dampnum* proceedings guaranteed that the host of newly arising competitors held one attribute in common—they were unlicensed. As such, they were fair game for the ancient monopolist's assertion of the suit for competitive injury. Two factors now impelled the ferryman to follow the miller in quest of this elusive remedy: the apparent success of *Churchman* and the failure of the Crown to raise the *quo warranto* standard. For a time, the common law courts toyed with the idea of permitting inadequate service as an affirmative defense in the hands of the unlicensed rival. But in 1744, the Court of Common Pleas rejected this potential death warrant for the ferry monopolist in favor of a technique that assured a more subtle demise.[27]

Although the King's Bench, in *Payne v. Partridge,* had decreed that issues of excessive tolls, inadequate facilities, or inconvenient services were "common" and as such could not be litigated at the instance of a private suitor, a half-century later the Court of Common Pleas reopened the ledger for each of these elements. In 1744, an unlicensed competitor—one Hart—was brought before the Common Pleas by Elizabeth Blissett. In her complaint, Blissett demonstrated that water transport had become a big business. She then traced the lineage of her service monopolies—a number of ferries plying the Thames and its northern tributaries—back to the time of Queen Elizabeth. Her grievance was that without color of a royal franchise, Hart had set up facilities competing not with one but with many of her ferry ventures.

Her complaint ventured into dangerous grounds, as it alleged economic consequences that, while injurious to Blissett, were clearly advantageous to the public. In the words of her pleading:

> The defendant . . . unlawfully, injuriously and wrongfully erected and set up another ferry upon and over the said river near to the said ferry of the said Elizabeth . . . and continued the same, and at diverse days and times, and unjustly carried and conveyed in his boat a great many persons and diverse horses, or with the same river, there forward and backward near the plaintiff's said ferry; by reason whereof, the plaintiff was obliged to let her said ferry at a much less rent than she did before and had been deprived of a great part of the profit and emolument of the said ferry, which of right belonged to her.[28]

In five other identical counts, the same ponderous declarations advanced a simple economic message: Somehow—either by dint of lower fares, more commodious craft, or more convenient service—Hart had managed to divert a substantial portion of the traffic heretofore monopolized by the plaintiff.

In the trial in the County Court, these factors were adduced before a jury that was instructed that it could not, by virtue of the law as settled in *Payne v. Partridge,* consider the defects in Blissett's service as grounds for exonerating Hart, were he in fact guilty of interfering with her de jure monopolies. The jury adhered to these instructions. It returned with a verdict of guilty of competitive infringement—then proceeded to award damages of one shilling![29]

Notwithstanding the fact that he had totally escaped the suppression meted out to the likes of Tunstal, and had been forced to compensate for the diversion of "substantial sums" with but a shilling in damages, Hart lodged an appeal before the Court of Common Pleas. Conceivably the dimension of the jury verdict encouraged his attorneys to believe that Crown answering monopolies were ripe for the same fate that had befallen mill monopolists. In any event, on appeal Hart alleged for the first time a series of defects amounting to accusations of both abuser and lack of full user. These allegations were founded upon the legal premise that anyone competing with such a flawed monopoly violated no law. The significance of his position so impressed the Common Pleas that oral argumentation was held not once but twice.

On the 26th of November, 1744, the Court presented its judgment, a Pyrrhic victory for Blissett. Relying upon the precedent of *Payne v. Partridge,* the judges were of the opinion that neither the accusation of abuser (Hart had assailed Blissett's fare schedule as being both excessive and irrational) nor the allegation of a failure to make full user was a matter cognizable as an affirmative defense. If there were a violation of the ferry operator's compact, the remedy lay in an indictment and presentation by the executive officers of the Crown. Thus judgment was affirmed for Blissett. But the penalty remained one shilling. Although the court did not dwell at great length upon the issue of damages, the reporter who covered the occasion later recorded in his copybook that the judges declared that it was competent for the jury to take into account, in assessing damages for competitive injury, the state of plaintiff's services. Ironically, Blissett—under this damage scheme—emerged as a "victor" with a sum of money equivalent to the fare she would have received for the transport of a single wagon.

Following his multiple appearances in court, Hart stood adjudged guilty of a common law trespass, but enriched by a common law rule. The net result of this litigation was to place on the ancient ferry monopolist the same onus that the courts had long ago fastened on the local miller: only by maintaining a level of service so reasonably priced as to avoid the stigma of either abuser or lack of full user could the Crown answering monopolist gain any effective remedy.

The rather anomalous result in *Blissett v. Hart*—where the party convicted of wrong manifestly profits at the expense of the apparently vindicated plaintiff—might be defended on the grounds of pragmatism; but it surely offended the symmetry of the law. On the surface, the doctrine of *Payne v. Partridge* had been preserved. The only formal legal means of establishing a breach of the social compact on the part of a ferry monopolist still lay in a public indictment and presentment, presumably before the court of King's Bench. By allowing such defects to stand in mitigation of the damages recoverable against an upstart competitor, however, the function of the court's judgment was to shift from executive enforcement to the private marketplace the vindication of the duty to serve. By 1792 the Court of Common Pleas was prepared to remove even the affront to symmetry.

As noted by Goldsmith and others far more matter-of-fact, the Industrial Revolution was transforming the English economy. Commerce and industry pressed the transportation matrix everywhere, with demands for enlarged facilities. Technology was to place the physical force of steam propulsion at man's disposal as a wholly fabricated beast of burden. In such a climate, the holder of an ancient monopoly had cause for alarm. If public convenience continued as the judicial yardstick whereby the common law adjudged his continued worth—and the dictum of Lord Coke in the *Gravesend Case* could always be built upon—then the multiplication of new towns and the geometric growth of transportation augured ill for his long-held status. With the decision in *Tripp v. Frank* the worst fears of the ferry monopolist were confirmed.[30]

The case encapsulates charming aspects of everyday life. As the eighteenth century drew to a close, Kingston-upon-Hull continued to act as a market center for numerous small towns grouped along the estuary of the River Humber. Located upon the north shore, the community had regional importance as the major transshipment point on the high road from York (some thirty-seven miles to the northwest) to Lincoln (thirty-five miles south) and from there to London.

From the time of the Romans, the broad estuary of the Humber had presented a substantial transport problem for those engaged in commerce between York and London as well as for the regional populace desiring to patronize the Kingston market. At the time relevant to our discussion, one A. Tripp was the lessee of a common ferry established by presumption of a lost grant. The ferry operator laid claim to an exclusive right of travel between Kingston and the village of Barton on the south shore. (For several centuries the Lincoln road terminated at Barton, a factor that had helped determine the selection of the ferry terminal.)

Though the ferry was exclusive as a consequence of its Crown answering status, others had rights to water carriage upon the river. George Frank was such an individual. It was conceded that he held a right to operate a market boat that would depart from the village of

Barrow, less than two miles to the east on the south shore. According to Tripp, Frank's right was limited to those days in which a market was being held in Kingston, and on those days only for the convenience of the regional populace desiring transport to and from that market. So long as this pattern continued, the two lived in harmony.

Harmonious relations were threatened, however, when a spur from the Lincoln road was completed to Barrow. Thereafter it was possible for an individual traveling to York to cut a few rods off the journey by proceeding directly to Barrow. Litigation was inevitable when one day—and it was not a market day—travelers from an unspecified place of origin presented themselves in Barrow and asked Frank to transport them to Kingston. Frank obliged; it was the first of many trips.

At this relatively late juncture it was probably not surprising that no public prosecution or *quo warranto* was mounted to check the activities of Mr. Frank. If there were to be redress it would flow from an action for competitive injury. This was Tripp's role in history. In his complaint framed along the classical allegations, he took the position that all profits and emoluments garnered from Frank's "expanded" service were, of right, within the monopolized rewards of his common ferry. The ferryman's action was tried before a jury in York. When the trial was over Tripp had more than occupation in common with Elizabeth Blissett; he also came away with a verdict and one shilling. What is more, this time the trial judge directed that the defendant was to have liberty to appeal to the Court of Common Pleas at Westminster so as to be relieved of even this minuscule stigma of having infringed Tripp's right if "plaintiff was not entitled to recover under these circumstances."[31]

Though he was protecting but a shilling in recovery, Tripp retained two lawyers to represent him in an effort to block appellate consideration of his verdict. It is clear from their argument that Tripp's counsel perceived the danger to their client's continued economic life; for the lawyers argued that if the conduct of the defendant could "be justified in this instance, it would render a right of ferry perfectly nugatory. Every person, then by going a little to the right or left of the usual track of the ferry, may equally avoid the ferry; but that would annihilate the right itself."[32] In their oral argument, counsel for Tripp admitted that delineating the geographical extent of his appropriate monopoly was not easy, and they urged upon the Court of Common Pleas a rule according deference to local cus-

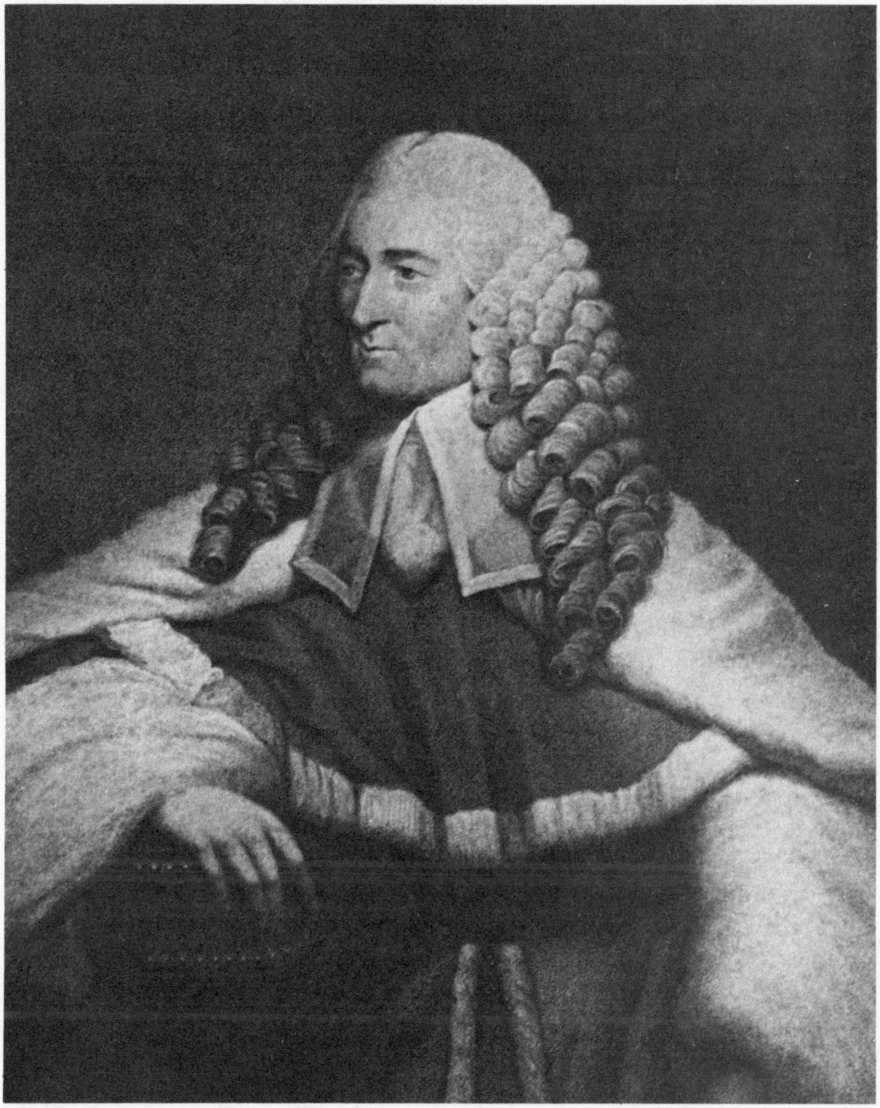

Mr. Justice Ashhurst, who cast the deciding vote in Tripp v. Frank.

tom. In line with this view, the fact that Frank was guilty of carrying persons who were not going to the market entitled plaintiff to a right of recovery. This asserted right arose from primitive ideas of justice for, as was argued, owners of ferries are "bound at their peril to supply them for the public use; and are therefore fairly entitled to preserve the exclusive advantage arising from them."[33]

It was in the context of this direct reference to the ancient contractual relationship of ferry owner to the Crown that the court interrupted plaintiff's argument with a question: was the client, Tripp, bound to carry a member of the public from Barrow to Kingston? "Assuredly not," was the response.[34] This proved fatal. If Tripp were not compellable, by virtue of the terms of his presumably lost franchise, to transport members of the traveling public from Barrow to Kingston, then the activities of the defendant in providing such service did not infringe plaintiff's right. Hence, in the view of all four justices. Tripp's admission undermined his case. At that juncture, argumentation ceased and judgment commenced.

It was left to Lord Chief Justice Kenyon to deliver the devastating blow:

> If certain persons wishing to go to Barton had applied to the defendant, and he had carried them at a little distance above or below the ferry, it would have been a fraud on the plaintiff's right, and would be the ground of an action. . . . [But] it is absurd to say that no person shall be permitted to go to any other place on the Humber than that to which the plaintiff chuses to carry them. It is now admitted that the ferryman cannot be compelled to carry passengers to any other place than Barton: *then his right must be commensurate with his duty.*[35]

Frank had violated no right of Tripp, for he had impinged upon no duty owed by the plaintiff.

Hereafter, in order for Tripp to establish competitive injury in Frank's operations, it would be necessary to establish by positive proof that those members of the traveling public who presented themselves in Barrow seeking passage to Kingston did so with a fraudulent intention. This would require proof of the absurd proposition that customers had gone two miles out of their way in order to avoid the plaintiff's ferry.

Huzzey v. Field, an 1835 decision, sounded the death knell.[36] It involved the protected status of the Pembroke Ferry, operated since time out of mind. Again, the ancient monopolist secured multiple counsel, who argued with great force that, with the possible exception of *Tripp v. Frank,* the entire common law of England was united on the proposition that the holder of a common ferry, by dint of his obligations assumed to the Crown, had the reciprocal right of exclusive carriage of traffic that was "naturally" monopolized by the dimension of the local transportation matrix. The opinion of the court delivered by Lord Abinger, Chief Baron, accepted this as a general statement of the substantive law. Thus Lord Abinger concluded that the Exchequer Bench stood willing to confirm "plaintiff's right to the exclusive privilege of ferrying passengers who leave Nayland, with no other object than that of going to Pembroke."[37] Given the evidence of the declared destination of the passenger in question, one Llewelyn, was there not on this record an actionable wrong even within the restriction imposed by *Tripp v. Frank?* No, there was not. Abinger had selected his words with care; the phrase "with no other object" was to prove the plaintiff's undoing. For if the court on the substantive law appeared sympathetic to the monopolistic, the procedural burden now settled upon Huzzey was virtually impossible to discharge successfully.

The offending passenger, Llewelyn, had declared his intention of going to Pembroke. Thus it would seem that, under the Abinger test, the carriage by defendant of such an individual would have constituted an infringement of plaintiff's "exclusive privilege." It was not so. While it would permit no retrial in which the issue could be factually determined, the court speculated that Llewelyn might have had some other object, some personal advantage, in choosing to make an ultimate destination of Pembroke by way of Hobbes' Point rather than the Pembroke Ferry house. So hollow had become the content of the Crown's duty to protect the faithful monopolist, that the caprice of the traveler overbore the "ancient privilege" of the "flower of the Crown."[38]

The Privilege Rejected

Perhaps it presaged the demise of ferry monopolies that the last significant case, *Newton v. Cubitt,* was adjudicated before the Court of Common Pleas.[39] It was a worthy contest. Newton did not come to court on the fictional presumption of a lost grant. Rather, he traced his title back to an indenture dated June 7, 1676. Under the terms of that indenture, King Charles II had granted to the initial holder and his successors an exclusive right of ferriage from a point on the Thames bank to an ancient landing on a small island midstream. The defendant stood accused of hiring a steamboat and using it to transport individuals from virtually the identical point of embarkation to the self-same Isle of Dogs. Even under the rationale of *Tripp v. Frank* or *Huzzey v. Field,* it appeared to Newton and his attorneys that theirs was an actionable wrong.

The defendant's submission noted that at the time plaintiff's "ancient ferry" had been established, the Isle of Dogs had been little more than a stopping-off point on the highway, but that since 1800, it had been "thickly settled." Defendant alleged that he had played a major role in the economic development of the Isle, and that a principal new settlement of some three thousand people had arisen on the island in the wake of his developmental efforts. Appropriately, the community was known as "Cubitt Town."

The jury determined that the defendant had had an innocent intention. Nevertheless, upon a further finding that "to a small extent" the result of his steamboat was to diminish the plaintiff's custom, they entered judgment for the plaintiff.

On appeal to the Court of Common Pleas, Newton again pressed his theory as to the rightful dimension of an "ancient monopoly." The response of the Court, speaking through Mr. Justice Willes, was pure Bracton in tone and brutally terse. Newton's liberty was a servitude upon the general populace, and, as such, to be strictly construed. "Such being the nature of a ferry, the notion that a large area of land should be subjected to the servitude that the owners and occupiers thereof should be prohibited from using the highway of the Thames as they may choose, and should be under an obligation to go to the highway leading to [the plaintiff's ferry terminus] . . . and cross to Greenwich only therefrom, is anomalous." "If 100 of such labourers pass over to Greenwich where one traveller passed in 1800," the Justice went on, "it seems oppressive to fix on such a large number of labourers the perpetually repeated loss of three-quarters of a mile walking for the sake of the small fraction of toll which is the profit to the ferryman on each passenger, and unreasonable so to increase the profit. *If the public conveniences require a new passage at such a distance from an old ferry as makes it to be a real convenience to the public, the proximity seems to be not actionable.*"[40]

Blissett v. Hart had pared the ancient ferry monopolist's right down to the mere receipt of nominal damages. *Tripp v. Frank* took away even the shilling; and in the process, reestablished and shaped the Bractonian content of the duty to serve. *Huzzey v. Field* had placed an insuperable burden of proof on would-be plaintiffs. It had taken the better part of two centuries, yet by 1835 the common law action for competitive injury to a Crown answering ferry monopoly was not worth the filing fee in a county court. *Newton v. Cubitt* was a fitting Bractonian close to this series of cases.

In the decades that followed—from the years of railroads to utilities to civil rights cases—courts across the Atlantic would take the notion of equal service to heart. While their tasks as judges in the United States were just beginning, that notion—articulated by a thirteenth-century commentator and refined through the years—already had a long, fruitful and now clearly defined existence.

After the Harvest—The Privilege Denied

Motions and Means, on land and sea at war
With old poetic feeling, not for this,
Shall ye, by Poets even, be judged amiss!
Nor shall your presence, howsoe'r it mar
The loveliness of Nature, prove a bar
To the Mind's gaining that prophetic sense
Of future change, that point of vision, whence
May be discovered what in soul ye are.
In spite of all that beauty may disown
In your harsh features, Nature doth embrace
Her lawful offspring in Man's art; and Time,
Pleased with your triumphs o'er his brother Space,
Accepts from your bold hands the proffered crown
Of hope, and smiles on you with cheer sublime.

—William Wordsworth[41]

William Wordsworth's paean to the ability of the poet to comprehend and to embody in his work the material advances of mankind stands in marked contrast to Goldsmith's painful lament. So, too, did British jurists accommodate age-old principles of duty and service to the realities of a vastly changed and changing world. It would be railroad law—the very forum for the evolution and expansion of common law notions of equal service in America—that best typified the dead end of England's once-cherished Crown answering monopolies.

In 1825 there were only 26 miles of rails in all of the United Kingdom. By 1850 there were 6,635; by 1880 that figure had trebled. More than two hundred years had elapsed since Lord Hale granted to Churchman the only significant common law vindication of the ferry owner's monopoly. In the intervening centuries, repeated attempts to gain the solicitude of common law judges in support of a social compact had resulted, first, in a technical victory deprived of all economic advantage; then in the distribution of burdens of proof that rendered even the attainment of that technical vindication practically impossible; and, finally, in a cold rebuff that underscored what had been a delicate theme. Public convenience—including the convenience of the laboring classes—rather than ancient privilege, was to be the determinant upon which future advantage would be apportioned and recognized.

In 1845 Parliament passed the *Railway Clauses Consolidation Act.*[42] The principle there established sought to insure the ultimate success of this innovative transportation venture against all physical and legal obstacles. The common law writs of nuisance and trespass were suspended and, in lieu thereof, owners of lands affected by the construction of railroads were to be entitled to compensation. According to C. E. R. Sherrington, some members of the propertied class did rather well in the fairly liberal awards of compensation attending the administration of this act.

> A reverend gentleman who complained that his privacy had been ruined; and his daughters' bedroom windows were exposed to the unhallowed gaze of the men working on the railway; that he must remove his family to a watering-place, to enable him to do which he must engage a curate. All this was considered in the compensation demanded, and paid; yet no curate has been engaged, no lodgings at a watering-place taken. The unhappy family has still dwelt in their desecrated abode, and borne with Christian-like resignation all the miseries heaped upon them. The gilding of the pill, it seems,

> has rendered it palatable, and we have not doubt that if his daughters' room had a back window as well as a front one, he would be exceedingly glad if a railroad was carried across that at the same place.[43]

In such a climate, it might have been their hope that if unable to stem the tide of the railroad construction, the holders of ancient monopolies might at least qualify to ransom the last vestige of economic advantage from their compact with the Crown in the form of compensation. For a while it appeared that it might be so. A decision in the Court of Queens Bench in 1871 granted compensation to a ferry for the total loss of custom occasioned when a railroad constructed a bridge and accompanying footway linking both shores of a turnpike previously served by the common ferry.[44]

In 1877, however, in the case of *Hopkins v. Great Northern Railway Co.*, Lord Justice Mellish withdrew even this last vestige of support.[45] Earlier cases had reduced the scope of a ferry monopolist's privilege to a line of transport from point A to point B. It was now a judgment of the law lords of England that, in fact, such a description of a ferry was excessively generous; for in its final form, a franchise was merely the monopolization of a mode of conveyance from A to B. If technology, in the service of the public advantage, rendered a more commodious alternative at that identical point, there was no infringement, hence no compensation.

The court first stated the argument:

> The first grantee of the ferry is supposed to have represented to the Crown that it would be for the public advantage that a ferry should be established in the particular locality, and then, in consideration of the grantee undertaking perpetually to keep up the ferry, the Crown has granted to him the exclusive right of ferrying within certain limits.

"There is nothing in the nature of this transaction," Lord Mellish went on,

> which would lead me to believe that the Crown intended to guarantee, or had power to guarantee, the grantee of the ferry against changes of circumstances and future discoveries of an entirely different description of transit by which ferrying might be superseded. The Crown professes to protect the

> grantee against the competition of other persons who are in the same line of business and who do the same thing that he does; but he appears to run the risk of any change of circumstances which may render ferrying at that place useless.[46]

The advance of technology rendered plaintiffs' labors devoid of any functional advantage to the society, and with the departure of that advantage, there was an instant demise of privilege.

The railroads had triumphed, but on the wings of a judicial perception that for a time identified with this rapidly expanding mode of communication and transportation, this new sinew to bind the commonwealth. As we shall see in the next chapter, the economic power concentrated into the hands of railroad magnates caused continuous difficulties for the judiciary. Yet as the railroads had inherited advantage from the ferries, so too were they heirs of the duty to serve.

With the unanimous judgment in *Hopkins,* there was—for all practical purposes—a culmination of a fascinating saga presenting the interrelation of King and Parliament; of political theory and economic evolution; and of the judicial weavers who crafted these multifarious fibers into a common law tapestry, a thing of historical beauty and social function. Two themes unite the narrative: society's continuing need for an evolving transportation matrix and a judicial insistence that the matrix at all times be afforded to all citizens on terms calculated to serve the greatest number at the minimum cost. The tale reveals many factual twists, but few ideological turns.

There was nothing in the social compact—as classically formulated—whereby the monarch guaranteed a Crown answering monopolist against the ravages of competition. The more limited promise, redeemed in the extension of the action for competitive injury, was for protection confined to the activities of *unlicensed* rivals. Had there been vigor in the regulated entry of de jure competitors, the public interest, as defined by Bracton, might well be explained by the absence of grounds for discontent. True, Bracton had stated that what the king had once granted to one he ought not grant to another; yet so long as the definition of "grant" was understood as the delegation of a duty of service there remained the possibility that changes in the level of demand would require two service facilities where one had formerly sufficed. The fact that such unmet demand had matured would be sufficient evidence of "lack of full user" to justify the Crown licensing of the second facility.

All of these factors were drawn together in the *ad quod dampnum* machinery, which the royal government had mandated as early as the seventeenth century. Again, the record of the judiciary was one of deference and cooperation.[47] Only when such machinery failed did the judicial process of case-by-case, ad hoc solution begin.

Before proceeding to this next topic—which will enable us, for the first time in this discussion of the common law, to cross the Atlantic and perceive the reception of the duty to serve and its articulation by American courts—we should pause for a moment and reflect upon the available lessons.

The process of discussing mills and bakehouses, markets, and ferries has unearthed legal personalities whose fame has been eroded by the passage of centuries. To what end were their anxieties and efforts? Of what relevance is this common law material to the present situation evidenced in Shaw and too many other communities—the abusive and discriminatory distribution of municipal services?

The link through the ages is a perception from nearly the earliest recorded period that monopolies carried with them a high incidence of social and economic risk. The risk was defined as the exclusion of portions of the populace by the discriminatory activities of a monopolist refusing to serve. Bracton further subcategorized this danger into the concepts of abuser (being an economic discrimination placing the cost above what was necessary and thereby disabling the low-income classes) or the lack of full user (the simple refusal to expand the service in concert with and corresponding to the evolving and augmented public need).

From the thirteenth century on, it was implanted in the thoughts of those learned in the common law that there was a distinct harm to the entire society if this type of abuse or lack of full use caused individuals—even though they were only a minority of the population—to be cut off from participation. One could profitably liken the commonwealth to a human body. If certain members of the body were cut off, deprived of the circulatory system, they would atrophy and die and the remaining entity would be less efficient, less productive, less cohesive than it might otherwise have been. Vindication of this Bractonian perception can be traced as the conscious pattern of judicial activity from the time of his treatise to and beyond the Industrial Revolution.

Whenever it was possible, the classical common law judges, not unlike their modern counterparts, shrank from active intervention. Thus one can go back to *Payne v. Partridge* and see courts worried that if private citizens were allowed to complain as to the service of so-called Crown answering monopolies, there would be such a multiplicity of suits that the judiciary would be overwhelmed. In reality the court was attempting to entice the executive branch to take an active role—to go out and make the determination and then to unite the demands and place upon the provider the imprimatur of executive complaint. The desire was not, therefore, that hard cases might pass away, but that they be carefully prepared and critically presented.

Open intervention was even, at times, explored. One effective check upon the monopolist—a check suggested by Bracton—was the loss of the monopolized privilege. We can see in the activities of Lord Coke and the judges of the Cromwellian interregnum that this direct response was contemplated and actively attempted. Ultimately, however, the solution was not to be found in the attempt judicially to remake the economy by the solemn taking or revoking of monopolies, but rather in a realization on the part of judges that the underlying economy was generating the desire for competition. Thus the judiciary was able to ride the crest of this economic development and use the potential of competition as the whiphand over the now-ancient monopolist—a term of increasingly galling significance, as the monopolist who was ancient came to realize that he was more and more a relic of the past.

The many decisions rendered by the Court of Common Pleas illustrate that litigants in this era were not restricted to the lords or powerful landed gentry; they instead reveal the law and lawyers rubbing shoulders with the emerging middle class. Some—a few—of the cases expressly declare a solicitude for the poor. Seven centuries of war upon excessive tolls sought to broaden access to the greatest number. The open invitation to competition, the pressure to define the compact of the Crown answering service in terms of public advantage, facilitated a free market expansion of essential services in the transportation matrix.

It would be a distortion to conclude that the processes of ancient common law litigation were consciously animated by a desire to advance the lot of the have-nots. But the policies we have reviewed, the dedication to commonwealth, reveal undeniably that the poor benefited at least indirectly from this record of judicial accomplishment. For, whether or not they received the credit for having conscious motivation, the judges, by expanding the amount of food on the table, succeeded in enlarging the quantity of crumbs on the floor.

CHAPTER

4

REFINING THE DUTY TO SERVE: MOLDING THE PRINCIPLE OF EQUALITY IN RESPONSE TO THE RISE OF THE RAILROAD

> *Even you and I will see the day that steamboats will come up that little Turkey River to within twenty miles of this land of ours—and in high water they'll come right* to *it! And this is not all, Nancy—it isn't even half! There's a bigger wonder—the railroad! . . . Coaches that fly over the ground twenty miles an hour—heavens and earth, think of that, Nancy! Twenty miles an hour. It makes a man's brain whirl. Some day . . . there'll be a railroad stretching hundreds of miles—all the way down from the cities of the Northern states to New Orleans . . . Pine forests, wheat land, corn land, iron, copper, coal—wait till the railroads come, and the steamboats!*
>
> —MARK TWAIN AND CHARLES DUDLEY WARNER[1]

THE HUNDRED years following the Revolution saw American society and its economic infrastructure undergo vast and continual change. And the pace was brisk, indeed. Although the transformation was continental in scale, it did not touch every region simultaneously; both time and geography affected the collision and interaction of social ferment and the legal system. America was at once settled and frontier, industrial and agricultural, rich and poor, developed, developing, and underdeveloped. But as Squire Hawkins's words illustrated, material progress was everywhere expected to emerge as the order of the day. Large scale enterprise was taking center stage in the activities of the new republic. The predominance of corn mills, human-powered ferries, and horsecart carriers quickly receded; national and individual well-being was now bound up in the technological developments of the day—the turnpike and railroad, petroleum and electric power, the telegraph and telephone.

Within this novel terrain, American law blazed a more or less smooth path in its reception of the "duty to serve." The influence of the principles and the wisdom of past eras showed in the courts' constant reference to English precedent and in their recurring resort to analogy.[2] Yet these centuries-old principles had to be creatively and purposefully applied, since post-Revolutionary technology had altered the very instrumentalities by which basic services were supplied. Change came even faster with the rapid rise of the corporation after 1876. As individuals, innkeepers, millers, and holders of market franchises were clearly subject to the common law's ancient duties and privileges. With the advent of the corporate form, however, courts found a double leap confronting them: *novel* basic services, unknown to those who had established the duty to serve, being purveyed by *fictitious* entities, to which that duty had never been fastened.

Despite the exigencies of a new and modernizing world, one persistent leitmotif emerged from the sundry lines of reasoning developed in many separate jurisdictions: the judges' and society's confidence in the court's ability to solve social problems. Oscar and Mary Handlin portray this faith early at work in Massachusetts at the turn of the nineteenth century:

> In a state where almost all artisans, farmers, and fishermen, as well as merchants, were preoccupied with possessions there was no alternative. The courts were the citizen's only citadel; in them he sought safety for his invaded rights. The protagonists in each case saw only the immediate interests at issue in the concrete conflict. Yet the resulting decisions built up and strengthened a body of principles and precedents and, whether the people willed or not, formalized the law.[3]

In dealing with the later railroad cases, whatever the specific outcome of the particular litigation, the courts took even greater pride in their ability to analyze the needs and operations of society. They were especially confident in employing common law techniques and methods of reasoning to weigh social and economic policies. Judges in this formative era of American law were hardly prone to self-doubt; they believed firmly in their special ability to resolve a concrete conflict according to the underlying demands and presuppositions of their society. This judicial activism was a dramatic strategic shift from the colonial era, when judges tended to treat the common law as a body of fixed doctrine, readily available for application to individual cases,[4] with no need for judicial invention.

The new legal instrumentalism facilitated the advances of the budding commercial society. Of all the components of government, courts became the most active proponents of institutional change. Judges did not hesitate to pronounce their vision of the social consensus; indeed, they perceived that it was up to them to fashion and expound the goals of the new society. The role of the court was to ascertain, to formulate, to develop broad-ranging legal doctrine as society evolved and as new technology flowed into the mainstream of the economy. In the minds of judges, there was no question that the courts, if left to the task, would hammer out a proper framework of duties, privileges, powers, and immunities that a well-run society could assign to its public enterprises.

The judges shared one underlying belief that swept through their opinions: the common law was up to the task of founding public policy.[5] Although, in many areas of the legal realm, judges would begin to substitute strict adherence to formal rules (often created only a few decades before) for judicial creativity and inventiveness, they remained confident of the social and political importance of their words and actions, the indispensability of their role, the centrality of their doctrines.

Thus, the judiciary insisted that its own special system of legal reasoning could be counted on to develop appropriately the duty to serve doctine: by the sheer power and correctness of their arguments, courts would inspire the confidence and respect of the community. Again and again, the courts refused to take the easy route of basing the duty of a particular public service company or municipality on the specific wording of a statute or franchise. They simply shrugged off the legislative language as unnecessary, redundant, inserted out of an abundance of caution, or sometimes, as a last resort when confronted with explicit legislative intent, as a codification of existing judge-made law.[6] Judges would explore and find for themselves.

On occasion these assertive judges could rise to a verbal belligerence in arguing that the definition and reasoned elaboration of the doctrine forbidding discrimination was altogether too complex a task for the legislature.[7] In the courts' estimation (carefully molded, to be sure, in feigned modest and objective diction) their chosen method of decision making would place these valuable public rights upon a more natural, broader, and firmer foundation than could be achieved by any specific act of a legislature, subject as its enactments are to the whim of repeal and the caprice of subsequent lawmakers. They would strive to inspire the confidence of the community in a judicially molded system of law and order. At times, one might only wish for a slightly less self-congratulatory tone. And the danger of hubris always dangled before the least democratic bunch.

The rush of technological change and the judiciary's concern for the duty to serve came to a dramatic head in one special area of American economic growth: the railroad. The "iron horse" was a fresh challenge to the common law doctrine of the duty to serve, technologically more advanced and economically more powerful than any other basic service to which it had yet been applied. Courts struggled to adapt the common law to the proliferating and perplexing problems presented to them. Railroads claimed that their character as private enterprises barred judicial supervision. In response judges found new commands in the common law and, on the basis that in contemplation of the law they were indeed public in nature, began to develop and enforce one particular obligation that was found to flow from the general duty to serve all—the obligation of equality in the setting of rates. More important, the railroads provided a rich source of analogies for other public services; for planted in the rocky soil of the railroad cases are the seeds of doctrines that reach fruition in the next phase of citizen suits striving to rectify public wrongs—those seeking the equalization of municipal services.

The Catalyst: Railroad Abuse

> *The whistle of the locomotive penetrates my woods summer and winter, sounding like the scream of a hawk sailing over some farmer's yard, informing me that many restless city merchants are arriving within the circle of the town, or adventurous country traders from the other side. As they come*

> *under one horizon, they shout their warning to get off the track to the other, heard sometimes through the circles of two towns. Here come your groceries, country; your rations, countrymen! Nor is there any man so independent on his farm that he can say them nay. And here's your pay for them! screams the countryman's whistle; timber like long battering rams going twenty miles an hour against the city's walls, and chairs enough to seat all the weary and heavy laden that dwell within them. With such huge and lumbering civility the country hands a chair to the city. All the Indian huckleberry hills are stripped, all the cranberry meadows are raked into the city. Up comes the cotton, down goes the woven cloth; up comes the silk, down goes the woolen; up come the books, but down goes the wit that writes them.*
>
> —HENRY DAVID THOREAU[8]

As the words of Concord's famous recluse indicate, it would be hard to exaggerate the impact the railroad had on nearly every aspect of mid-nineteenth-century American life. In those years the railroads were the chief instrumentality of nascent capitalism. They were the biggest business, the most important single economic interest in the United States. They allowed industry to reach a newly created national market. The 1850s were years of impressive growth in track mileage—from 9,000 to 30,000 miles—and in total investment—from 300 million dollars at the start of the decade to 1.15 billion dollars in 1860.[9] The extent of trackage continued to increase: 52,000 miles in 1870; 93,000 in 1880; 163,000 in 1890; and, at the turn of the century (when capitalization totaled 11.5 billion dollars), 193,000 miles. By 1886 the railroads employed 650,000 people. Fully one-fifth of the country's total capital stock was owned by them.[10] In addition, they remade the internal structure of American business enterprise: the giant railroad corporations gave birth to managerial capitalism, attendant with its own vast bureaucracy.[11]

Contemporary commentators shrewdly observed that the introduction of railways created a new world. That "new world" is our world: one of unified nation-states of continental girth; of large scale production, territorial specialization, economic dependence; of large cities, burgeoning into megalopolis.

For the railroads,[12] command over the economy was translated into the command over politics and territory.[13] By distributing favors, such as free passes (by which all public officials, from judges to the local selectmen, received free transportation for themselves and their families), or by outright or subtle bribery, or by threatening to bypass certain areas, the railroads (and those who controlled them) secured a respectful ear for their wishes from state and local governments.[14] The vulnerability of industry and communities alike to the power of transportation was quickly exploited by the railroads, which found they could make and break cities—even entire regions. When state legislatures passed Granger laws to regulate their activities, railroads even drew a *cordon sanitaire* around disaffected regions, effectively confronting them with total deprivation of necessary raw materials and loss of access to consumers in distant markets. As James Hudson summed it up in 1886:

> Power now left in the hands of the railway managers, to change their rates so as to discriminate in favor of one set of shippers and against another, or to manipulate the business of their corporations so as to affect the stock market, is a dangerous and intolerable threat to commerce, to investors, and to the whole social fabric. . . .[15]

Financial manipulations, erratic and inadequate service, extortionate rates, and economic discrimination were common; to monopolize the freight business of a region, railroads would often provide transportation at below-cost rates, only to raise them sharply after competition had been stilled. Such deceitful practices were the target of many concerned reports by contemporary commentators and historians. Surveying this literature of complaint in 1886, Richard T. Ely concluded that "it is difficult to tell where to begin and where to end in the count of abuses as they are so numerous and momentous. Equally difficult is it to find language in which to portray the sober scientific truth in regard to these abuses, for their enormity is such as almost to baffle description." Furthermore, he elaborated, "our abominable no-system of railways has brought the American people to a condition of one-sided dependence upon corporations, which too often renders our nominal freedom illusory."[16]

This catalog of sins produced a spate of lawsuits and, more or less speedily, a new armory of judicial remedies. Each device employed by the railroads—rate differential, rebate, exclusive contract—brought forth its own special response. From these particular battles emerged general conclusions that illuminate the nature of that most valuable and elusive philosophical concept—equality.

The very invocation of the term has special significance for Americans. Not since the constitutional debates had lawmakers and jurists faced such a meaningful confrontation of common rights (equality) and self-interest (freedom).[17] Perhaps because of native thinkers' close involvement in this signal debate, it took a visiting French official—Alexis de Tocqueville—to locate the halting yet discernible American inclination toward equality: "I think democratic communities have a natural taste for freedom: left to themselves, they will seek it, cherish it, and view any privation of it with regret. But for equality, their passion is ardent, insatiable, incessant, invincible. They call for equality in freedom; and if they cannot obtain it, they still call for equality in slavery. They will endure poverty, servitude, barbarism—but they will not endure aristocracy."[18] Tocqueville's terminology was prescient, indeed. During the latter half of the nineteenth century, there was a growing public and juridical concern over the emerging railroad "aristocracy" of wealth and power.

In the process of making individual decisions, the courts were shaping the meaning of the term "equality"—determining whether it would be advanced as an absolute value, predominating over all other concerns; or whether it would be promoted as one of a series of societal considerations, tempered by other factors such as optimum efficiency and practical economics.

The Role of the Judiciary: Interaction with the Legislature

Unlike jurists in more "primitive" cases dealing with mills, ferries, and inns, American judges could not turn to England for guidance in the realm of railway abuses. For there was no judicial direction there—indeed, there were no cases dealing with English railroads.

Across the Atlantic the potential for abuse inherent in the railroads' extraordinary power had been anticipated from the outset. As early as 1836 members of Parliament had noted the probability that competition would fail in the railroad industry. The first committee to investigate the problem was formed in 1840; a second in 1844 recommended regulation; a railway commission followed two years later. Parliament then passed the Railway and Canal Act in 1854, which prohibited discrimination, and took another step to eliminate unjust rate differentiation by including what came to be known as "equality clauses" in even the earliest railroad charters.[19] From very near the moment of their birth, then, railroads in England were required by legislation to apply equality of rates.

In America, on the other hand, the evolution of rate equality followed the pattern suggested by Tocqueville's insight that crucial social issues in the United States inevitably wend their way to the courts for determination. Legislators failed to create a remedy, for the predominant legislative concern in America was not with regulations but with obtaining railroad service.[20]

Partly in deference to the need to expand the economy, partly because of a special fondness for railroads, partly out of cupidity, perhaps even because of the novelty of the issues or the lack of foresight characteristic of new frontier legislatures, neither state nor federal legislators seriously concerned themselves with control over form and methods of providing services. When railroads were first chartered, no one seemed to fear that enormous opportunities to discriminate would emerge. To most, the railroad was to be merely another type of highway, and it was generally assumed that all would be able to travel upon the rails with their privately owned cars (as was the case with turnpikes). Anyone hiring himself out to carry passengers or freight would have his rates controlled by competition from others traveling on the same road; hence there would be no need for legislative control. "The question then was how to get railroads, not how to control them."[21] Legislatures promoted the construction of railroads, but viewed unrestricted competition as the best way to control the railroads already in existence. Consequently, most early legislation was colored by this laissez-faire attitude, a position so prevalent that as late as 1874 a railroad general manager could write: "Discriminations are the necessary result of competition, competition is the best protection against extortionate charges—much more efficient than any artificial legislative device."[22]

The United States Supreme Court had also indicated its preference for competition, most markedly in the case of *Charles River Bridge v. Warren Bridge*.[23] There the court ruled that only explicit language in a state charter could grant a bridge owner the right to monopolize all traffic "in that line of travel." Chief Justice Taney and the four associate justices who joined him in the majority served as harbingers of a new competitive era. "Coming, as it did," comments Charles Warren, the noted Progressive constitutional historian, "just at the period when the new systems of transportation by railroad and canals were first developing, the decision was an immense factor in their successful competition. . . ."[24]

Massachusetts' Justice Story, in his dissenting opinion, seemed to speak for a lost world when he championed contract rights against the imminent prospect of railroad companies muscling onto routes reserved by the state for toll roads. In succeeding decades, years of rapacious railroad growth, there would be increasing concern over this commitment to what was later perceived as a dog-eat-dog economic world. But for now—the 1830s—competition was the chosen route for attaining the public interest and the excuse for legislative inaction.

Further, even when regulation through large-scale government intervention in the economy was attempted, it was stymied by the political and financial power of the railroads. In 1857, for example, New York railroads arranged payments of $25,000 to ensure the dissolution of the New York Railroad Commission, created only the previous year.[25] Proposed regulatory legislation in New York was defeated in 1881 because "a majority of the Senate had been elected in the railroad interest and no bill could pass without Mr. Vanderbilt's [president and principal owner of the New York Central] consent."[26] In the blunt words of Jay Gould, the head of Erie Railroad:

> It was the custom when men received nominations to come to me for contributions and I made them and I considered them good paying investments for the company; in a republican district I was republican, in a democratic district I was democratic, and in doubtful districts I was doubtful, in politics I was an Erie railroad man every time.[27]

As a result of such machinations, early railroad charters rarely made any reference to rate discrimination. Until well after the Civil War, there were only a few general statutory prohibitions of discrimination. Indeed, in 1886, sixteen of the thirty-eight states, including such mighty commonwealths as New Jersey and Pennsylvania, still had no legislation whatsoever on their books dealing with abuses by the railroads. Some five other states had enacted statutes, but they merely codified what the courts were then in the process of declaring anyway, and they relied on the courts for enforcement.

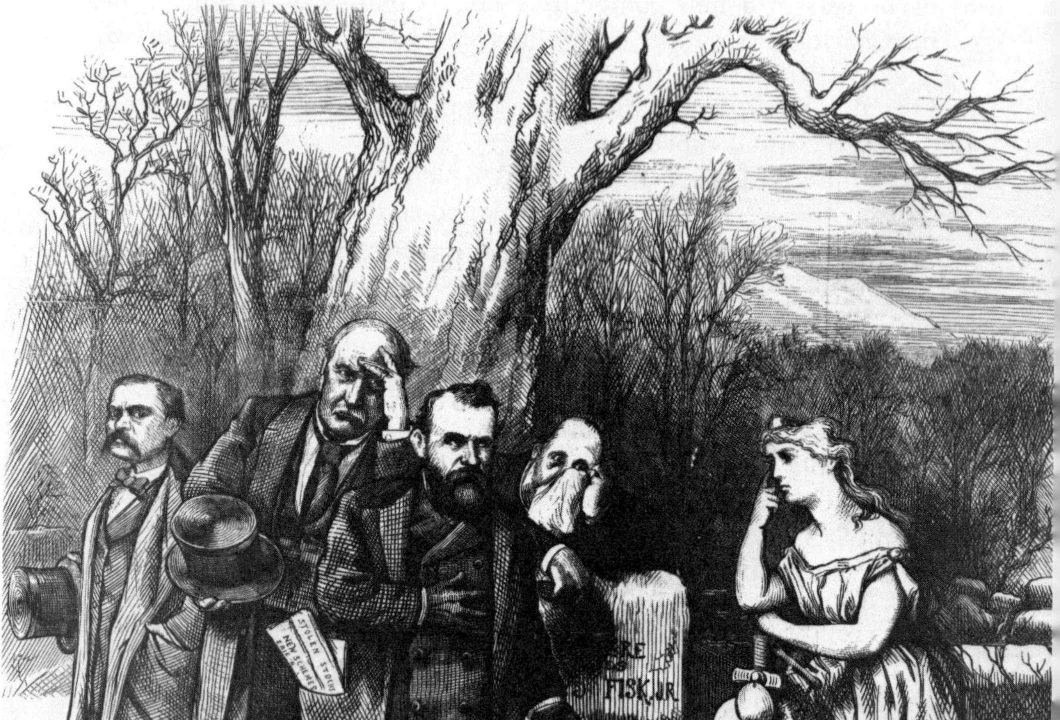

Thomas Nast's Jay Gould (of the Erie Railroad) mourning rival magnate Jim Fisk.

Despite this legislative stalemate, the economic and philosophical imbalance posed by the railroad rate system did not long evade review by the judiciary. In the case of railroad rate discrimination, which until the 1880s was not a widespread concern, it was natural for injured parties to turn to the courts, where influence in government was not necessarily a prerequisite to obtaining relief. With legislatures too often placing business interests ahead of all other concerns, there was surely no alternative. For better or worse, the issue would be settled in a judicial forum.

Courts, far from upset over this added burden, welcomed the stew of regulatory queries set before them. They were self-consciously orchestrating the common law instruments for active involvement in social affairs. There was no twentieth-century talk of judicial self-abnegation, of lack of jurisdiction, of the failure to show standing, or of the danger of being caught in thickets. Rather, the courts of this period saw a chance to glorify again the common law (and presumably, and not incidentally, its oracles). In several decisions of this period, the judges expressed their belief that while the legislature might be subject to the whims of the electorate and to irrational processes, the courts were not; the judiciary, through the power of history and logic, could provide answers for a society in dire need of cohesion and guidance.

Hence it was not rare for the judiciary to regard, and go on to brand, the legislature—that pedestrian and temporary branch, charismatic though it be—as a mere excrescence. Pride moved some judges to point out that they had been the first in developing a doctrine—as if it were theirs to patent. Nor was it unusual that the American courts publicly professed solicitude, disdain even, for their English counterparts, who had no occasion to expound the common law on the subject of common carriers, since the topic had been placed by Parliament entirely under the control of statutory law.[28] To the contrary stood the American tradition: "The general principle of equality is the principle of the common law,"[29] the courts could say flatly in applying the rule to railroads. The various acts of Parliament were snubbed in the American courts; jurists refused to give English legislation weight as worthy precedent; only the benighted, as one court phrased it, would assume that the public was indebted for the doctrine of equal rights to the vigilance of Parliament "instead of the system of legal reason which has been the birthright of Englishmen for many ages."[30] On occasions, judges denounced this assumption of legislative jurisdiction in portentous terms: "A mistake of this kind is an evil of some magnitude."[31] At a minimum, such a misguided belief would weaken the confidence and trust of the community in the wisdom and justice of the system as a whole.[32]

So deep was this sense of judicial superiority that even in a state where the legislature had moved to regulate the railroads, the state supreme court still advanced a common law basis for its decision so that "public and common rights of immense value are not removed from a natural, broad, and firm foundation [i.e., the common law] by one that is artificial and narrow and consequently less secure [i.e., statute law]."[33]

What were the results of this judicial "intrusion"? Beyond the sonorous phrases and occasional lapses into self-congratulation, the record shows that the courts could shape a general mandate for equality from the ancient and multifarious precedents of the English and early colonial law. In the process, they fostered a concept that would become the dominant theme of the period—that some businesses were affected with a public interest and, therefore, subject to government regulation. Their work, viewed with the benefit of hindsight, could only be termed a remarkable achievement, one of the proudest creations of the American judicial process.

The Railroads in Court: Initial Parrying

The courts' attitudes in their initial dealings with railroad rate practices resembled Thoreau's ambiguous reaction to the railway. Though disturbed and even afraid of the "traveling demi-god, this cloud-compeller" which made "the hills echo with his snort like thunder," the writer at the same time admired and saw hope in the raw power of the mechanical intruder.[34] To the judge in the struggling years of railroad development, the iron horse often represented economic and social advance for his region, while it was at other times symbolic of seemingly wanton discrimination.

When confronted with a complaint alleging unfair rate differentials, the courts proceeded from a common analytical starting point; absent a reasonable excuse, the purveyor of the essential service must serve all indifferently upon being tendered a reasonable compensation. Common carriers—as Lord Chief Justice Matthew Hale stated in his seventeenth-century classic treatise *De Portibus Maris,* a work often cited by American courts—were so affected with the public interest that the sovereign had the power to regulate their charges. Every such carrier, he wrote, "ought to be under public regulation, viz. that he take but reasonable toll."[35]

As with all grand axioms, this pronouncement could be interpreted several ways by different human beings in varying situations. In an 1859 case involving rate differentials, the Massachusetts Supreme Judicial Court illuminated the problems faced by other courts called on to decide the financial fate of railway enterprises in their earlier stages of expansion.

The facts in *Fitchburg Railroad Company v. Addison Gage* were straightforward enough: the plaintiff railroad company was suing to recover the full charges the defendant incurred in using the railroad to transport ice from Fresh and Spy ponds in Cambridge to Charlestown. The defendant ice company answered that the charge of fifty cents per ton was improper, for "plaintiffs could not lawfully charge them for the freight of their ice any greater compensation than they at the same time received for the carriage of bricks [twenty cents per ton charge], or other merchandise of a similar class."[36]

Justice Pliny Merrick, writing for the court, was not impressed with the defendant's use of English cases. He found them to be "chiefly commentaries upon the special legislation of parliament regulating the transportation of freight on railroads constructed under the authority of the government there."[37] Turning next to the common law, Merrick acknowledged that this source required "equal justice to all"; however, he limited the breadth of that concept:

> But the equality which is to be observed in relation to the public and to every individual consists in the restricted right to charge, in each particular case of service, a *reasonable compensation and no more.* If the carrier confines himself to this, no wrong can be done, and no cause afforded for complaint. If, for special reasons, in isolated cases, the carrier sees fit to stipulate for the carriage of goods or merchandise of any class for individuals for a certain time or in certain quantities for less compensation than what is the usual, necessary and reasonable rate, he may undoubtedly do so without thereby entitling all other persons and parties to the same advantage and relief.[38]

The state's highest tribunal thus gave its blessing to the railroad's discriminatory, yet not unreasonable, rates.

The Massachusetts court did not stand alone in its approval, especially during the so-called period of construction (1830–1869) when the governmental policy toward railroads was predominantly one of promotion.[39] In fact, the Fitchburg Company, founded in 1843, was in the midst of a period of depression during which it was forced to pass its dividend owing in part to the burden of branch roads which the directors labeled "business deemed not remunerative."[40] The Supreme Judicial Court had already come to the struggling Fitchburg's rescue a year before the *Addison Gage* decision in *Commonwealth v. Fitchburg Railroad Company*,[41] where it was decided that the railroad was not under a legal duty to continue running regular passenger trains in the face of insufficient business. Writing for the court, Justice Thomas denied the attorney general's claim that "the omission and neglect to run regular trains for the carriage of passengers [on the Watertown Branch Railroad and the Waltham and Watertown Branch Railroad] was a breach of public duty, involving the forfeiture of the franchises of the corporation."[42] The opinion continued:

> We cannot see that a beginning to run these trains rendered their continuance, at whatever cost or sacrifice, a legal duty. It might be more plausibly said that it was the duty of the corporation, after a road was built, to make the trial of running regular trains for passengers and freight; that they were not to presume beforehand that the business would be inadequate; that it was difficult to foresee or anticipate all the business which would find its way to the road, and therefore the experiment should be fairly made. But when trial had been fairly made and had proved disastrous, the duty would have been discharged.[43]

Although the court did leave open the case of a railroad that "wholly refused and neglected to carry and transport any persons thereon,"[44] this was a thin foundation upon which to construct a positive, unavoidable obligation to serve.

The court's support of the railroad was not unconditional, however. Perhaps anticipating—or fearing—the possibility of an unfettered franchise, the *Addison Gage* opinion included the following cautionary language:

> [B]y the law of this commonwealth every railroad corporation is authorized to establish for their sole benefit a toll upon all passengers and property conveyed or transported on their railroad, at such rates as may be determined by the directors. . . . This right however is very fully, and reasonably, subjected to legislative supervision and control; a provision which may be believed to be sufficient to guard this large conceded power against all injustice or abuse.[45]

The judiciary was not the only branch of Massachusetts government concerned with preserving and even promoting the Fitchburg line. The history of the system was closely tied to the building of the Hoosac Tunnel (popularly called the "Great Bore")—the completion of which brought western traffic to Boston at the cost of 17 million dollars in state funds.[46] Despite the company's initial hesitance, it had no choice but to cooperate in the creation of a through line that for part of the way would make use of the Fitchburg's tracks. In such ways did the Commonwealth's judges and legislators express their admiration—tempered with some distrust—for the potential of the Fitchburg Railroad Company, the small line that disturbed Walden's serenity while rousing its most famous tenant.

Nor was the Massachusetts experience, as represented by the Fitchburg saga, atypical of the judicial treatment of fledgling railroads throughout the nation. As Leonard W. Levy has commented on Lemuel Shaw, "The Chief Justice, like so many of his time, linked that which was beneficial to railroads with industrial expansion, which in turn was linked with the grand march of the Commonwealth toward a more prosperous life."[47] It is doubtful that Shaw or many other enlightened antebellum jurists could foresee the total impact—and the underside—of railroad expansion.

The Railroads in Court: Neutralizing Blows

It required a writer of much different temperament from Thoreau's to capture the full impact of the railroad at the turn of the century:

> Again and again, at rapid intervals in its flying course, it whistled for road crossings, for sharp curves, for trestles; ominous notes, hoarse, bellowing, ringing with the accents of

> menace and defiance; . . . galloping monster, the terror of steel and steam with its single eye, cyclopean, red, shooting from horizon to horizon; . . . the symbol of a vast power, huge, terrible, flinging the echo of its thunder over all the reaches of the valley, leaving blood and destruction in its path; the leviathan with tentacles of steel clutching into the soil, the soulless force, the iron-hearted Power, the Monster, the Colossus, the Octopus.[48]

With such sensual, unbending imagery did young Frank Norris, in 1901, describe the transcontinental Southern Pacific, the scene of the tragic Mussel Slough affair twenty years before.

The thirty-five-year rail journey from tranquil Walden Pond to the blood-stained San Joaquin Valley was a turbulent voyage beset by corruption and fraud, a far cry from the "grand march" envisioned by Chief Justice Shaw. As the scale of production grew and the economy became truly national, the new major complaint by the 1880s was not high rates but discrimination.[49] It was alleged, and often proved, that rate differentials created monopolies for favored enterprises.[50] As the United States Senate Committee investigating railroad abuses reported in 1886:

> Unjust discrimination is the chief cause of complaint against the management of railroads in the conduct of business, and gives rise to much of the pressure upon Congress for regulative legislation.[51]

The most egregious example was the Standard Oil Company, which used secret rebate agreements to become preeminent first in the Toledo, Ohio refinery business, then in the national petroleum industry.[52] Standard Oil would agree to make a railroad its exclusive carrier in a certain region; in turn, the railroad would agree to aid it in fighting competitors. Such agreements were sealed by contracts, whose terms were often quite blatant:

> [The railway] shall at all times cooperate as far as it legally may with the [oil company] against loss or injury against competition . . . and to that end shall lower or raise the gross rates of transportation over the railroads and connections as far as it legally may for such times and to such extent as may be necessary to overcome such competition.[53]

Nor was the company satisfied with receiving rebates; it also insisted upon and obtained access to all the railroad's knowledge of competitor's activities. It was said of railroads that though "resting under the common law obligation to treat all parties alike, they deliberately undertake to protect a certain company."[54] On one occasion, Standard Oil demanded that it be charged ten cents a barrel whereas other shippers were to pay thirty-five cents a barrel on the same article, with it pocketing the twenty-five cents difference, enforcing this demand by threat of withdrawal of its entire business.[55] Standard Oil wound up controlling 95 percent of all refining and shipping of petroleum in America. Its claim that this stranglehold had resulted solely from superior business ability was greeted cynically by the Senate's Hepburn Committee; one member commented dryly how unlikely it was that Standard Oil had pooled 95 percent of all the talent in the oil industry.[56]

Glaring abuses occurred in other industries as well. The whole theory of the free economy was being undermined. A few entrepreneurs were monopolizing oil, beef, iron, and coal; not because of superior management ability or promotion techniques, not by purchasing cheap and selling dear, but by corrupt practices and through connivance with those most essential allies in the push toward profitability—the railroads.

It would have been hard to find a corporation that had grown fatter from its role in the corruption and discrimination of the late nineteenth century than the Pennsylvania Railroad Company. On the way to accumulating over 140 million dollars in total assets in 1873 (up from 20 million dollars in 1855), with 20,000 cars and nearly 6,000 miles of trackage, J. Edgar Thompson's empire had committed more than its fair share of derelictions.

The Pennsylvania line was not without its critics, however, even from within the corporate structure:

> The rapid rate at which expansion had been proceeding for the previous five or six years, accompanied by large increases in the company's capitalization, had caused considerable anxiety in the minds of many of the stockholders as to the real nature and security of their investment, despite the handsome dividends that were being declared.[57]

The result of this uneasiness was the stockholders' investigating committee of 1874, whose final report advised against further expansion of the system that already reached from St. Louis to Newark.

Predictably the Pennsylvania's discriminatory practices fell under judicial scrutiny as well. In *Messenger v. Pennsylvania Railroad Company,* the New Jersey Court of Errors and Appeals refused to enforce a rebate agreement under which the plaintiffs—large shippers of live hogs—were to be charged ten cents per hundred pounds less than other customers shipping goods from Pittsburgh to Jersey City. The court wondered aloud whether:

> It would be strange if, when the object of the employment is the public benefit, and the law allows no discrimination as to individual customers, but requires all to be accommodated alike as individuals, and for a reasonable rate, that by the indirect means of unequal prices some could lawfully get the advantage of the accommodation and others not.[58]

The difference between a requirement of reasonableness and a mandate for true equality of rates was a telling measure of the distance judicial thought had covered in 15 turbulent years. By 1874, it had become obvious that the legislative supervision on which the Massachusetts court had relied in 1859 was not readily forthcoming. The extent and effects of railroad discrimination could no longer be ignored; indeed, a committee of the New York State Legislature was soon to find that the New York Central alone had 6,000 rebate agreements. The New Jersey court could buttress its reasoning by writing:

> Besides, the injury is not only to the individual affected, but it reaches out, disturbing trade most seriously. Competition in trade is encouraged by the law, and to allow anyone to use means, established and intended for the public good, to promote unfair advantages amongst the people and foster monopolies, is against public policy, and should not be permitted.[59]

The laboratory of the states was working as it was meant to; armed with common law doctrines of equality, only the state courts were proving capable of stemming the railroads' abuses.

Discrimination by Rate Differentials: The Consensus

On the issue of discrimination, courts, with near unanimity, prohibited rate differentials that were not justified by overwhelming economic or public policy considerations. This move to bring discrimination back within the bounds of the duty to serve stemmed from the bitter experience of decades of railroad abuses and growing public demand for stricter regulation, but it was also a product of logical deduction from common law principles. That the courts acted most appropriately in extending the doctrine in this fashion seems clear. The ancient precedents on equal access spoke emphatically on the point: the carrier's service would hardly be considered "public" if he could arbitrarily select whom and what he would carry. He could not enjoy the benefits of his public role as a common carrier unless he fulfilled his duty of carrying for all; by definition, his public character would be destroyed if he were allowed to exclude customers at will, for then he would turn into and become a special, private carrier.[60]

As Chief Judge Doe sternly pronounced:

> That is not, in the ordinary legal sense, a public highway, in which one man is unreasonably privileged to use a convenient path, and another is unreasonably restricted to the gutter; and that is not a public service of common carriage, in which one enjoys an unreasonable preference or advantage, and another suffers an unreasonable prejudice or disadvantage.[61]

When it came to the question of equal rates, however, the common law inherited from England was silent, because in Britain the question had been decided by statute. This silence was acknowledged by Chief Judge Beasely of New Jersey in the *Messenger* case: "I have examined the cases, and none that I have seen is, in all respects, in point, so that the problem is to be solved by a recurrence to the general principles of the law."[62] The application of these general principles to rates was natural; as a matter of fact, judges soon found that the conditions of the new society dictated the rule of rate equality. It was a logical extension of the underlying principle of equality of access, since in the newly industrialized setting of the nineteenth century, rate discrimination would make a mockery of the right to access. To allow discrimination would then be absurd: "What legal principle, guaranteeing the common right against direct attack, sanctions its destruction by circuitous invasion?"[63]

Recognizing the vital importance of the national stream of commerce and travel, the judiciary had already emphasized that the right to the services of a common carrier was an individual as well as a public right, belonging to every person as well as to the state. It had ruled that no one could deny this common right of travel by barring or harassing those using the carrier. Similarly, no common carrier could obstruct the avenues of commerce by selectively denying the public right of carriage. When the doctrine was extended to close further loopholes, it became apparent that the railroad should not be allowed to infringe the common right of access by imposing unequal terms or rates on disfavored individuals. "The very definition of a common carrier excludes the idea of the right to . . . give special and unequal preferences. It implies indifference as to whom they may serve, and an equal readiness to serve all who may apply."[64] Had this rule not been extended, it would have followed that while the railroad could not refuse outright to carry a person or his goods, it could effectively compel him to stay at home with his goods. Discrimination would have had the same *result* as a refusal to serve; the courts recognized that both practices were equally invidious. The same privilege was being denied in either case; accordingly the courts interpreted the railroads' duty to serve all comers without discrimination to mean that the law required equality of rates. Rejected were the railroads' arguments that, in the absence of any statute, they were only bound to provide *reasonable, not equal* rates.[65]

Thus equality in the terms of service became the judicial litmus once more. Up to the time of the railroad cases, while the courts used the term "equality" freely, they required only that all be served for less than exorbitant prices. "Extortion" was then the focus of societal concern; once the rate was deemed to be reasonable, no customer could complain that someone else was being charged a lower price.[66] The major development in the railroad cases was the interpretation of equality to mean not only a reasonable price, but a price that was the same for everyone.

This metamorphosis of legal doctrine showed the judges' sensitivity to the needs of a society responding to technological inundation. Before the Industrial Revolution, the term "reasonable" with regard to rates sufficed without the need to superimpose the modifier, "equal," upon it. Imposing such a requirement in that period would have cost much more (in investigation, enforcement, and litigation expense) than the small social benefit of equal rates. However, with the transportation revolution of the nineteenth century, the social costs of unequal charges dwarfed the transaction costs of governmental intervention. After some equivocation, the courts arrived at a pragmatic view of these new conditions: the railroads would not be allowed to evade the duty to serve. Reasonableness of price was not enough; discrimination in the charge had to be struck down.

Thus the later railroad cases cast aside the theory of the Massachusetts court in *Fitchburg* that "the equality which is to be observed in relation to the public and to every individual consists in the restricted right to charge, in each particular case of service, a reasonable compensation and no more."[67] Dismissed as well was the proposition expressed earlier by an English judge who said that "the charging of another person too little is not charging you too much."[68] To replace these notions, the courts erected a stricter doctrine: equality must now mean no discrimination (although it still was not settled whether that meant freedom from unreasonable discrimination or from all discrimination). The New Jersey court in the *Messenger* case, holding that public service corporations must treat all customers equally, proved more prophetic than did the Massachusetts Supreme Judicial Court. As the New Jersey judges stated in fashioning this doctrine in 1874: "the public good is common, and unequal and unjust favors are entirely inconsistent with the common right."[69]

Exclusive Contracts: Testing Common Law Principles

Railroads also fostered monopoly in their auxiliary services, such as express forwarding and grain elevators. By contracting to use only a particular purveyor, by taking him under the cloak of its exclusive powers, the railroad could drive competitors from the field.

Like the problem of discrimination, exclusive contracts aroused little concern during the early development of railroads. Auxiliary services did not exist in the infancy of the railroad system; they were neither necessary nor economically feasible until the railroads increased the scale of carriage and, therefore, the rewards of exclusive contracts.

But with the increased economic importance of the auxiliary services came a series of struggles before the courts. And it was this branch of railroad litigation—particularly in regard to express companies—that best demonstrates the state judiciary's fidelity to the well-established common-law mandates for equality. In the latter decades of the nineteenth century, state jurists, close to the pulse of the region and to local economic and social realities, forbade railroads from granting exclusive privileges in order to create an express monopoly. They found ample support from several lower federal judges and from major commentators in their attempts to extend the implications of the common law duty to serve to new corners of the ever-expanding rail network.

In marked contrast to this common law position, the United States Supreme Court, in its controversial decision in the 1886 *Express Cases,* refused to compel the railroad companies to allow competition in the provision of express company services. Perhaps this ruling was attributable to railroad influence on certain justices, or to the insulation of the lofty court from the populace at large. Whatever the underlying motivation, it was clear that the highest federal tribunal was ignoring the requirements (and rhetoric) of centuries of decisional law. The resulting state/federal dichotomy would not be fully resolved until the passage of a truly comprehensive and effective program of commerce regulation.

Three express company cases—from Pennsylvania (1855), Maine (1869), and New Hampshire (1873)—epitomize the judicial restatement of common law principles. In *Sandford v. Catawissa Railroad Company,* the Pennsylvania high court, after recognizing the "public nature" of the railroad company, stated:

> An express company engaged in the business of transporting small packages has as good a right to the benefits of the railroad as the owners of the packages possess in person.[70]

It did not matter that the express companies—one of "the improvements of this progressive era"—had not existed at the time the railroad charters were granted. The court was more concerned with ensuring the continued vitality of a competitive economy, asserting, much in the spirit of the *Charles River Bridge* decision, that "Competition is the best protection to the public, and it is against the policy of the law to destroy it by creating a monopoly of any branch of business."[71]

The closing words of Chief Justice Lewis's opinion best convey the court's perception of centuries of cases affirming the duty to serve. Lewis's historically pertinent analogy was most fitting:

> Such a power in a railroad corporation might produce evils of the most alarming character. The rights of the people are not subject to any such corporate control. *Like the customers of a gristmill* they have a right to be served, all other things equal, in the order of their applications. A regulation, to be valid, must operate on all alike.[72]

Fourteen years later, the language of a Maine court's decision echoed this devotion to age-old principles:

> The very definition of a common carrier excludes the idea of the right to grant monopolies or to give special and unequal preferences. It implies indifference as to whom they may serve, and an equal readiness to serve all who may apply, and in the order of their application. The defendants derive their chartered right from the State. They owe an equal duty to each citizen. . . . *Such is the common law on the subject.* The legislation of the State has been in accordance with and in confirmation of these views.[73]

The state statute challenged by the defendant railroad company was upheld because, in the eyes of the court, the legislation simply restated the established common law.

A second New England court followed four years later with a refusal to allow the grant of an exclusive contract. In *McDuffee v. Portland & Rochester Railroad,* Chief Justice Doe of the New Hampshire Supreme Court based his decision "on the simple, elementary, and unrepealed principle of the common law, equally applicable to individuals and corporations."[74] In fact, Doe found no need to rely on the words or suggestions of recent legislation or even on the holdings of contemporary cases from other jurisdictions (including *New England Express Co.* and *Sandford*), for "it seemed desirable that [the decision] should be distinctly founded on a general and fundamental principle, which does not need the support of, and could hardly be shaken by, decided cases."[75]

The state courts' aversion to exclusivity was shared by several lower federal tribunals between the years 1880 and 1885; these courts uniformly held that a railroad company had no authority to carry on its own express business to the exclusion of other companies.[76] On the eve of the United States Supreme Court's review of this crucial topic, the nearly unanimous view, as summed up by the leading legal text on the subject, was that a railroad company *"cannot insist upon the exclusive right to do such business over their lines of road, nor grant such right to one express company to the exclusion of others, but are bound to carry for every one offering to do the same sort of business upon the same terms."*[77]

But when Chief Justice Morrison Waite, on March 1, 1886, presented his majority opinion in the appeal of three decisions collectively labeled the *Express Cases,* the federal law of exclusive railroad contracts took a severe turn away from the trend of state jurisprudence. In denying these actions—"each brought by an express company against a railway company to restrain the railway company from interfering with or disturbing in any manner the facilities theretofore afforded the express company for doing its business on the railway of the railway company"—Waite cited the history of express services and the distinct nature of the express business, but not one state or federal court decision on the issue of exclusive contracts.[78] Far more space was devoted to detailing the division of "the territory in the United States traversed by railroads among" the Adams, American, and United States Express Companies, than to the rights and interests of smaller, competing companies.[79]

Contrast the state courts' absolute adherence to the common law command of equality with Waite's consideration of various economic and "practical" problems:

> The reason is obvious why special contracts in reference to this business are necessary. . . . This implies a special understanding and agreement as to the amount of car space that will be afforded, and the conditions on which it is to be occupied, the particular trains that can be used, the places at which they shall stop, the price to be paid, and all the varying details of a business which is to be adjusted between two public servants, so that each can perform in the best manner its

> own particular duties. All this must necessarily be a matter of bargain, and it by no means follows that, because a railroad company can serve one express company in one way, it can as well serve another company in the same way, and still perform its other obligations to the public in a satisfactory manner.[80]

The needs and desires of the public were not absent from this judicial balancing. Provided, however, that the general population received reasonable express service, the court would not inquire further into the manner of provision:

> So long as the public are served to their reasonable satisfaction, it is a matter of no importance who serves them. The railroad company performs its whole duty to the public at large and to each individual when it affords the public all reasonable express accommodations. If this is done the railroad company owes no duty to the public as to the particular agencies it shall select for that purpose. The public require the carriage, but the company may choose its own appropriate means of carriage, always provided they are such as to insure reasonable promptness and security. . . .[81] If the general public were complaining because the railroad companies refused to carry express matter themselves on their passenger trains, or to allow it to be carried by others, different questions would be presented.[82]

For the majority, equality was but one in a hierarchy of values that could be satisfied only in relation to other theoretical and practical considerations. That competing express companies might be left out in the cold by this decision was the price society paid for efficient, predictable service. Unlike the Pennsylvania, Maine, and New Hampshire judges, Chief Justice Waite and his fellow federal justices did not feel as compelled or anchored by the common law tradition of equal access to service. For at least one contemporary commentator, Richard Ely, the explanation was simple: "The Supreme Court of the United States includes two judges who are regarded as railroad judges."[83] Yet, it must be recalled that the Supreme Court left open the question of discrimination against the public and did not compromise the duty owed by each exclusive express company itself as a business "affected with a public interest." Because they could obtain

Locomotives from the Fitchburg (left) and Pennsylvania (right) lines. Nineteenth-century rendering of the Boston and Worcester railroad (below).

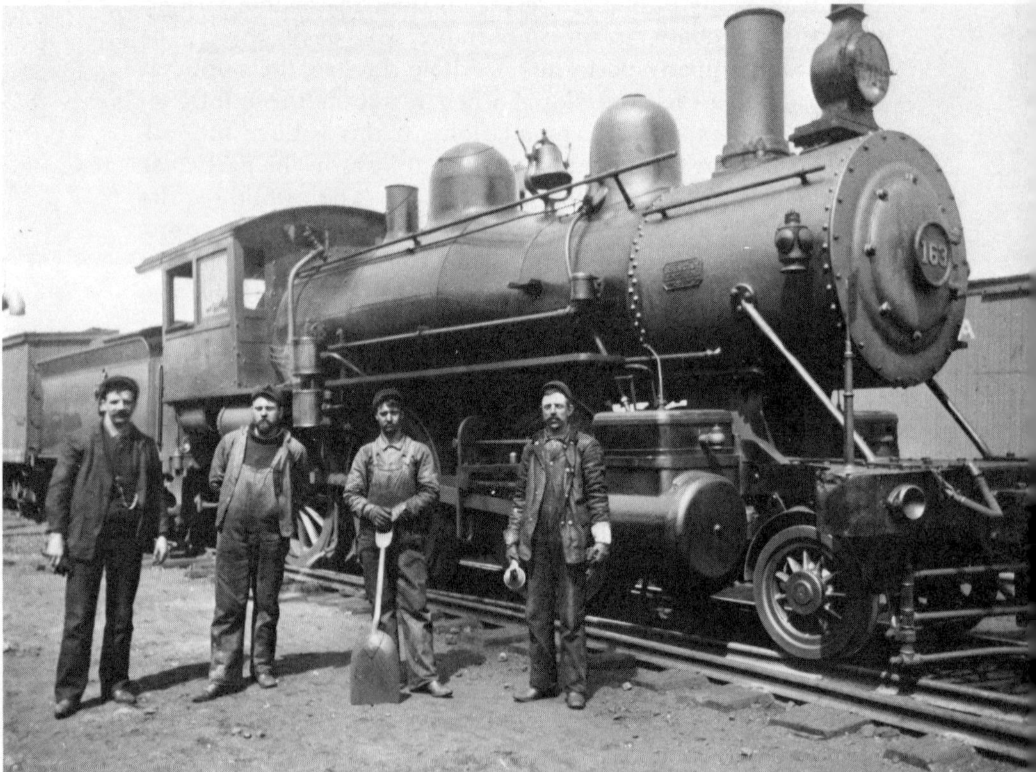

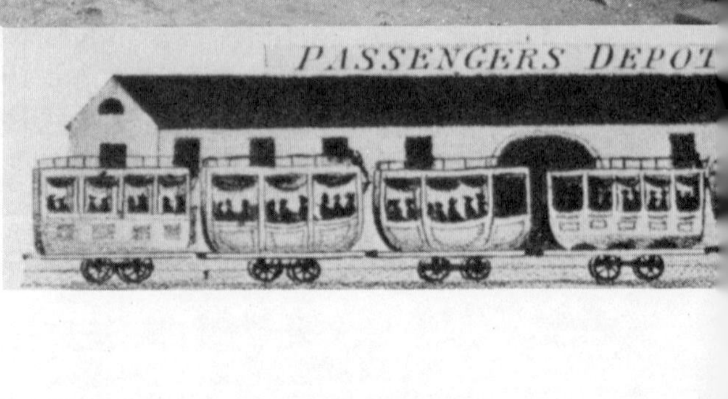

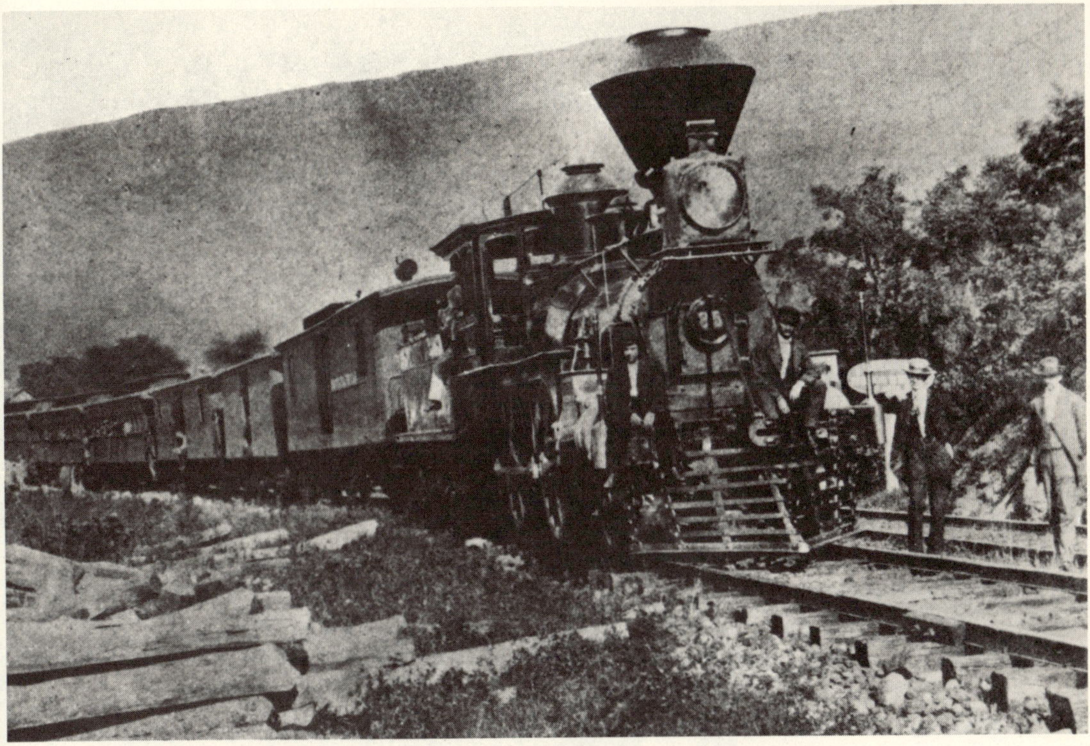

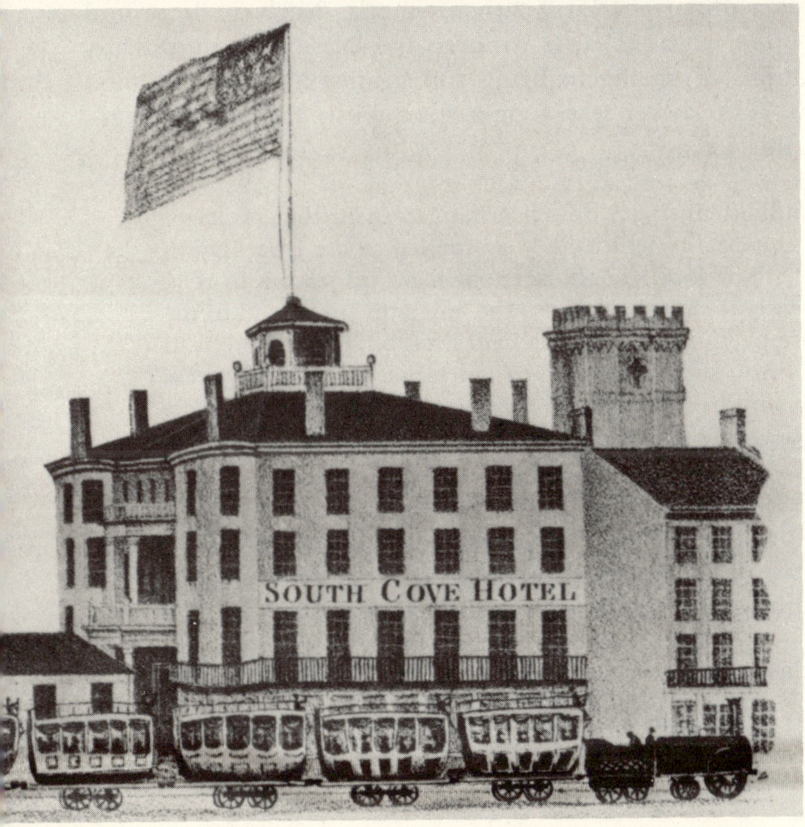
SOUTH COVE HOTEL

relief from the discriminatory practices of an exclusive express company, the goal of equality among consumers, at least, remained intact.

At the Legal Crossroads: The Move Toward Administrative Regulation

William Larabee, governor of Iowa, wrote in 1893 in the preface to *The Railroad Question* that railroads "will not serve their real purposes until they become in fact what they are in theory, highways to be controlled by the government, as thoroughly and effectively as the common road, the turnpike and the ferry, or the post-office and the custom-house."[84] The state judicial opinions dealing with discrimination articulated this theory and its rationale, and, at least with respect to the particular litigants, made the doctrine stick.

Yet, a number of drawbacks also limited the effectiveness of private litigation as a means of adequately resolving the public issues posed by railroad discrimination. First, litigation cost dearly in time and money. Too often it was cheaper to forgo the lawsuit. Second, many feared retaliation for daring to bring suit against a railroad. Simon Sterne, a New York lawyer who fought strenuously for railroad legislation, put it this way:

> [T]he individual trader does not want to incur the enmity of an instrumentality which he is compelled to use from day to day. . . . The local freight agent will be just to me in relation to freight charges, because the company are afraid of me in that respect; but they will deliver everybody's freight ahead of mine. And so in many ways I am subjected to annoyances which a hundred times over outweigh the redress I get. For small grievances the courts are practically closed.[85]

Third, in many cases the railroads would settle with the opposing party, and avoid a judicial determination of the issues. Fourth, the courts could not enforce a general rule of reasonableness in rates, but could only adjudge the legality of the charge in the suit before them:

> Even when a case has been determined, no matter with what result, no material progress has been attained in the establishment of any principle that shall guide and operate to control

> the companies in their future conduct and relations with individuals or the public, since the determination of one case cannot be pleaded or shown in another, but each case must depend upon and be determined by the facts attending it, even though such facts may in character be substantially like those in all similar cases, involving the same principle. It follows then, that in every instance the same expensive and tedious road of litigation must be pursued, with the same unprofitable result.[86]

For all these reasons there was a reluctance to rely exclusively on the courts for control of railroad discrimination. Though recognizing that courts were responsive to the problem and that legislatures often were not, commentators came to feel that legislation was necessary for a final resolution:

> If the law as it now stands, and as it has over and over again been interpreted by the courts . . . were enforced, there would be no occasion for either the States or the National Government to take any action with a view to the regulation of commerce, either State or Interstate. But the law is not enforced . . . and the experience of all States and Nations where railroads have been built shows that the people cannot with safety rely upon the ordinary common law remedies to protect them against unjust discrimination and extortion.[87]

Attempts to obtain such legislation focused initially on the states. It was assumed that the railroads were within the province of the state governments, since they were, through their charters, state creations. And the majority of states did respond in one way or another.[88]

The first serious proposals came from the states of the upper Mississippi Valley, agricultural areas which depended on the railroads to transport their products to the markets of the East. Responding to the popular belief that the railroads were taking advantage of this dependence by charging unjustifiably high rates, legislators in these states passed laws establishing maximum rates. Such regulation was upheld in the face of railroad opposition by the United States Supreme Court in the *Granger Cases*.[89]

In states less dependent on the railroads, legislation proved harder to pass in the face of persistent opposition from the industry and the representatives it controlled. But by the 1880s public opinion was aroused, and its influence in state capitals began to outweigh that of the railroads. The voters demanded action: In New York, after the State Senate declined to enact a regulatory scheme, a massive political campaign resulted in crushing defeats for many incumbents in the ensuing election. The new members of the legislature got the message—a bill was quickly passed.[90] Similar scenarios occurred throughout the nation.

But later in the 1880s it became apparent that state legislation, like reliance on the common law, was only a partial answer. Much of the railroads' business was interstate and, under the Constitution, beyond the reach of the states. In addition, some courts held that the common law did not apply to interstate commerce.[91] These problems, combined with the obviously nationwide impact of the nominally state-chartered railroads and an increasingly broad interpretation of the Constitution's commerce clause, culminated in the intervention of the federal government with the Interstate Commerce Act of 1887.

This shift, dramatic in its extension of federal regulatory authority, needs to be seen in context: the movement for federal railroad regulation derived much impetus from the case-by-case "regulating" performed by state judges throughout the nation and from the various abuses cited in the individual litigations, most especially the evil of discrimination. Indeed, a statute controlling interstate commerce was seen as an effective means for confirming and expanding the protections spelled out in the common law. As explained by the Cullom Report of the Select Committee on Interstate Commerce:

> The man imposed upon by a railroad company in his dealings with it has under the common law his right of action against the company for damages, and can go into court to enforce his right, but experience has shown that in most cases he does not do so because he cannot on account of the expense, and especially because of the difficulty of making the necessary proof to sustain his action. Hence it is that statutes have been passed in aid of the common law, in many States the rule of evidence being changed in causes between the people and the railroads and provision made for commissions or special tribunals to aid in the enforcement of the law.[92]

Truly the Congressional action therefore was an attempt to complement, not to supersede the principles laid down since Bracton's time.

For, in the view of both House and Senate sponsors, the purpose of the 1886 Act was only to "enforce the plain principles of the common law" against "unjust discrimination and extortion."[93] And, in line with this collaboration between federal regulation and the common law of the states, Judge Cooley became the first chairman of the ICC; his conception, interestingly enough, was that its work was judicial: "The Commissioners realize that they are a new court . . . and that they are to lay the foundations of a new body of American law."[94]

Unfortunately for the passionate devotees of equality in rates and service—but fortunately for the railroad companies—the first ICC was far from an effective regulator. Though historians and political scientists may argue over the exact causes of the commission's ineptitude, the attitude of the United States Supreme Court no doubt played a crucial role. The work of the commission was stifled, at first by uncertainty about its jurisdiction, and, more significantly, by the hostility of the Court, which struck down fully fifteen of sixteen rulings appealed in the years before 1903. (The sixteenth was upheld only in part.) Moreover, in the *Maximum Freight Rate Case*,[95] the Court denied the ICC the power to set rates.

The railroads' consistent victories before the high court enraged contemporary critics of the "Octopus." Joseph H. Beale, Jr., and Bruce Wyman, in *The Law of Railroad Rate Regulation*, bewailed the Court's tactics, specifically in regard to a pre-ICC obstacle, the *Express Cases* decision:

> The doctrine of the *Express Cases* is continually hampering the common law in dealing with interstate transportation. Within the last few years public opinion has been much aroused against the exclusive arrangements entered into between the railways and the various private car lines. It is pretty generally agreed that what ought to be done in dealing with the private car lines is to apply to the whole situation the coercive law that regulates public calling. . . . But the conservative doctrines held by the Supreme Court of the United States stand in the way of immediate application to interstate commerce of any such progressive views as these.[96]

Ultimately, the Hepburn Amendments in 1906 restored the rate-making power to the Commission and subjected the express companies to the authority of the ICC. The new legislation provided authority to set rates for both railroads and express companies, and limited judicial review to questions of competency. Decades of predatory practices had wreaked far-flung economic damage; the express business was even more consolidated in 1906 than it had been twenty years earlier. But the state doctrine of equality in the provision of services had finally been embodied in comprehensive federal legislation.

The problem of railroad discrimination was ultimately to prove national in scope—but the fact that the dominance of interstate commerce by giant holding companies grew too unwieldy for state courts to control does not derogate from their achievement. The courts had proclaimed the common law rules that later became the backbone of statutory regulation. Quietly, without pressure from an outraged citizenry, the courts set the standards that Congress later wrote into statutory law. Only the gigantic size and national influence of railroads enabled them to continue their abuses in the face of court mandates of equality in particular cases. But the reasoning of the judiciary and the courts' application of the common law of the equalization of municipal services went to the heart of the problem. For despite the haphazard, intermittent quality of private litigation, the American state courts adopted an innovative and transforming approach to the common law, isolating from ancient cases (dealing with far different fact situations) lines of precedents that reflected fundamental goals of their own society. The principles that courts found embodied in the opinions of their predecessors became the foundation of the judicially expounded law. Once more the common law renewed itself as it rose to challenge the pervasive reach of Norris's Octopus; it proved formidable in the struggle. As Chief Justice Shaw once observed: "It is one of the great merits and advantages of common law, that . . . when the practice and course of business . . . should cease or change, the common law consists of a few broad and comprehensive principles, founded on reason, natural justice, and enlightened public policy, modified and adapted to the circumstances of all particular cases which fall within it."[97]

CHAPTER

5

THE RISE OF ADMINISTRATIVE COMMISSIONS: PUBLIC UTILITIES, THE DUTY TO SERVE, AND COURTS AS REVIEWING AGENCIES

It was a city of over 500,000, with the ambition, the daring, the activity of a metropolis of a million. Its streets and houses were already scattered over an area of seventy-five square miles. Its population was not so much thriving upon established commerce as upon the industries which prepared for the arrival of others. The sound of the hammer engaged upon the erection of new structures was everywhere heard. Great industries were moving in. The huge railroad corporations which had long before recognised the prospects of the place had seized upon vast tracts of land for transfer and shipping purposes. Street-car lines had been extended far out into the open country in anticipation of rapid growth. The city had laid miles and miles of streets and sewers through regions where, perhaps, one solitary house stood alone—a pioneer of the populous ways to be. There were regions open to the sweeping winds and rain, which were yet lighted throughout the night with long, blinking lines of gas-lamps, fluttering in the wind. Narrow boardwalks extended out, passing here a house, and there a store, at far intervals, eventually ending on the open prairie. . . . The entire metropolitan center possessed a high and mighty air calculated to overawe and abash the common applicant, and to make the gulf between poverty and success seem both wide and deep.

—THEODORE DREISER[1]

WITHIN THESE lines about 1889 Chicago, Theodore Dreiser captured the sweeping, tumultuous growth that surged through the American city at the end of the nineteenth century. The emergence of the modern American metropolis was, as Dreiser suggests, inextricably tied to the revolutionary developments in transportation and public utilities. The "blinking lines of gas-lamps, fluttering in the wind" awaited and often attracted Chicago's newest residents from small towns within the United States—as in Carrie Meeker's case—and from abroad. America's urban experience, mixing the heated elements of immigration, technological change, and industrialization, was the crucible that produced a new version of the common law duty to serve: the obligation to provide and maintain adequate utility facilities and services. Once again, American state and federal court judges demonstrated the ways in which the common law could be "adapted to the circumstances of all the particular cases which fall within it," as foretold by Chief Justice Shaw.[2]

Although, as in their initial dealings with the railroads, the judiciary at first refrained from and even debilitated attempts to regulate and control public utilities, by the end of the Progressive Era the evolving common law was one of the strongest weapons in the regulatory arsenal, equaling and often superseding "commission law." The vitality of the common law duty to serve in the field of public utilities—the same utilities that often failed to cross over to the other side of the tracks—was the aspiration that the courts and the innovative administrative agencies continued to express.

Urbanization and Technological Advance

Even as courts were elaborating the framework of the common law duty of equal service as applied to railroads, other new industries and technologies were appearing that would require further development in the law of municipal services. The focus was shifting quickly from the problems posed by ferries, canals, and even railroads to those presented by the industries that were to become the contemporary public utilities so necessary for the coming of mass production and mass distribution and for the rise of metropolitan conurbations: gas, electric, water and sewage, and communications.

In 1865 the first natural gas utility was opened in Fredonia, New

York; in 1892 a 120-mile pipeline from wells in Indiana to Chicago made the long-distance transmission of natural gas possible for the first time. Americans in 1878 first saw the electric arc for street and home lighting, followed in 1882 by the first central electric station, with 5500 lamps, at Pearl Street Station, New York.[3] Shortly thereafter, central stations were constructed in Boston, Brooklyn, and Chicago. By 1886, there were forty-seven Edison illuminating companies; more than 1,000 central stations were listed in 1890. The proliferation of waterworks was also impressive—from 136 in 1860 (when fewer than 400 cities had populations over 2500) to over 3000 systems by the end of the century (when there were over 1737 such cities). In 1852, 23,000 miles of telegraph lines were in operation.[4] The Western Union Telegraph Company completed the first telegraph line to the Pacific Coast in 1861, and in 1866 it merged with the two other large telegraph companies. After Alexander Graham Bell constructed the initial pair of magneto telephones in 1875, it was but three years until first New Haven, then San Francisco, Albany, Chicago, St. Louis, Detroit, and Philadelphia had local service. By 1880 there were over 34,000 miles of wire for the nation's 50,000 telephones; the American Telephone and Telegraph Company was organized in 1885 to develop long-distance service. The modern, mechanized American city had been born.

The new utility networks possessed many of the characteristics of common carriers: they provided what were more and more commonly perceived as essential services; they were usually natural or legal monopolies, or both;[5] they exercised the power of eminent domain; and they operated under a franchise from the state or municipality.[6] These similarities made the adoption of the duty of equal services relatively painless for the courts. But the story of that adoption varies somewhat from the case of the railroads. For one thing, the issue of rate discrimination grew more complex and involved questions of benign or charitable variations in price and service. In addition, while state courts had on occasion ruled on the issues of railroad abandonment and extension—steps which could ignite an economic boom or spell death for a region—the judicial and administrative approaches to these actions by municipal gas, electric, and water utilities are obviously far more relevant to the problems posed in Shaw, Mississippi and in thousands of other American cities and towns today.

By the early twentieth century, the mushrooming growth and lux-

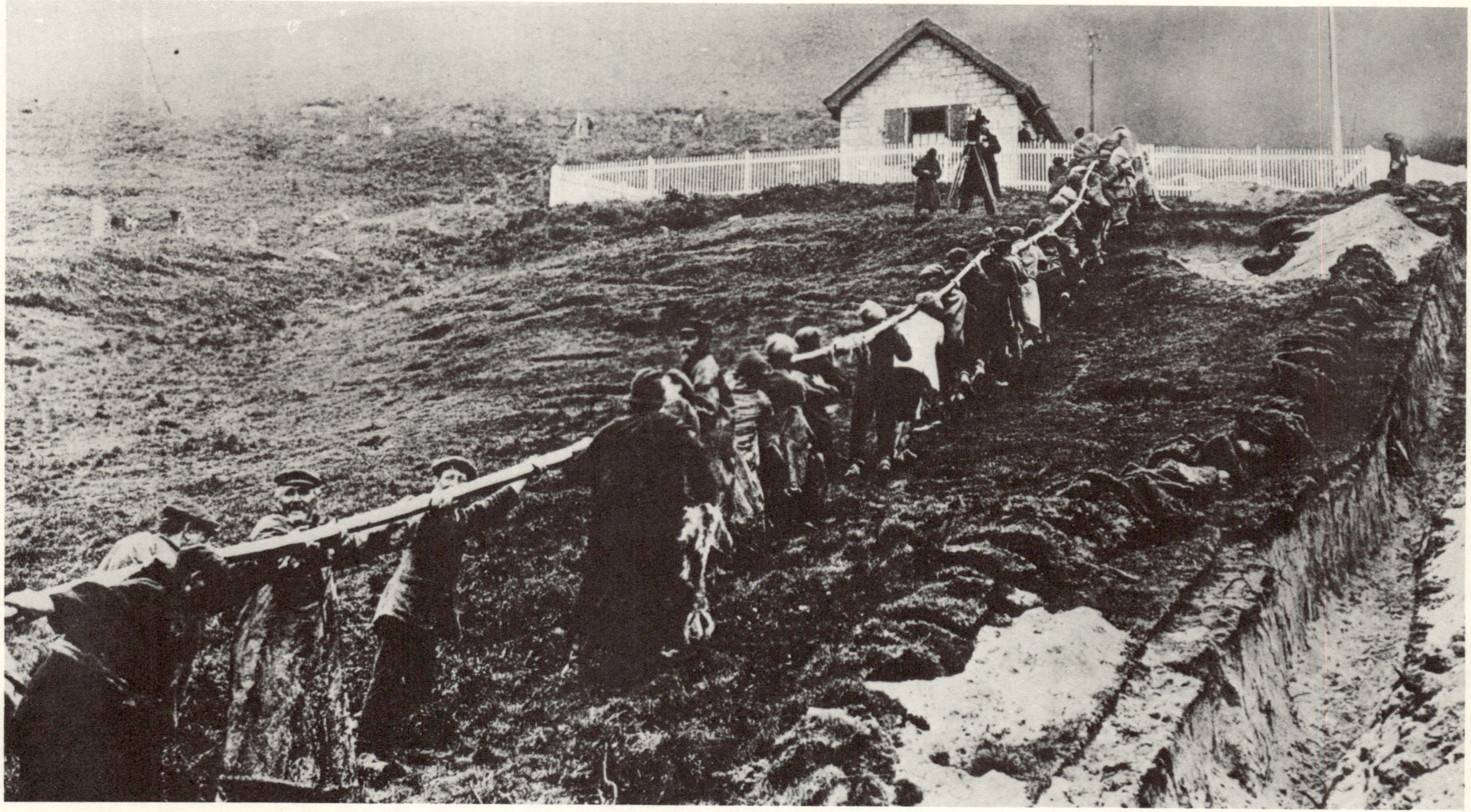

Workmen laying Western Union cables.

urious flourishing of public utilities had outpaced the ability of organized government to mount effective regulation. Traditional sovereign powers, it seemed, would not or—more significantly—could not respond to this stage of industrial capitalism. Only the establishment of administrative agencies would permit the close and detailed supervision for which courts (and, indeed, even legislatures) are ultimately unsuited. Yet despite the proliferation of statute-based regulatory commissions, the common law basis of the duty of equal service was never lost. Nor did the courts abandon the field. Rather, the courts and the commissions, in a joint venture—emerging out of a welter of politics, government, and law—entered a new phase of legal evolution, as together they expounded and enlarged the common law of municipal services.

"Clothed with a Public Interest": The Expanding Conception of a Public Utility

Before the judiciary could even consider imposing the obligation to serve upon these new arrivals into the category of municipal services, it had to cross an important—and often treacherous—legal threshold: the utilities first had to be designated "public servants." In a typical early case, *Paterson Gas Light Co. v. Brady,* the Supreme Court of New Jersey declined to make the required leap. The court was not impressed with the plaintiff's claims that the defendant gas company "was bound . . . to furnish gas to all buildings on the lines of their main pipes, upon the applicants therefor agreeing to pay the fixed price, and to comply with such reasonable regulations as the company had established."[7] Justice Elmer (unwittingly paralleling the line of reasoning set out in the Prior's case of 1444)[8] distinguished the defendant's business from "innkeepers and common carriers [who] are bound to receive all who properly apply to them"; this he maintained, "is a duty peculiar to them."[9] Not that no hope lingered for the resident who desired gas service, for, after all, there was nothing "to prevent another company . . . from setting up a rival manufacture, and placing pipes alongside of those belonging to the company."[10]

To these New Jersey justices, as to their Massachusetts counterparts in the railroad case of *Fitchburg v. Addison Gage* a year later,[11] the solution to the problems before the court, and before the nation as a whole, lay in the complementary concepts of competition and free enterprise, which would aid these foundling industries. The rationale of the *Charles River Bridge* decision of 1837 was still very much alive and beckoning to these and other members of the judiciary.

Although the *Paterson Gas* decision would become outdated after the widespread appearance of gas utilities, portions of the court's opinion were quite prescient. Justice Elmer worried that setting a new precedent would open two potentially limitless areas. First, if the gas company were held to owe a special duty to the public, then the court could see no logical way to avoid imposing this duty on manufacturers of goods that were in any way connected with the public interest. Second, the justice was troubled by the prospect of court-ordered extensions of facilities and services to new areas. In the case at hand, the defendant's gas lines already ran by the plaintiff's building; if this demand were granted, the court was worried about the next case. "[W]hat," Elmer's opinion inquired, "is to be the limit? Why have not all the inhabitants of the town the same right to demand it [gas service] as those having buildings on the streets along which the pipes are placed?"[12] Rather than tackle these problems, this court simply refused to extend the duty to serve beyond any of the traditional "public" enterprises upon which the doctrine had been made to fit.

In essence the New Jersey court in *Paterson Gas* was asserting that the business of supplying gas—a newcomer in the field of municipal services—was not a public enterprise that concerned the courts of the people of that (or any other) state. This remained the prevailing judicial stance until the United States Supreme Court spoke in *Munn v. Illinois* in 1876. Munn & Scott, operators of Chicago's North-western grain elevator, were charged with unlawfully transacting the business of public warehousemen without procuring the state-required license from the Circuit Court of Cook County.[13] Munn & Scott had also charged storage and handling rates that exceeded the rates established and published in January 1872, in accordance with Illinois' Granger Laws.

The *Munn* decision, written by Chief Justice Waite, upheld the Illinois statutes that regulated and set maximum rates for warehouses, grain elevators, and railroads. The decision became most memorable for its now-famous delineation of property that becomes *"clothed with a public interest* when used in a manner to make it of public consequence, and affect the community at large."[14] Waite consulted Lord Hale's famous treatise to support his assertions: "Every bushel of grain for its passage 'pays a toll, which is a common charge,' and, therefore, according to Lord Hale, every such warehouseman 'ought to be under public regulation, viz., that he . . . take but reasonable toll.' Certainly, if any business can be clothed 'with a public interest, and cease to be *juris privati* only,' this has been."[15]

By citing and adopting Lord Hale's centuries-old formulation, the Supreme Court was continuing a usage that had already dominated the American common law in cases regarding the riparian rights of private land owners and also in cases respecting the limits of the state's eminent domain and police powers.[16] The court's resort to the doctrine often determined whether property and water rights would be protected or be sacrificed for the public purposes of the state. Now the doctrine was applied to America's urban and industrial explosion, for, as the Court had stated two years before, the "public character of such works [here, railroads] cannot be doubted. Where they go they animate the sources of prosperity, and minister to the growth of the cities and towns within the sphere of their influence."[17]

Yet beneath the constitutional catchwords "affected with a public interest," the *Munn* case was more fundamentally grounded in the Court's awareness of the shifting social, political, and economic patterns of the post-Civil War period. Dreiser's portrait of mushrooming Chicago mirrored the substance of such decisional language. In blessing the validity of some governmental control (state regulation by commission) the highest federal judges served as priests of a juridical reformation. The orthodoxy of private competition handed down in the *Charles River Bridge* decision forty years before had been weakened by the public outcry over abuses and panics attributed to the railroad juggernaut and other malefactors of great power. In fact, the central doctrine of this reformation—Lord Hale's *publici juris*—appeared in Justice Story's dissent from the majority holding in that 1837 case:

> The truth is, that the whole argument of the defendants turns upon an implied reservation of power in the legislature to defeat and destroy its own grant. The grant, construed upon its own terms, *upon the plain principles of construction of the common law, by which alone it ought to be judged,* is an ex-

> clusive grant. It is the grant of a franchise, *publici juris,* with a right of tolls; and in all such cases, the common law asserts the grant to be exclusive, so as to prevent injurious competition.[18]

The Massachusetts Justice refused to join his brethren because of a commitment to the system of government-granted exclusive franchises—a conviction that certainly had the endorsement of the common law. The ensuing three decades demonstrated the ingenuity and adaptability of early American capitalists in overcoming a succession of legal and economic obstacles. Surely it is testimony to the endurance and relevance of the common law that, to combat the negative results of the competitive era, the Court should rely upon rhetoric it had earlier shunned, ignored, or relegated to the rear of the majority opinion.

The subsequent history of the common law duty to serve, as it developed in the realm of public utilities, can best be understood in light of the deep philosophical changes reflected by the *Munn* decision. State and federal courts gradually overcame their qualms over intervention and went on to find that the utilities had a public character and must provide equal access to services.

Many of the early cases involved the refusal of telephone companies to serve all applicants. The companies nearly always lost, on the ground that they were the functional equivalents of telegraph companies—long considered common carriers of news—and so shared the duty imposed on railroads to grant open access to all customers on an equal footing. As the Supreme Court of Nebraska put the matter in 1885:

> That the telephone, by the necessities of commerce and public use, has become a public servant, a factor in the commerce of the nation and of a great portion of the civilized world, cannot be questioned. It is to all intents and purposes part of the telegraphic system of the country, and insofar as it has been introduced for public use and has been undertaken by the respondent, so far should the respondent be held to the same obligation as the telegraph and other public servants. It has assumed the responsibilities of a common carrier of news. Its wires and poles line our public streets and thoroughfares. It has, and must be held to have taken its place by the side of the telegraph as such common carrier.[19]

Despite the absence of a specific statute concerning telephone service, the Nebraska court also proclaimed that it could extend its ambit to such a new invention, for "the principles established and declared by the courts, and which were and are demanded by the highest material interests of the country, are not confined to the instrumentalities of commerce nor to the particular kinds of service known or in use at the time when those principles were enunciated."[20] The common law was not only alive, it was well and thriving as guardian of the eternal principles of equality and fairness. The nurturer responsible for this growth was the spokesperson of the common law—the court.[21]

Underlying the legal analogy and exalted rhetoric of the Nebraska decision is the court's practical economic appraisal of modern telephone service:

> While there is no law giving it a monopoly of the business in the territory covered by its wires, yet it must be apparent to all that the mere fact of this territory being covered by the "plant" of respondent, from the very nature and character of its business gives it a monopoly of the business which it transacts. No two companies will try to cover this same territory. . . . The relator never can be supplied with his new element of commerce so necessary in the prosecution of all kinds of business, unless supplied by the respondent.[22]

Plainly put, the judges were giving up on competition as the solution to the unequal distribution of services. They were placing themselves (and the common law) in a position to meet head-on the stresses occasioned and the inequities raised by a wasteful and discriminatory economic system.

By the close of the nineteenth century, courts generally recognized that the common law requirement to proffer equal service should apply to the increasing variety of businesses affected with a public interest—whether they were common carriers or not. In 1893 the very situation in which the 1858 New Jersey court had been unwilling to grant relief arose: a gas company refused to serve a potential customer although it already had mains on his street. The Supreme Court of Indiana noted the older, contrary principles. But it easily concluded that the weight of then-current authority dictated that the public character of the gas company and its use of the streets to lay its mains imposed upon the company the duty to furnish the customer with service:

> Mr. Beach, in his work on *private corporations,* volume 2, section 835, says: "Gas companies, being engaged in a business of a public character, are charged with the performance of public duties. Their use of the streets, whose fee is held by the municipal corporation in trust for the benefit of the public, has been likened to the exercise of the power of eminent domain. Accordingly, a gas company is bound to supply gas to premises with which its pipes are connected."
>
> Mr. Cook, in his work on Stock and Stockholders, section 674 (2d ed.) says: "Gas companies, also, are somewhat public in their nature, and owe a duty to supply gas to all."
>
> In view of these authorities, we are constrained to hold that a natural gas company, occupying the streets of a town or city with its mains, owes it as a duty to furnish those who own or occupy the houses abutting on such street . . . such gas as they may require, and that where it refuses or neglects to perform such duty, it may be compelled to do so by writ of *mandamus.*[23]

Water suppliers were also hauled into the category of public servant. The issue was self-evident to the Supreme Court of Illinois. As it argued in *City of Danville v. Danville Water Co.,* "It is well settled that parties, who carry on a business which is public in its nature, or which is impressed with a public interest, must serve all who apply on equal terms and at reasonable rates."[24]

By the turn of the century the edifice had been constructed and extension of the doctrine was a fait accompli: the emerging utilities would have to fulfill the common law duty to serve and obey the rule against unjust discrimination. Even without statutory authorization, most courts did not hesitate to concern themselves with the new industries. In 1901, Justice Hadley of Indiana's Supreme Court summarized these developments. In a case in which the court ordered a company to allow a prospective customer to hook up to its gas mains, even though the utility might lack supplies adequate to meet the needs of existing customers, Hadley wrote:

> The principle here announced is not new. It is as old as the common law itself. It has arisen in a multitude of cases affect-

ing railroad, navigation, telegraph, telephone, water, gas, and other like companies, and has been many times discussed and decided by the courts, "and no statute has ever been deemed necessary to aid the courts in holding that when a person or company undertakes to supply a demand which is 'affected with a public interest,' it must supply all alike, who are like situated, and not discriminate in favor of, nor against any."[25]

The courts insisted on equality for all—even if it should mean that none would receive sufficient service. This was a fundamental principle—one not to be weighed or balanced against other values, but to supersede them entirely. The company's duty was unquestionable; there were now strong legal bonds between utility and municipality to parallel the geographic unity of utility and settlement portrayed by Dreiser.

The Limits of "Public Nature"

Never had there been such splendor in the great city, for the victorious war had brought plenty in its train, and the merchants had flocked thither from the South and West with their households to taste of all the luscious feasts and witness the lavish entertainments prepared—and to buy for their women furs against the next winter and bags of golden mesh and vari-colored slippers of silk and silver and rose satin and cloth of gold.

So gaily and noisily were the peace and prosperity impending hymned by the scribes and poets of the conquering people that more and more spenders had gathered from the provinces to drink the wine of excitement, and faster and faster did the merchants dispose of their trinkets and slippers until they set up a mighty cry for more trinkets and more slippers in order that they might give in barter what was demanded of them.

—F. SCOTT FITZGERALD[26]

Of course, the concept of enterprise affected with a public interest is potentially without limits. Judicial and legislative remodeling of laissez-faire competition flourished in the years after the Supreme Court's *Munn v. Illinois* decision sanctioned the judicial supervision of economic pursuits with a public nature. Early twentieth-century judges took an increasingly broad view of which enterprises were essentially public servants suitable for extensive regulation and the imposition of common law duties. For instance, the Supreme Court of Oklahoma found that the wholesale marketing of ice was by nature a public utility subject to regulation; ice, the court reasoned, was a "common household necessity."[27] Two further examples of this liberalized attitude will suffice: both banking (1910)[28] and fire insurance (1914)[29] were "public" enough to be extensively regulated, according to the United States Supreme Court.

This trend did not continue smoothly, however. The opening of the post-Progressive period—the days of Fitzgerald's "Flappers and Philosophers"—saw the judiciary growing more reluctant to find an enterprise affected with a public interest. Justice Elmer's dictum in the *Paterson Gas* case became highly relevant, as American jurists did not abstain from imbibing the "wine of excitement" in the period of postwar affluence. The most prominent example of the resulting judicial inebriation was a case decided by the United States Supreme Court itself in 1923,[30] which involved slaughterhouse employees. Kansas had passed a law declaring food processing, clothing manufacture, fuel products, public utilities, and common carriers to be sufficiently public in nature to allow the state to fix the wages of persons working in those industries. The Court struck down the law as interfering with the slaughterhouse's liberty of contract, protected by the due process clause of the Constitution. Although the Court conceded that the regulation of wages should be considered in a light different from the regulation of rates, Chief Justice Taft also announced that the legislative power to declare the public nature of a business was subject to judicial limits. "The thing which gave the public interest," wrote Taft, "was the indispensable nature of the service and the exorbitant charges and arbitrary control to which the public might be subjected without regulation."[31]

There was as well in Taft's opinion a return to the pre-*Munn* faith in private competition, a notion that had been held in low esteem for nearly half a century:

> There is no monopoly in the preparation of foods. The prices charged by plaintiff in error are, it is conceded, fixed by competition throughout the country at large. Food is now pro-

> duced in greater volume and variety than ever before. Given uninterrupted interstate commerce, the sources of the food supply in Kansas are countrywide, a short supply is not likely, and the danger from local monopolistic control less than ever.[32]

Taft remained true to this vision of competitive progress both as President and as Chief Justice. As America's chief executive, Taft had actually outperformed Theodore Roosevelt as a trust-buster; admiration for his own presidential feats might explain Taft's confidence that the meat-packing industry (once a notorious example of ironbound trust control) was now free of the monopolistic taint. Market discipline would curb abuse of economic power, according to this formulation.

The precarious balance between liberty and equality—the two fundamental American visions that had concerned Tocqueville nearly a century earlier—was now tipping sharply in favor of "liberty of the individual."[33] This judicial option was not exercised in a vacuum, however; inevitably, the promotion of one value is made at the expense of the other. For the time being, at least, notions of equality (with their negative connotations of popular democracy) took a back seat while the driver—the judge—heeded the lodestar of unregulated individual liberty.

The *Wolff Co.* Court's devotion to "freedom of contract" could not have encouraged advocates of increased regulation. The ideals of fairness and equal bargaining power were dwarfed by this newly enshrined principle:

> It [the Act] curtails the right of the employer on the one hand, and of the employee on the other, to contract about his affairs. This is part of the liberty of the individual protected by the guaranty of the due process clause of the Fourteenth Amendment. . . . Freedom is the general rule, and restraint the exception. The legislative authority to abridge can be justified only by exceptional circumstances.[34]

To Taft and other jurists who spoke in similar abstract, removed terms, the evils of an unregulated economy—the problems confronted in cases like *Munn* and *Webster*—had been exorcised in this new era of widespread prosperity, relegated to an earlier period of American history. The restrictive language of the *Wolff Co.* opinion amply demonstrated just how little the economic abuses of the past figured in the Taft court's concerns.

Yet this opinion of the Supreme Court has another, more positive aspect that should not be ignored: it also ensured that the public interest doctrine would not grow beyond manageable bounds. Some limits would be set; the doctrine's applicability would not be spread too thin—or even nullified by spilling out to encompass all economic pursuits.

Many courts underwrote this narrow construction when called on to decide which activities were suitable for regulation; but they allowed state control of gas, water, and utilities to continue. The dark underside of America's postwar prosperity—and the miseries of farmers and others excluded from the boom—made it certain that judicial and legislative involvement in the utilities arena would survive, and even thrive, through the 1920s. (Similarly, in "May Day," beneath the facade of "luscious feasts" and "lavish entertainments," the lives of Fitzgerald's characters encompassed unemployment, racism, socialism, depression, mob violence, and, ultimately, suicide.) There were unmistakable signs that these years were more a hiatus between turbulent decades than the start of a thriving future for all. Many American jurists also perceived the warning signals, saw through the mask of prosperity, and upheld the principles of fairness and equality in the face of challenges from business, the self-proclaimed generator of the nation's wealth.

The Turn to Regulation by Commission

> *The corruption of St. Louis came from the top. The best citizens—the merchants and big financiers—used to rule the town, and they ruled it well. . . . But a change occurred. Public spirit became private spirit, public enterprise became private greed.*
>
> *Along about 1890, public franchises and privileges were sought, not only for legitimate profit and common convenience, but for loot. Taking but slight and always selfish interest in the public councils, the big men misused politics. The riffraff, catching the smell of corruption, rushed into the Municipal Assembly, drove out the remaining respectable men, and sold the city—its streets, its wharves, its markets,*

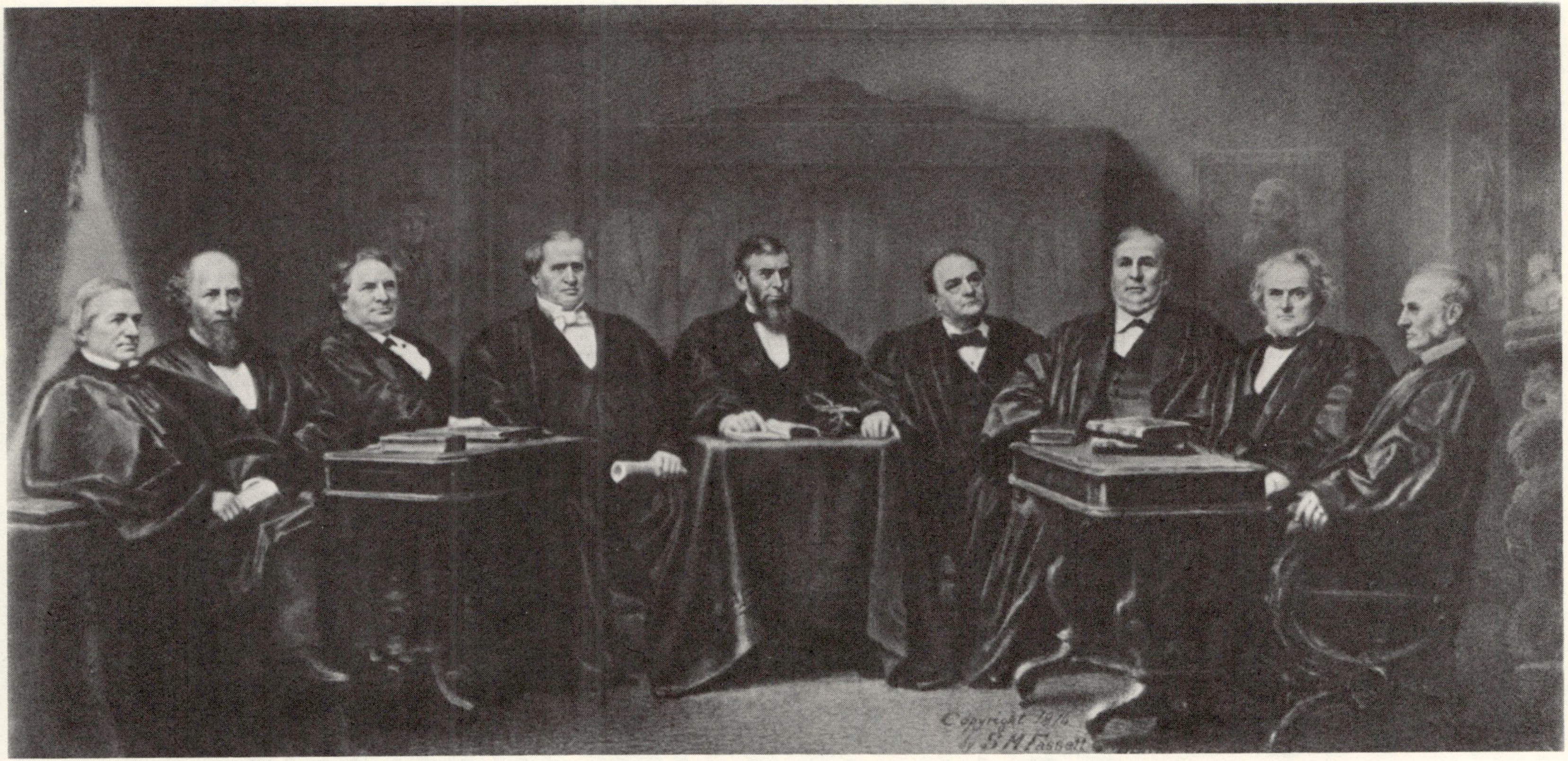

The Munn Court *(left to right): Bradley, Field, Miller, Clifford, Chief Justice Waite, Swayne, Davis, Strong, and Hunt.*

> *and all that it had—to the now greedy business men and bribers. In other words, when the leading men began to devour their own city, the herd rushed into the trough and fed also.*
>
> *But the grandest idea of all came from Philadelphia. In that city the gas-works were sold out to a private concern, and the water-works were to be sold next. The St. Louis fellows have been trying ever since to find a purchaser for their water-works.*
>
> —LINCOLN STEFFENS[35]

Although the earliest American courts had hinted at the ambiguities inherent in defining public businesses, the courts' most extensive wrestling with the common-law responsibilities of utilities came in cases involving legislative attempts to regulate. On the state level, there are two discernable regulatory periods in American history: the first stretched from the 1870s until the end of the century and featured direct judicial intervention; the second era, beginning at the turn of the present century, was dominated by the new regulatory commissions, but interlaced with pervasive judicial control. Although the first period saw sporadic attempts at comprehensive state supervision—such as the Massachusetts Board of Gas and Electric Light Commissioners in 1885—the centerpiece of early regulation remained the utility's franchise, granted by local governments.[36]

In essence, the franchise was a contract, between the utility and the municipality, which set rates, outlined the company's rights and duties, and often provided for low rates or even free service to the municipality. But the fact that the franchise was a contract with terms frozen at one point rendered it a clumsy vehicle for regulation over a significant period. Rates deemed fair at the time of the adoption of the franchise soon appeared unreasonable, but could be changed only by the ponderous process of drafting and, above all, enacting a new agreement. And efforts at imposing additional obligations by supplementary legislation had to override the constitutional barrier against impairment of contracts raised by the *Dartmouth College* case. As Steffens's caustic reportage suggests, the closing years of the century saw a multiplication of the number and scope of utility franchises, too often accompanied by local and statewide dishonesty. In fact, the utility franchise was quite often the prize that venal politicians dangled before businesses eager to share in the spoils of urban expansion and modernization. Obtaining, negotiating and enforcing municipal franchises afforded special opportunities for ineptness, a propensity to corruption, and incidents of outright bribery and shameless actions.[37]

The perceived failure of franchise control led to demands for other curbs on concentrated economic power. Regulation and restraint of the emerging large industrial enterprise became paramount political issues. One popular treatment advanced for the pervasive disease of municipal corruption by private economic interests went to the extreme of public ownership of the affected utilities. In his 1909 work *The City: The Hope of Democracy,* for example, Frederic Howe reasoned that by eliminating the sources of corruption—franchises and exclusive privileges—political machines would collapse of their own weight, releasing enhanced energies for municipal reform:

> In city and in state it is the greed for franchise grants and special privileges that explains the worst of the conditions. This is the universal cause of municipal shame. By privilege, democracy has been drugged.
>
> An examination of the conditions in city after city discloses one sleepless influence that is common to them all. Underneath the surface phenomena the activity of privilege appears, the privileges of the street railways, the gas, the water, the telephone, and electric-lighting companies. The connection of these industries with politics explains most of the corruption; it explains the power of the boss and the machine; it suggests the explanation of the indifference of the "best" citizen and his hostility to democratic reform.
>
> That municipal ownership would greatly diminish, if not wholly correct, most of the abuses of municipal administration I am firmly convinced.[38]

Such analyses and portrayals of franchise grants led to the virtually complete demise of purely contractual control by the 1920s.

The solution that emerged was institutional. The new century ushered in the second period, that of state commissions regulating large-scale enterprises. This genesis of the fourth branch of government—the administrative agencies—lasted roughly two decades. Creation of effective state regulatory bodies derived much of its momentum from the revitalization on the federal level of the Interstate Commerce Act in 1906. The Hepburn Act of that year attempted to rectify the Interstate Commerce Commission's inability to establish and enforce rates (as the original statute was interpreted by an uncooperative Supreme Court) by granting it broad rate-setting powers.[39] The states soon followed suit: New York and Wisconsin established powerful commissions in 1907, prototypes that set the model for other jurisdictions.[40] The movement spread rapidly. Regulation by commission became nearly universal.

Why did the tide of regulatory legislation prove irresistible? After all, courts had already recognized and enforced the common law duty of equal services for public utilities, and the freshly defined and applied common law appeared legally sufficient. Several reasons for this movement can be put forth. For one thing, reliance upon legislative rather than judicial action fit in well with the prevailing political ethos of the Progressive era. The generation that championed the public will through such devices as the initiative, referendum, and recall could hardly be expected to embrace the least democratic branch of government as the instrumentality to solve the most pressing domestic issues of the time. Nor would an age that professed man's rational capacity and stressed the need for technical and scientific expertise be content to leave the problems of urbanization and industrialization—such as utility regulation—to judges schooled only in the arcane doctrines of the law.

There is evidence as well that the corporate world, in a strange twist, supported increased regulation by the state. So goes a popular revisionist interpretation of these events by modern historians.[41] What earlier observers perceived as the sovereign's attempts to assert dominion over powerful economic groups is now regarded as a disguised lashing back by industrial interests. The argument runs that the cry of the "public good" and the call for the "public interest" were manipulated and exploited by private groups for private purposes; the constitutional dream of the general welfare disintegrated into self-interest constituencies and pressure groups striving to use state power for their own benefit. Rather than the traditional interpretation of federal economic controls as a struggle to check corporate power and to obtain social justice,[42] the revisionists understand government regulation as an effort by large-scale industry itself to control and predict economic conditions more effectively than a free market would—and above all to avoid the problems of nonuniformity resulting either from unfettered competition or from localized attempts at regulation. In short, business set out to capture the grass-roots regulatory movement. The railroads, it is argued, did not oppose national controls.

"Centralized federal regulation was the program of conservatism," writes Professor Kolko, "and the means of protecting the railroads from the less controllable states."[43] This leading advocate of the "capture" thesis sees business's belief in federal as opposed to state regulation as a reaction to the rise of state commissions and as a response to the modern administrative-bureaucratic state.[44]

Few who conceive of men as they are and not as they would like them to be, would deny the element of truth in this view.[45] But it needs to be modified in several important respects.[46] It is not at all clear that the regulatory movement should be couched in terms of an all-or-nothing battle pitting the "people" against the "corporations." Popular passions did run high. Advocates sought to redress the balance of power toward the average citizen. But corporate interests—eager for a process that would regularize the economy and make the inherently unstable conditions of capitalism more foreseeable—would have been more disturbed by what large-scale enterprise and its legal advisers perceived as haphazard, expensive, and dangerous case-by-case regulation, not by the state legislatures and commissions, but—from this examination of the unfolding of the doctrine of equal services—by the judges.[47] Not state regulators, but state courts were the most annoying hindrance to the free exercise of their options.

From the perspective of powerful corporations, a uniform statute or regulation would provide greater certainty, a regime under which it would be easier to operate. Courts tended to be more independent, hence more unpredictable, than an administrative agency or even a state legislature, less easy to live with. Removing jurisdiction from the courts would be one way of enhancing reliability. Now, an ancillary way to limit judges' discretion (without the need for head-on constitutional confrontation) would be to confine them to the role of reviewers of fact situations already dealt with by administrators below. Appellate reappraisal, unlike first-line determinations, would favor accommodation, especially when, in the hierarchy of decision making levels, any challenged regulation would be allowed to survive so long as it was "reasonable," even if not optimal. These and other suppositions could well have served to encourage corporate advocates to applaud the new wave of national administrative regulation, despite traditional hostility to an active, centralized sovereign.

The misuse of reform efforts by vested economic interests remains a tantalizing historical mystery. A less radical and more reformist interpretation of regulatory history could point out that there was a national need for change: judicial regulation, by the very nature of the adjudicatory process, has deep-rooted shortcomings that require supplementary reinforcement by other institutional actors. Consider the high cost and inordinate length of litigation. Furthermore, as in *Hawkins v. Town of Shaw,* the initiative of private parties is required to set the judicial machinery in motion. The specialization that alone develops expertise in a particular field is foreign to the ideology of judge as generalist. Also, the strictures of the adversarial system often mean that the real party in interest—for example, the consumers who ultimately pay for a nonfavored shipper's discriminatory rates—would not be involved in the case before the bench and so could not present their case, their facts, their views directly to the decider. This is reason enough for the existence of a new agency to formulate and apply policy, especially in novel areas as the economy expanded and took on unfamiliar forms.[48]

So, as it turned out, the commissions wrestled their way to respectability. The tripartite division of government process was found flexible enough to accommodate the new entry; when the question came to them for determination, the courts agreed to the constitutionality of the new regulators of municipal services. Perhaps the "capture" thesis helps to explain (as much as any other theory) why, as part of an overall conspiracy, seemingly conservative judges were ready to embrace the regulatory movement; such an interpretation fits the more orthodox Marxist notion of the class role of the courts. Yet, the motive for such allegiance pales in historical significance against the reality of the judiciary's commitment to the idea and practice of regulation of the private sector. Ultimately, many jurists, anxious to follow the signals of business and legislative leaders, eagerly extended their imprimatur to regulatory advances.

Over and above any procedural barriers must have lain the court's realization that judges simply lack the time, expertise, staff, and flexibility required to pass on the welter of technical and financial information necessary in analyzing and setting rates. Perhaps judicial modesty (although earlier occupants of the King's Bench might call it timidity) in the face of technological bewilderment encouraged this deference. But contemporary commentary on the subject is naturally sparse. And the fact remains that while the courts were loath to admit their own shortcomings as regulatory bodies, they generally welcomed the agencies into the fold of government, "a new phase of representative government."[49]

Regardless of motive, in the years before World War I, courts accepted the newly empowered commissions as superior in practice to legislative regulation, as, for example, by use of the franchise technique. When the New York high court, in *Village of Saratoga Springs v. Saratoga Gas,* recognized the power of the state legislature to delegate to a commission the power to fix maximum gas and electric service prices, Chief Justice Cullen cited the following extralegal factors:

> There are in this state approximately four hundred and fifty gas light and electric light companies. They are located in nearly every portion of the state, which contains within its bounds not only cities varying in population from ten thousand to four million, but villages, agricultural or rural communities, and the wild forests of the Adirondacks. . . . There was a time in the history of this country when carriers and public service corporations were so few that the legislature itself might have performed that labor [the setting of "special rates" for "many different localities"]. But by reason of the rapid growth of population and the great increase in the number of such corporations it has become impracticable for the legislature to discharge that duty. Moreover, many rates may require alteration from time to time. That the most appropriate method (speaking from a practical, not necessarily constitutional point of view) is the creation of a commission or body of experts to determine particular rates has been said several times in the opinions rendered by the Supreme Court of the United States in the various railroad commission cases and in those of state courts.[50]

The courts' deference to "practical" expertise in the face of demographic and economic problems was truly in the Progressive spirit, which stressed the value of nonpartisan consultants and professionals, and the independent existence of a public interest, as counterweights to politics, patronage, and the balancing of interests. Implicit, too, is the courts' recognition that the other branches of government were at last picking up the gauntlet dropped decades before, facing up to the bleaker aspects of urban expansion and corporate growth.

The willingness of the courts to allow the commissions ample leeway constituted a tacit admission of judicial shortcomings, an awareness that the enigmas of the new century demanded fresh institutional approaches. By 1914, according to the Idaho Supreme Court, "the doctrine that private property devoted to public use is subject to public regulation" was *"too well settled* to require the citation of many authorities."[51] What is of interest is the threefold rationale underlying this "well-settled" proposition. First, as in the case of the New York court in the *Saratoga Gas* decision, the majority of Idaho high court judges acknowledged and were caught up in the Progressive habit of deferring to experts: "At the present time it must be conceded that the legislatures of nearly all states of the Union have concluded that the best method for regulating public utility corporations is by a commission under laws similar to the act in question."[52] There was, therefore, ample precedent for the decision of the court to uphold the Idaho Public Utilities Commission order "requiring the plaintiff to refrain from constructing its proposed [electrical] plants" in two towns "already served by some other public utility of like character."[53]

Second—and equally compelling as the weight of authority—were the time constraints and workload restrictions on both court and legislature. Legislative and judicial machinery would grind to a halt, according to Justice Sullivan, if required to engage in the detailed analysis involved in overseeing specific utilities:

> It would not be possible for the legislature in the length of time it sits to regulate intelligently the rates, service and other matters which need regulation in connection with utility corporations. . . . If such questions were first to be determined by the court, the courts of the state would have to be increased in order to perform the additional duties which now devolve upon the commission.[54]

The most logical and efficient alternative was the administrative commission.

The acceptance of the commission system also marked the abandonment of the attitude expressed by James Beck, one of the attorneys in the *Saratoga Gas* case, who "feared that this latest example of what he termed socialism would 'destroy the ancient landmarks of constitutional government.' "[55] The threat to American institutions and principles was no longer perceived to emanate from the radical fringe on the left, as had been the case earlier—during the first, the weaker, period of regulation. The labor violence in 1877 and during the Haymarket and Pullman disasters, and the challenges posed by Populists and radicals in 1896, were now safely in the past. The fundamental values of American life—including, of course, equality—needed protection instead from encroachment by the right, as represented by the familiar rotund, cigar-smoking caricature labeled "Big Business."

By its ratification of commission regulation to address the problems of utility operation and to protect the public interest, the Idaho court—and those several courts it was emulating—had effectively withdrawn its faith in the competitive system. In its place, Progressive state courts were erecting the policy of "regulated monopoly," the third and most important rationale for the *Blomquist* decision. For whether or not business actually set out deliberately to "capture" the regulatory movement is not as relevant as is the ultimate growth of monopolies in this field.

Regulating Monopolies

The system of competitive enterprise, so ran the theory, would guarantee the public's right to a fair, nondiscriminatory price. There was no need, therefore, for any outside party—especially not a governmental body—to interfere with the beneficial operations of competition, for "[t]he general impression has been that competition was supposed to be a legitimate and proper means of protecting the interests of the public and promoting the general welfare of the people in respect to service by public utility corporations. . . ."[56] Yet such upsurges of doubt as the Supreme Court's *Munn* decision showed increasing dissatisfaction with the sincerity and effectiveness of business's commitment to its protective role.

The concept of a "public servant" (or "public calling") was the judiciary's initial attempt to supplement the shortcomings of the competitive system. But it was now time, Justice Sullivan and others felt, for more extreme and effective action:

> Said act substitutes reasonable rates to be determined by the commission for those that would otherwise be fixed by competition, in the one case, or the rule of charging what the traffic will bear, in the absence of competition. Under this law it must therefore be conceded that *competition with its disastrous effects is no longer needed to protect the public*

> against unreasonable rates, hence *there is no longer any justification whatever for competition* or the duplication of utility plants under the pretense of preventing monopoly.[57]

A new realization surfaced: competition was not merely a poor defender but, indeed, could turn out to be the enemy of the public interest—guilty of sins of omission and of commission as well. Note the harsh, truculent tone of Justice Sullivan's characterization of the outcome of the competitive process:

> Experience shows that while the people, or some of the people, may receive a temporary advantage from cut-throat competition, the general public can receive no substantial advantage therefrom. . . . The public utilities act . . . is largely concerned with preventing unreasonable rates and combinations by public utilities. Those provisions were intended to prevent monopoly and cut-throat competition which can only result in monopoly. Past history shows that unregulated competition is a tool of unregulated monopoly, as the word "monopoly" is usually understood.[58]

Hence the evil was not monopoly alone, but the unfettered competition that led to an unregulated monopoly: "Some of these enterprises combined great economic power with a propensity toward corruption, and they required regulation for the protection of potential victims."[59]

Yet there is no indication that judicial adherence to the concept of "regulated monopoly" was anything but reluctant. American jurists were not noted for harboring revolutionary desires. The benefits consumers had received from utility competition in the past—increased and convenient service, especially—far outweighed the manipulations, chicanery, and irresponsible forays about which Steffens and other foes of trusts and cartels were constantly lamenting. But when more fundamental postulates—equality and freedom—were threatened by the competitive system, the courts began to question actively the accepted role of the free market.

Given these concerns, the courts could accept regulated monopoly as the lesser of two evil systems. A surrogate was needed for the lost discipline of the market. But from the beginning the judges tolerated monopoly only because the arrangement could conceivably be directed toward beneficial ends: "If monopoly is to be regulated, it ought to be regulated in a way that *equal justice* may be done to all."[60]

One legal commentator, in 1904, masterfully summed up the economic and philosophical underpinnings of this "important development of the common law":

> The positive law of the public calling is the only protection that the public have in a situation such as this, where there is no competition among the sellers to operate in its favor. So much has our law been permeated with the theory of laissez-faire . . . that the admission has been made with much hesitation that state control is ever necessary. But the modern conclusion, after some bitter experience, is that freedom can be allowed only where conditions of virtual competition prevail, for in conditions of virtual monopoly, without stern restrictions, there is always great mischief.[61]

In the name of "equality" and "freedom," and despite the pervasive influence of the laissez-faire tradition, the courts would uphold and add vigorous support to the regulatory movement in the realm of public utilities.

The Continuing Presence

Notwithstanding the avowed judicial deference to the new regulatory bodies, the existence of sturdy common law doctrines meant that the judges could not bow out; court after court reaffirmed this continuing presence. The common law doctrines also connoted that the court, ever regarding the administrative branch as an ally, continued a residuary role as guardian of the evolving public interest. So, while judges recognized their institutional restraints and proffered an attitude of self-denial in favor of regulation by boards and commissions, the judiciary never totally abandoned the utility arena. For one thing, courts continued to hear cases in situations in which commissions either had not been created or lacked jurisdiction, as in the instance of a municipally owned utility. Moreover, aggrieved parties could invoke the courts' jurisdiction to challenge the reasonableness of a commission's conclusions. Many different and confusing formulas existed for determining a fair return, for example, and disgruntled utilities often sought relief in court, crying that commissions had deprived them of property without just compensation.

Indeed, the pendulum of state and federal judicial interference swung to and fro throughout the opening half of the twentieth century. While the United States Supreme Court required judicial review of a state commission's order to reduce water rates in 1920,[62] that same tribunal allowed the Federal Power Commission great rate-setting discretion thirty-four years later.[63] State courts displayed the same flickering propensity to interfere with the administrative process.[64] Legislators could neither fill in all the interstices, nor anticipate the effect of every situation related to a regulatory statute. And although courts might have been willing to bow to greater expertise, or anxious to relieve their work loads in the name of expedience, they stood firm when fundamental concerns were at stake.

The Duty to Serve as Defined by the Commissions

The dominant trend during and after the Progressive years—judicial deference to public utility commissions—actually furthered the use and vitality of the common law duty to serve. Most statutes prescribing the commissions' powers and the utilities' duties were vague—owing partly to the nature of legislative drafting, partly to the complexity of the tasks, and partly to the unpredictability of future developments. A usual pattern was for the statute, general in tone and sketchy in particulars, to provide that service was to be adequate and rates reasonable. Discrimination in both rates and service was often explicitly banned; thereafter, legislative ordering left many matters of substance to the discretion of the agency. Only rarely did the lawmakers set out detailed requirements or procedures; rather, the laws bore a strong resemblance to the broad common law strictures that the courts had already enunciated. So pronounced were these similarities that commentators simply assumed that the statutes did little more than set forth the extant common law; no attempt was seen to repeal or, for that matter, to go beyond them.

The judiciary in turn acknowledged the appropriation of legal doctrine by the administrators. In cases involving the ICC, many courts proclaimed that the enabling statutes created no new legal rights but merely devised an easier way for shippers to enforce their right to equal treatment.[65] Summing up the complementary relationship between statutory and case law, the United States District Court in Oregon put the matter this way in 1953:

> The suggestion that these obligations have been abrogated or essentially modified by statute law or policy is unthinkable. Congress has acted upon this assumption of an ascertainable body of common law. . . . The original Interstate Commerce Act and its subsequent amendments and addenda are unintelligible unless viewed in the bright daylight of this customary law.
>
> The Congress has never shown a disposition to destroy these original remedies or to repudiate the common law of the respective states relating to carriers. The common law remedies for breach of the obligations thereof were preserved by positive mandate, and the statutory remedial devices were made additions thereto.[66]

The language and rationale of the bench therefore remained essential elements—if not the major catalysts—of the administrative formula.

Nor was there a dissent from the new branch. It saw itself in much the same light. Several state commissions joined the courts in stating that statutory duties were codifications of the common law. For example, the Massachusetts Department of Public Utilities, in affirming its own jurisdiction, emphasized the common law foundation for its action; when faced with a discriminatory rate structure for the sale of gas, it declared:

> While there is no statute or law in this commonwealth which specifically prohibits the sale of gas at discriminatory rates, we are of the opinion that, as the Department now has jurisdiction to investigate the propriety of all rates, discrimination should not be allowed between customers receiving the same service under similar conditions.[67]

The Department's articulation of a judicially defined common law doctrine echoed an earlier reference by Arkansas' Department of Public Utilities to nondiscrimination as "[o]ne of the fundamental principles of rate making."[68]

Thus, unlike nineteenth-century judges (and lawyers) who labored alone to extend and adapt the rule against unjust discrimination to new conditions, jurists could now work with the agencies to develop new meanings and applications for the duty to serve. The courts willingly accepted the statutorily created panels as the technical experts in utility regulation. But a closer scrutiny reveals that both bodies indicated a strong preference for the common law as a basis and a context for that regulation.

Armed with the new legislative authorization, but firmly believing that—far from excluding or preempting the common law—the legislators intended to incorporate its proven doctrines, court and commission embarked on a joint operation to develop a consistent set of rules for municipal services. As with the common law rules, so the common law style of interpretation and development of doctrine was taken over. Together, the commissioners and jurists were to adopt new meanings and applications to meet the needs posed by explicit utility regulation. This collaboration enabled the duty of equal service to survive the procedural and strategic shifts that accompanied American urban, economic, and governmental growth.

The Battle Lines Are Drawn

> *Later that afternoon [Jurgis] and Ona went out to take a walk and look about them, to see more of this district which was to be their home. In back of the yards the dreary two-story frame houses were scattered farther apart, and there were great spaces bare—that seemingly had been overlooked by the great sore of a city as it spread itself over the surface of the prairie. . . .*
>
> *The roadway was commonly several feet lower than the level of the houses, which were sometimes joined by high boardwalks; there were no pavements—there were mountains and valleys and rivers, gullies and ditches, and great hollows full of stinking green water. . . . [T]he residents would explain, quietly, that all this was "made" land, and that it had been "made" by using it as a dumping ground for the city garbage. . . . They stood there while the sun went down upon this scene, and the sky in the west turned blood-red, and the tops of the houses shone like fire. Jurgis and Ona were not thinking of the sunset, however—their backs were turned to it, and all their thoughts were of Packingtown, which they could see so plainly in the distance. The line of the buildings stood clear-cut and black against the sky; here and there out of the mass rose the great chimneys, with the river of smoke streaming away to the end of the world. It*

> *was a study in colors now, this smoke; in the sunset light it was black and brown and gray and purple. All the sordid suggestions of the place were gone—in the twilight it was a vision of power.*
>
> —UPTON SINCLAIR[69]

Upton Sinclair (never known for his subtlety) portrayed industrial Chicago as a treacherous jungle with inhuman terrors that preyed on the lives of its poorer residents, particularly the new arrivals from abroad. The city was vast, powerful, and, most important, uncontrolled; Sinclair's characters received no relief from a commiserating municipal government or state agency, since no compassion resided in any such institution. At the close of the novel—a tale that had hit the audience in the stomach instead of the heart for which the author had aimed—the only hope lay in radical socialism.

Packingtown and the surrounding environs, characterized by the absence of adequate municipal services, were no mere figments of one radical author's imagination. Throughout the nation, there were urban and rural regions that, consigned to backwardness by private and governmental developers, were deprived not only of the latest advances but even of a minimal level of utilities. Some neighborhoods—even entire towns—experienced the absence of an existing service or were threatened with its loss, while others paid a higher price for the same service than did their neighbors a few blocks away.

Far too often municipal officers and state legislators were either preoccupied with other matters or disinclined to act on the demands of aggrieved citizens. Once again, it was the judges who filled that void.

Many courts and their new-found allies, the commissions, took it as their mission to extend the battle line, formed in skirmishes against railroad discrimination, to the field of public utilities. They carried out this assault so successfully that they soon broke through on three additional fronts beyond that of rate discrimination: the extension of services; the abandonment of services; and the liability of government officers responsible for utility supervision. Although the battle lines shifted with the appearance of new and more technologically advanced public services, the primary judicial weapon remained the same—the trusty, age-old common law to duty to serve, honed and adapted for modern use.

Rate Discrimination

Neither courts nor commissions hesitated in banning rate discrimination by public utilities, and agreement on the continuing common law basis for this policy was nearly universal. The Supreme Court of Texas, for example, repeated the rhetoric of the Massachusetts and Arkansas departments (noted above) when the court stated:

> The common-law rule that one engaged in rendering a service affected with a public interest, or more strictly, what has come to be known as a utility service, may not discriminate in charges or service as between persons similarly situated is of such long standing and is so well recognized that it needs no citation of authority to support it. . . . Statutes have been enacted in almost every state making this common-law rule a statutory one.[70]

Passages such as this resound with echoes of the nineteenth-century jurists—like Chief Justice Beasely in the *Messenger* decision[71]—who formulated and enforced the rule against unjust discrimination.

However, by the early decades of the twentieth century, the problems of rate differentials appeared far more complex for utilities than for railroads. The commissions were forced to deal with a host of attempts by utility providers to impose different sets of prices—sometimes for apparently commendable reasons. Yet the consequence was simple and straightforward: few such efforts passed muster under the eyes of administrators and jurists conditioned to eliminate vestigial discriminatory practices. Thus, a utility could not allow lower prices to a parent company or even to itself for non-utility activities.[72] Neither could a utility that sold power only wholesale to wholly owned subsidiary retail utilities charge more of a company competing with those subsidiaries.[73] Nor was a utility permitted to provide cheaper service to its stockholders.[74]

Even charitable discriminations, such as lower power rates for hospitals, the elderly, and the poor, were disallowed.[75] The equality principle thus came to dominate other policy considerations, and remained in place despite the tugs of interest-group politics. These prohibitions usually rested on statutes banning only unjust or unreasonable discrimination; all jurisdictions allowed reasonable rate differentials based on differences in the rendition of service.[76]

In striking down reduced rates for the poor as recently as 1972, the New Hampshire Public Utilities Commission noted its concern for the impoverished users but concluded:

> However, such utility service for low-income persons should probably be subsidized by the taxpayer at large rather than indirectly by the other rate-payers of the company. In any event our legislature would have to take action in order to provide relief to deserving persons.[77]

While the legislature was free to, even encouraged to, favor the poor by requiring other taxpayers to subsidize the bills of those in need, the utilities could not do this of their own accord. The other side of the coin was emphasized: the commissioners were unwilling to accept that kind of discrimination against other customers whom the utility (on its own initiative) would be forcing to subsidize low-cost charitable service.

Perhaps the most striking example of this stance—coupled with an effusive affirmation of the common law basis for the rule against unjust discrimination—came recently from the Rhode Island Public Utilities Commission. Although that body allowed a telephone company to maintain some reduced rates for the elderly, it refused a request to expand discount rates. The decision was not based upon a statute banning discrimination; the rationale, resonating in common law paradigms, went far beyond the language of any legislation:

> The Constitution of the United States and the Constitution of this state, grounded as they both were in the Judeo-Christian ethic, affirmed the sacredness of each individual and his right to equal, just treatment whether he be old or young, affluent or impoverished. This ethic has never been surpassed; certainly it has not been repealed by any legislative action nor abandoned by any court in our state. . . . The senior citizens are demanding that telephone rates be based on the character of those served rather than, as at present, on the character of the service supplied. From the legal point of view, we are required by the statute to establish rates which are not unjustly discriminatory. . . . Were the group's proposals to be adopted, the result would be that certain users

> would be paying higher rates for the same services in order that the elderly may pay lower rates.[78]

Despite the prevalence of such sympathies, a few forms of permissible discrimination survive judicial scrutiny. A provider can increase charges in municipalities that tax the utility at higher rates than neighboring localities; otherwise, in the event rates are uniform, customers in low assessment areas would in effect be forced to pay a portion of those higher taxes, the cost of which would be spread among all customers. Forcing a user in a lower tax area to pay a part of the taxes in another municipality, reasoned the Arkansas Public Utilities Commission, would itself constitute an unjust discrimination.[79] Varying rates for users of gas-saving appliances, and for rural electrical cooperatives (which face high costs in supplying power to sparsely populated areas) have been approved as well.[80] Discounts to large-volume gas customers are also condoned.[81] Finally, while preferences during shortages have usually been barred, residential customers have been favored over industrial users with the commissions' imprimatur.[82]

Such exceptions remain rare, however. The prohibition against discrimination has run so deep that many courts have been willing to step in to block varying rates ordered by commissions, no matter how intensive the charitable intent. Thus, a federal tribunal in Idaho overturned an administrative order granting a 33⅓ percent discount in power rates to hospitals, religious groups, fraternal orders, and charitable groups. For its justification the court relied heavily upon a legislative expression of the common law notion of no variation:

> However commendable the motive, the commission cannot be held to have the power to make such reductions. If . . . the Legislature might legally authorize such a discount, it has not conferred such authority. Its only declaration is that the rates shall be just, reasonable, and nondiscriminatory.[83]

For the lessons learned in railroad discrimination cases were deeply ingrained in the sensibility and decisional rhetoric of both judge and commissioner. When faced with the positive common law and with frequently vague statutes prohibiting unjust or unreasonable differentials in rates or service, many "benevolent" utility rate structures were made to fall. To many jurists and administrators any discrimination was identified with a primitive state of development in utility control when rates were determined by friendship and pressures. In their judgments—for the utilities as for the railroad express companies before them—equality was an absolute goal that could not be compromised. The point was not that the law was cold and heartless; after all, private contributions by utility companies and more affluent users to hospitals and charities were not banned. Rather, these decisions were consistently demonstrating an unflagging defense of nondiscrimination—one major facet of the common law principle that public services must be available to all on an equal basis.

The Planning of Urban Growth

When the spring opened Colonel Lapham showed that he had been in earnest about building on the New Land. His idea of a house was a brown-stone front, four stories high, and a French roof with an air-chamber above. . . . The neighborhood smelt like the hold of a ship after a three years' voyage. People who had cast their fortunes with the New Land went by professing not to notice it; people who still "hung on to the Hill" put their handkerchiefs to their noses, and told each other the old terrible stories of the material used in filling up the Back Bay.

—WILLIAM DEAN HOWELLS[84]

When Minna descended from the train, at Lorin on the other side of the Bay, she found that the place was one of those suburban towns, not yet become fashionable, such as may be seen beyond the outskirts of any large American city. All along the line of the railroad thereabouts, houses, small villas—contractors' ventures—were scattered, the advantages of suburban lots and sites for homes being proclaimed in seven foot letters upon mammoth billboards close to the right-of-way.

Without much trouble, Minna found the house to which she had been directed, a pretty little cottage, set back from the street and shaded by palms, live-oaks, and the inevitable eucalyptus. Her heart warmed at the sight of it. Oh, to find a little niche for herself here, a home, a refuge from those horrible city streets, from the rat of famine, with its relentless tooth.

—FRANK NORRIS[85]

Beginning in the late nineteenth century, the proliferation of America's urban areas was inextricably linked with the expansion of utility services. The quality of life in towns and in cities like Howells's Boston and Norris's San Francisco depended entirely on the availability of transportation, fuel, sanitation, power, and other modern necessities. By the close of the century there was a perceivable physical division, a local United States paradigm of Disraeli's two nations theme: "The creation of a two-part city, an old inner city and a new outer city, a city of slums and a city of suburbs, a city of hope and failure and a city of achievement and comfort. . . ."[86]

While price disputes and arguments concerning rate discrimination captured most of the attention of the commissions, the problems of extensions and abandonments of service were more closely tied to the socioeconomic splits observed by novelist and historian alike. In the long run, these two questions proved all-important for the subsequent demographic patterns of the region involved.

It should come as no surprise to learn that judges considered it their duty to serve as a check on commissions' deliberations concerning utility extensions and abandonments. Decisions on these two key issues were measured against the same notion of equality of service that had been continuously consulted by courts from the time of inns, mills, and ferries. During the opening decades of this century, jurists, recognizing the important role utility service played in the economic and social makeup of the state, employed the common law doctrine of equal service to counteract municipal corruption, and more affirmatively, to oversee local and state governance. Indeed, it is no exaggeration to state that the judges supervised the public guidance of urban growth and that their decisions had much to do with dictating patterns of settlement.

Such mediation, or even intervention, did not appear suddenly; applying the duty to serve from nominally private institutions to enterprises administered by local government was not only an intellectual leap but an act that risked political retaliation. Instead, judges approached the problem with a mixture of hesitancy and high seriousness that precluded their plunging head-first into political thickets without adequate consideration of consequences. At first, for example, only private utility suppliers could be ordered to extend their services, while the judges deferred to the discretion of local officials operating municipally owned utilities. By the end of the first quarter of the century, however, judges expressed their uneasiness and dissatisfaction with the performance of publicly held utilities in dicta that were ultimately used to attack the unrealistic public/private distinction.

The courts also made increased use of common law doctrines to mandate utility responsibility for abandonment of service. Judges found clear support from precedents in the railroad field; in the process they adopted a version of the rule of reasonableness that balanced the community's needs with the company's financial requirements—and often at the sacrifice of economic efficiency.

The third, and most revealing, aspect of this judicial activism was the careful and deliberate dismantling of the governmental/proprietary distinction as a gauge of liability. This process, recently pursued by state courts, is the logical extension of judicial adherence to the equality norm—a progression from outlawing discrimination to ordering reasonable extensions, from banning unreasonable abandonments to saddling public utilities with liability for failing to render impartial and sufficient service. What follows is a survey and analysis of the judicial highlights of this unrelenting progression.

Extension of Services—Private Ownership

The general rule regarding extensions of service is that a utility can be required to make all reasonable additions within the area to which it has dedicated its services, but that no extensions can be ordered outside that territory. This doctrine was developed relatively early by courts and without statutory assistance. Corporations that devote their property to a public use may not pick and choose, operating only in those territorial portions that are presently profitable. In 1915 the Supreme Court of California spelled out the requirements in a case—*Lukrawka v. Spring Valley Water Co.*—which has since been cited with approval and followed in many jurisdictions.[87] The court ordered the company, which possessed the franchise to provide water to the residents of San Francisco, to extend its mains to a newly settled area of the city, a middle-class district containing "more than 100 buildings occupied by some 100 families, the value of said buildings aggregating an amount in excess of $500,000."[88]

The franchise's obligations were not rigid and narrow, according to Justice Lorigan and his brethren:

> The proper discharge of this public duty required not only that the company should provide a supply of water and establish a system for its distribution to meet the reasonable needs of the municipal community as it then existed, but it was under the obligation to keep in view the prospective and probable increase in population of the municipality and the necessarily increasing demand for a water supply which would be consequent therefrom; *to anticipate the natural growth of the municipality it had undertaken to serve as a whole* and to take reasonable measures to have under its control a sufficient supply of water *and make gradual extensions of its distributive system to meet the reasonable demands for water by the growing community.*[89]

By accepting its franchise and exercising the power of eminent domain, the company had undertaken the obligation to provide adequate water to the city, to anticipate the future growth of the area, and gradually and reasonably to extend its services to meet the needs of San Francisco. This was not a totally unqualified charge: additions would be required only when population growth made the extension, under all the circumstances, reasonable; an isolated individual could not compel an obviously uneconomical addition into an area with a low demand for service.

Nevertheless, although the demand for services must be high enough to qualify an extension as reasonable, the utility would not be allowed to deny service simply because, by its calculations, it would not realize profit out of the new area. Whether each and every extension would have to show a profit, or whether the enlargement could be ordered even if it were a money-loser as long as the overall enterprise were profitable was—short of the finding of an unconstitutional taking—a matter of legislative ordering. The United States Supreme Court in *New York and Queens Gas Co. v. McCall*[90] left the commissions free to exercise considerable power over utilities as long as an overall fair return resulted.

Yet the common law kept entering into the arrangements. Thus, the Supreme Court of New Jersey demonstrated its allegiance to the fundamental requirements evolved in past state decisions—despite statutory language concerning utility extensions that suggested otherwise. In *In re Board of Fire Commissions, Fire District No. 3, Piscataway Township,*[91] a private company refused to extend its mains to provide water for fire hydrants in a neighborhood within the area of dedication unless the town agreed to pay the additional cost. A statute authorized the Board of Public Utility Commissioners to order extensions when three conditions were met: the extension must be reasonable, the financial condition of the utility must warrant the expenditure, and the extension must generate sufficient business to justify its construction and maintenance. The central issue before the court was whether the legislation—with its requirement of "sufficient business"—was intended to require extensions only if the utility would reap an adequate return from the particular addition, or whether the statutory conditions would be met if, after the addition, the utility as a whole would be profitable. More simply, did the statute make it more difficult for the commission (and the court) to order an extension of services?

The appellant company and a dissenting justice asserted that the statute added further requirements to the prevailing case law; but the majority interpreted the statute as merely restating the common law requirement of an overall fair rate of return. Sufficient business did not mean local profitability; the utility could not "pick and choose its customers solely on the basis of pecuniary advantage and refuse to supply those who constitute an integral part of the locality simply because, considered in isolation, their consumption of the product will not produce a profit."[92] It was not the earliest, nor would it be the last time jurists refused to allow utility companies the power to determine the social and economic makeup of a state by granting or denying access to necessary services—and they would not read such license into any legislation not explicitly sanctioning it.

Behind such legal rhetoric lay a repugnance to class- or interest-based discrimination on the part of the franchised utility—or even of the state legislature. The court, not unlike Circuit Judge Tuttle in *Hawkins v. Town of Shaw,* cringed at the supplier's hesitancy to cross socioeconomic barriers in the name of equality. For a present-day litigant in Hawkins's position, this language is most useful. These extension cases suggest that new consumers get more service than they pay for; existing customers subsidize new users as long as the overall fair rate of return is maintained. Such favorable treatment of newly acquired customers grows out of the duty to provide service for everyone within the franchise area.

The influence of the common law persisted. Even the courts' refusals to order extended utility coverage were based on adherence to common law notions of equality, despite the presence of a statute dealing with service extension. In an opinion concerning the extension of electric power to a small island off the Connecticut coast, the state Public Utilities Commission echoed the language used by courts over the past decades:

> As a general rule, a public service company has an obligation to serve all who seek its service within its franchise territory, at reasonable rates without preferences, prejudice or discrimination. The obligation is so deeply engraved into the nature of the public service concept that even to support it with citations would surround it with a greater measure of doubt than this commission concedes exists with respect to it.
>
> Before discrimination in the extension of utility service attaches it has been held that the company's over-all return must be so reduced as to be in effect a confiscation of its property.[93]

In an odd turnabout, the Connecticut administrative body was faced with a situation that suggested discrimination not against the non-users but against the present utility customers. The island in question was used primarily as a vacation spot by a few dozen families for only three or four months a year. Extending the power lines either over or under water seemed unjustifiably expensive. While conceding that a statute appeared to require the addition, the commission stated that "an extension of service into a sparsely settled locality will not be ordered when it would produce such a low return as to place an unreasonable burden upon other consumers of the company."[94] Steadied by the common law, the commissioners skillfully straddled the fence dividing two competing demands:

> We believe that the right which all customers of a particular public service company have to be protected against discrimination and prejudice is both a common-law right and a statutory right. We believe that statutes which restrict these rights derogate from the common law, and the statutory law,

> and must be strictly construed. Our obligation to avoid discrimination, preference, and prejudice is at least as great, if not greater than our obligation to order extensions of service under the provisions of [the extension statute].[95]

The refusal to order an extension thus came down to the proposition that to so act would constitute an unjust discrimination in favor of the new customers against the old. Here, however, the prospective users were distant, temporary, vacationing residents—a far cry from the permanent, often deprived, citizens who are but a set of railroad tracks away. The continued sway of common law doctrine was thus thrown into sharp relief by the tendency of reviewing bodies to favor its use, even where a statute apparently modified the common law requirements.

Extension of Services—Public Ownership

The evolution of a body of rules involving extensions of service by publicly owned utilities proved more complex. Early on courts made it clear that such entities were subject to the ban on unjust discrimination.[96] Publicly owned utilities had also been declared subject to the duty to provide similar service to all who are in similar circumstances; in many instances, courts enforced this obligation by ordering a municipality to allow a prospective customer to tap into an existing water main.[97] Yet, confronted with the problem of extending services into new areas, the courts, during the early stages of utility regulation, drew back from imposing on municipal bodies the duty owed by privately owned utilities to make all reasonable extensions. Members of the bench justified their deference to local officials by relying, first, on a belief in the separation of governmental powers and duties, and, second, on the Progressive system of consulting experts. In recent years, however, in the wake of such abuse by officials as discriminatory rate preferences and acceptance of graft, the requirements for ordering public extensions have come much closer to those in force for privately owned concerns.

In part because most, although not all, states have exempted publicly owned utilities from regulation by utility commissions, the common law duty to serve plays the dominant role in judicial review of cases involving utilities owned by governmental bodies. This assured that the absence of administrative jurisdiction would not leave publicly owned utilities uncontrolled, for, as the New Jersey Supreme Court observed:

> At any rate, individual consumers can call upon the courts to review allegedly arbitrary rates. . . . Since the Board of Public Utility Commissioners has no jurisdiction under the Public Utility Act, the courts are not precluded from exercising their traditional powers.[98]

While some courts proceeded under the regulatory statutes usually governing commissions, other courts held that the exclusion from commission jurisdiction includes exemption from the statutes as well. In this situation, judges based their authority to regulate on common law doctrines. So, for example, the Supreme Court of Texas could state, "[U]tilities, regardless of the character of their ownership, should be and have been, subjected to control under the common-law rule forbidding unreasonable discrimination."[99]

The first decisions in the field typically held that the granting of extensions by a publicly owned utility was a governmental function, and, as such, within the sole discretion of local government. Courts were not able or willing to interfere in this process if that discretion had been exercised in good faith. Thus, the language of one 1889 Illinois appellate opinion reads:

> The power of the city to extend water mains, or to maintain them in particular places is, in its nature, legislative and governmental, and must of necessity be discretionary.
>
> If municipal authorities were compelled to construct or maintain water pipes, whenever courts or juries might think proper, there would be an entire subversion of municipal government and control.[100]

Other courts of the time shared this almost pathological reluctance to interfere with the separate and distinct functions of local government. No less accommodating, even obsequious, was the language explaining the Arkansas high court's refusal in *Browne v. Bentonville* to require the extension of city-owned water mains so that the appellant "might have adequate fire protection":

> The maintenance and operation of the waterworks under the above section are governmental functions, in the performance

> of which the city council must necessarily be invested with judgment and discretion. . . . The city fathers in these matters act in a legislative or governmental capacity for the city, and this discretion, exercised in good faith, can not be controlled by mandatory injunction.[101]

The courts were as ignorant, dependent children in heeding the wishes of such "fathers."

This submissiveness stemmed not only from the desire to defer to fellow governmental officials, but also from the courts' refusal to accept the sweeping argument that plaintiffs often advanced: that the municipality was under a duty to extend services to all residents wherever they lived. This proposition—which was even stiffer than the duty owed by private utilities—was rejected decisively by jurists. A 1919 California court stated:

> From the fact that the municipality may engage in the business of supplying its inhabitants with water, it does not follow that every property owner or taxpayer, however remote his land may be situated from the distributing system, can by mandate compel such extension of the system as will make available to him that supply. It would be most unreasonable to hold that a municipality must establish an expensive system of distributing lines to reach isolated inhabitants or to supply one or two persons living in places remote from well settled districts.[102]

Other courts, facing the same contention, held as well that the municipality could exercise its discretion by refusing to make what the local officials deemed unreasonable or prohibitively expensive extensions.[103]

In more recent times, a number of jurists, following these early precedents, have remained reluctant to interfere in local matters. The Supreme Court of Arizona, in 1948, commented that "there is very respectable authority to the effect that a municipality, as distinguished from a private utility corporation, may exercise a governmental discretion as to the limits to which it is advisable to extend its water mains and power lines, and an extension will not be compelled by the courts at the instance of an inhabitant."[104] Still other courts have come to state the duty of publicly owned utilities as a negative form of the obligation owed by private companies: private utilities must make extensions that are reasonable, while publicly owned utilities may veto an addition if the refusal is reasonable. While this scheme might suggest that the public side could resort to a wide range of excuses for refusing to extend utility services, even the most recent denials continue to be based on the same set of factors: the extension would be unreasonable owing to physical remoteness, short supplies, or the financial condition of the municipality. This pattern indicates that the exercise of municipal discretion must be justified to interested courts in quantitative, not solely administrative, terms.

But even courts that see their role as deferential have not afforded unlimited protection to publicly owned utilities. When the municipality as provider oversteps certain bounds, courts have not hesitated to slap their wrists. So, for example, has a Florida court enjoined a local utilities commission from "forcing or attempting to force appellants [customers of a municipally owned water company who resided outside the city limits] to purchase electrical service in accordance with its policy by . . . shutting off and disconnecting the water service of such patron."[105] The court was quick to point out that the "general rule" forbidding refusal to provide one service because of an unrelated collateral matter "has been extended to municipally owned and operated utilities."[106] Two years later a South Dakota court restated this rule in a case involving the disconnection of a municipal resident's telephone and electrical services for the failure to pay a fee for mandatory garbage collection.[107]

A further restriction on the discretionary powers of municipalities that operate utilities can be found in a 1976 Colorado Supreme Court decision—*Robinson v. City of Boulder.*[108] In this case, the city of Boulder was the "sole and exclusive provider of water and sewer services" in a region outside of the municipal boundaries; nevertheless, it refused to extend these facilities to certain landowners within the area. The court held that, inasmuch as the city had previously approved extensions to neighboring residential and industrial users, its refusal in this instance constituted unjust discrimination. The court concluded that the city, in its provision of services outside the Boulder boundaries, was "a public utility," which "[a]s such, holds itself out as ready and able to serve those in the territory who require the service." Because Boulder could furnish "no *utility related reason*"—an administrative or governmental reason would not suffice—"preventing it from extending these services to the landowners," its refusal to serve was unjust and actionable.[109] When the municipality crossed the city line to offer its services, it also crossed the boundary between publicly and privately owned utilities.

A more direct attack on the public/private distinction emerged in other cases. Its earliest strategies were encoded in a 1926 Mississippi case, *City of Greenwood v. Provine*.[110] Although the state high court refused to order the city to extend a water main by only two blocks in order to provide service to a new customer, Justice Holden suggested that this was not a closed subject. In this specific instance, the court ostensibly relied on the rule that such matters should be left to the discretion of local officials. The judges did not order the requested extensions to Greenwood's "Boulevard," an area outside the corporate limits at the time the water mains were laid. Nonetheless, although some later courts have cited the *Greenwood* opinion as authority for the traditional discretionary rule, a close reading reveals that Justice Holden and his brethren were unwilling to leave matters entirely in local hands:

> It is our judgment that the discretion to be exercised by the city authorities in the extension of its water system may be said to be limited to a refusal to extend where to do so would be unreasonable under the conditions and circumstances presented in the particular case; but, as we have said, unless the discretion is abused by municipal authorities, their decision will be determinative.[111]

This call for reasonable and temperate action was buttressed by the court's citing of the *Lukrawka* decision, the California case that had held that *privately* owned utilities were obligated to make all reasonable extensions. Thus, although the Mississippi tribunal failed to order the short extension, it served notice that local autonomy and its attendant public/private distinction were not unassailable barriers to judicial intervention in the event of abuse of discretion. The Progressive marriage of judicial deference to municipal expertise was beginning to sour.

Greenwood became the classic case in the area; the Supreme Court of New Jersey received and promulgated its message and led the way in dissolving the artificial distinction. In 1952, the court heard a case in which a township refused to extend water service to a new subdivision unless the developer agreed to accept minimum area restrictions on lots.[112] Justice Heher, writing for a unanimous court, lashed out at this distasteful misuse of municipal utility administration for "unofficial" zoning purposes:

> Here the provision of water to the plaintiff landowner was conditioned not by a circumstance of action or being reasonably bearing upon the exercise of the function, but rather by wholly alien considerations related to planning and zoning; and this was not within the province of the governing body. . . . Planning and zoning powers may not be exerted by indirection; the exercise of these functions must needs be in keeping with the principles of the enabling statutes.[113]

More significant, however, was the court's refusal to adhere to the time-worn public/private distinction that would have protected such abuses of authority. The court cited the *Lukrawka* decision to emphasize the parallel duties of public and private concerns, and asserted:

> It would seem that no sound distinction can be made, in respect of the extension of the service, between a municipality which has undertaken to provide water to the community and a water company performing the function of a public utility. . . . It matters not whether the facility is in the hands of the municipality or a privately owned public utility. Arbitrary use of the power contravenes fundamental law and is not within the legislative province.[114]

In other words, these jurists would no longer sit on the sidelines and patiently, if uncomfortably, observe the dirty plays of local officials; the abolition of the bothersome distinction—in the name of "fundamental law"—demonstrates keen judicial concern.

Subsequent courts have also intervened to correct abuses of local discretion. The New Jersey high court, six years after the *Reid* case, ordered an extension because of the lack of ascertainable standards to be used by local authorities (for the same township involved in *Reid*) in exercising their judgment.[115] And for similar reasons, the Supreme Court of Kentucky, in 1965, also limited local autonomy by overturning a local practice of providing free extensions to individuals who built their own homes but not to developers who constructed subdivisions.[116]

Underlying judicial dissatisfaction with the performance of local officials, and spurring judges to discard the legal rhetoric of public versus private and segregation of powers, was a fundamental objection to the way municipalities attempted to control the social and financial profile of present and prospective residents. Said Justice Heher in no uncertain terms:

> There can be no invidious discrimination in the extension of the service thus undertaken by the municipality as a public responsibility. Equal justice is of the very essence of the power. Impartial administration is the controlling principle. The rule of action must apply equally to all persons similarly circumstanced. There is a denial of the equal protection of the law unless the water service be available to all in like circumstances upon the same terms and conditions, although the rule of equality may have a pragmatic application. Persons situated alike shall be treated alike.[117]

"Equal justice," "impartial administration," "equal protection," "rule of equality"—this is the vocabulary of active, sensitive concern, not deferential neglect. This is the language and the logic of a mind that would recognize the plight of those like Andrew Hawkins in Shaw, Mississippi, persons who are "situated alike" as town residents and who "shall be treated alike."

Abandoning Service Customers

> *Eventually they entered into a dark region where, from a careening building, a dozen gruesome doorways gave up loads of babies to the street and the gutter. A wind of early autumn raised yellow dust from cobbles and swirled it against a hundred windows. Long streamers of garments fluttered from fire escapes. In all unhandy places there were buckets, brooms, rags, and bottles. In the streets infants played or fought with other infants or sat stupidly in the way of vehicles. Formidable women, with uncombed hair and disordered dress, gossiped while leaning on railings, or screamed in frantic quarrels. Withered persons, in curious postures of submission to something, sat smoking pipes in obscure corners. A thousand odors of cooking food came forth to the street. The building*

quivered and creaked from the weight of humanity stamping about in its bowels.

—STEPHEN CRANE[118]

The sights, sounds, smells, and touch of Crane's Rum Alley of 1896 were defined in large part by the advances in urban life that brightened the lives of those in other parts of the city, advances that had passed Rum Alley by. Even more important, however, Crane's immigrant characters and their real-life models lived and died in a decaying world. This was the "dark region" captured by Jacob Riis's camera eye, streets that rarely saw the light; a neighborhood whose dirty paths had been made for vehicles, not children; a place where homes had once been cleaner, safer, and less crowded.

Maggie Johnson's home was a far cry from the "prominent side street" described later, a place of "elevated stations" and "interminable rows of cars, pulled by slipping horses"; of flower-dealers and theaters; of "[e]lectric lights, whirring softly, [that] shed a blurred radiance" through the falling rain. The "atmosphere of pleasure and property [which] seemed to hang over the [affluent] throng," and the bleakness of the Bowery, were thus closely identified, in Crane's mind's eye, with the presence and operation of the city's utility technology.[119]

The contrasts highlighted by writers like Crane, Norris, and Sinclair were not lost on several state judges who faced attempts by utilities to abandon service to an area deemed no longer worthy of the company's time and money. The courts did not frame isolated remedies for abandonment; rather, they carefully incorporated the public interest and the countervailing concerns of the provider into their decisions. Contested abandonments were litigated against the legal doctrines relating to the common law duty of rendering adequate services as well as the obligations incorporated into franchises. But the importance of the service in the lives of its patrons—often meaning the survival of an entire community—was a recurrent theme in the opinions.[120]

Courts found ample precedent, in cases involving railroads, for enunciating and enforcing standards of reasonableness in the event a utility desired to cut off all or part of its services. In several decisions penned before 1900, state jurists recognized and imposed upon rail carriers the obligation to keep their lines operating, if such a continuance was found reasonable. How was this criterion to be defined?

As early as 1878, in *State v. Sioux City and Pacific Railroad Co.*[121] the Nebraska Supreme Court challenged an attempt by a railroad to abandon service to a small town, holding in part:

> [T]he fact that the operation of the road is unprofitable furnishes no excuse whatever for the failure to comply with the conditions of the grant [to run the railroad through a certain town], and the state may compel a compliance with the terms of the contract by mandamus or other appropriate remedy.[122]

Sixteen years later the Kansas Supreme Court labeled the question of profitability of a line irrelevant:

> It matters not whether the enterprise as an investment be profitable or unprofitable, the property may not be destroyed without the sanction of the authority which brought it into existence. Without legislative sanction, railroads could not be constructed. When once constructed, they may only be destroyed with the sanction of the state.[123]

Though subsequent courts would balance economic factors with public needs and might determine that the continued running of a line was unfeasible, the railroads could not shake off this albatross of a clear obligation to maintain sufficient service. It was no longer necessary to show that a railroad had "wholly neglected or failed to make a provision whatever to meet the public needs"—the narrow exception allowed by the *Commonwealth v. Fitchburg* decision of 1858[124]—before state judges would intervene.

This demand for reasonableness reached full expression in the cases of utility abandonment that came before courts and commissions in the new century. In some states the requisites for abandonment of service were specifically delineated in statutes; where the legislation was vague the commissions assumed jurisdiction under their general regulatory powers. As for the courts, as early as 1907 the California high court refused to allow the city of Los Angeles to cut off a user's water service arbitrarily.[125]

The Pennsylvania Public Service Commission enunciated most

succinctly the general rule concerning abandonment of service: so long as the company earned an adequate return on total investment, it mattered not that returns over some lines failed to cover operating costs.

> It is a general policy of the Commission to require a public service company to continue a portion of its service even when that portion is operated at a loss, where public necessity for such continuance exists, and the loss sustained from the operation will not jeopardize or place an undue burden upon the general service rendered by the public service company.[126]

Even highly unprofitable services require a consideration, in this balancing scheme, of the public interest. Thus, in 1938, the Montana Public Service Commission agreed with a utility that the losses from one sector of its steam heating service justified abandonment; but the commission ordered the company to continue to supply heat until the end of the winter, when the harsh effects of cutting off service would be ameliorated.[127]

Finally, judges were willing to rule that the standards for abandonment are identical for publicly and privately owned utilities. In a case in which a publicly owned utility wished to abandon water service, a Pennsylvania court echoed the reasoning of judges, considered above, who cut back on the degree of discretion a municipality could exercise in refusing extensions. Because of the need for water in a school, the court stated that "[e]ven if the abandonment of service were principally a matter of discretion, the facts and circumstances of this case demonstrate that the cessation of service would amount to an abuse of discretion and result from an arbitrary execution of the authority's principal duty and function."[128] Once again, as in extension cases, the utility's obligation to serve involved rendering service when required by public necessity, even at a specific loss, where the overall rate of return was fair. That the utility was publicly owned made no difference: "A municipality or municipal authority owning and operating a water system acts in a proprietary rather than governmental capacity. In the ownership and operation of such facilities *it stands on the same basis as a private corporation.*"[129]

This judicial impatience with artificial distinctions between public and private services is yet another version of the drama staged by

British jurists several centuries before. As the reader will recall,[130] at one time the law protected services answering to the crown from competitive challenges while leaving other providers to fend for themselves. Yet, in the name of Bracton's principles of public service, this line was slowly, carefully erased in a long series of decisions affecting the economic life of a number of formerly protected franchises. Thus American jurists found ample precedent for disavowing the troublesome and suspect public/private municipal utilities dichotomy.

Through decisions that have ordered continued service, state jurists have refused to ignore the desires and needs of residents living in areas abandoned by developers and city planners alike. Often the court's refusal to abandon this constituency was a lonely function, for local and state officials and lawmakers would often side—by acting or refusing to act—with the utility in the name of profits or urban replanning. Yet, as they demonstrated in numerous railroad cases before and civil rights cases since the turn of the twentieth century, American judges have achieved many of their most lasting accomplishments while acting alone.

Proprietary Versus Governmental: Blurring Sovereign Immunity's Public/Private Distinction

Because of the classical doctrine of sovereign immunity, the imposition on municipal governments of the duty to provide equal services does involve considerations not relevant to privately owned interests. Many judges, confronting a recalcitrant municipality, find themselves unwilling or unable to steer around the uniquely "governmental" aspects of a case. Taken over from other areas of municipal law, the conventional labels for dividing the worlds of public and private activity were employed in the early years of this century to exempt municipal governments from the duty to provide equal services. In this area, however, courts are now beginning to pierce the semantic veil: they have grown more and more impatient with artificial distinctions that serve to shield local authorities from liability for their harmful acts or omissions.[131]

"Normal" utility services (those whose long and continued existence are judicially noticed), such as the provision of gas, water, and electricity to residential users, pose no such problems, for in providing them a municipality has long been considered to be acting in a proprietary, rather than governmental, role.[132] Even at its strictest, the time-honored doctrine of sovereign immunity withheld protection from officials performing proprietary functions. Other municipal functions, however, have traditionally been labelled governmental—although the reasons for many such distinctions, if they ever made sense, have been almost totally obscured by the passage of centuries. Some of these services, such as sufficient fire hydrant protection, street lighting, and paving, are of particular concern to plaintiffs like Andrew Hawkins.

The classification of municipal activities for the purposes of sovereign immunity is now more muddled than ever: in those jurisdictions that still adhere to the proprietary/governmental distinction, plaintiffs attempting to achieve equal service may well collide with rules establishing sovereign immunity. Yet, the classification of services as governmental or proprietary does vary considerably among jurisdictions, and the entire concept of local immunity may be ripe for a challenge in many states. The sharpest indictment of this disturbing distinction was included by Mr. Justice Frankfurter in his opinion in *Indian Towing Company v. U.S.*, a decision involving the Coast Guard's negligent operation of a lighthouse:

> Furthermore the Government in effect reads the statute as imposing liability in the same manner as if it were a municipal corporation and not as if it were a private person, and it would thus push the courts into *the "non-governmental—governmental" quagmire that has long plagued the law of municipal corporations*. A comparative study of the cases in the forty-eight States will disclose an irreconcilable conflict. More than that, the decisions in each of the States are disharmonious and disclose *the inevitable chaos when courts try to apply a rule of law that is inherently unsound*.[133]

Fortunately, the doctrine of sovereign immunity has shown signs of loosening its grip over the courts of the various states. For this barrier to relief has fallen from judicial favor; today only a retrograde and dwindling minority of jurisdictions retain it.[134] The Supreme Court of Arizona has taken the lead in announcing the demise of immunity from suit over the provision of municipal services. In the 1967 case of *Veach v. City of Phoenix,* the plaintiffs sued the city for damages when their market burned completely because the city had failed to provide a fire hydrant in the neighborhood. The court observed that traditional rules would bar recovery, but that all former opinions rested on the doctrine of municipal immunity, which the Arizona court had recently abolished. Justice Udall declaimed:

> [T]he distinction between proprietary and governmental functions is no longer valid as a method of allocating municipal liability in this state.
>
> This being so, whether defendant city is acting in a governmental capacity in providing water to extinguish fires is of no consequence in the disposition of this appeal. The sole question for decision is whether defendant has a legal duty to furnish water for fire protection purposes to the city's inhabitants.[135]

The court had no difficulty in finding this duty, for, in supplying water, the city resembled a public service corporation. Although the city could not be forced to provide hydrants, once it began the service it was obliged to provide it equally; the city had "the duty of giving each person or property owner such reasonable protection as others within a similar area within the municipality are accorded under like circumstances."[136]

The same court has cautioned that the end of sovereign immunity left intact the normal tort requirement that a defendant could be liable only if it owed a duty of care to the plaintiff. So, for example, in a case involving a fire in an auto repair shop whose owner claimed that the city was liable because of a faulty inspection, an Arizona court found that the city fire department owed no special duty to the plaintiff that would allow recovery. The court distinguished "the provision of the services or facilities for the direct use by members of the public" (recoverable), from "the provision of a governmental service to protect the public generally from external hazards" (nonrecoverable, as in the case before the court).[137]

Liability suits to ensure the equalization of municipal services like street lighting, paving, and sewers certainly would fall within this court's recoverable category. In fact, causes of action have been allowed for negligent repair of a broken traffic signal, negligent care of dying trees along city streets and negligent construction and care of streets.[138] Hence, judges are likely to find that more municipal activities fall within the common law duty to serve.

The *Veach* decision exemplifies an enlightened state court's success in combining its adherence to the public interest with a critical interpretation of tort liability doctrines.[139] The result, as in the judicial rethinking of the public/private distinction in extension and abandonment cases, was careful and concerned decision making that, if followed widely, would bring hope to the many often unreachable residents on the other side of the tracks.

Survival of the Common Law in the Welfare State

During the last century, a consistent line of decisions has answered the call of those deprived of adequate and equal municipal services. Although apparently pigeonholed by lawmakers and regulatory commissioners, the common law has never lost its relevance or power in the equalization field. Indeed, the common law doctrine of equal service was a star for the agencies to steer by. Courts, commissions, and even legislatures generally acknowledged that the new statutes and codes regulating rates and forbidding unjust discrimination were merely latter-day embodiments of earlier tenets.

In fact, both divisions of government—the older judicial and the newer administrative branches—were engaged in an overriding, common effort to adjust the regulatory system to a labyrinthine and increasingly bewildering economy. As commissioners wrestled with problems of rate setting, extension, and abandonment, they consistently looked to the common law as a sound and time-honored basis for their decisions. Not unlike nineteenth-century judges who confronted the railroad, administrators often saw legislation as too inadequate and transient a foundation upon which to base values of equality and the public good. Moreover, statutes that appeared to modify the requirements of the common law were often construed narrowly so as to harmonize with older, more certain duties, evolved under the equal services rubric. So in another strange interlude, the full development of the common law in this area has come largely through the efforts of commission members, acting in a quasi-judicial capacity and applying techniques evolved for the common law methods of dispute resolution.

Despite the predominance of the commission as a new branch of government, however, the courts never left the utility field—whether in the rate regulation area or in the extension and curtailment of service. Judges retained original jurisdiction over the regulation of publicly owned utilities; and in that field they have never retreated from explicit reliance upon the decisional law. On appeal of broad commission orders, courts approved the use of common law doctrines and these new agencies in working out the details of their delegated broad and amorphous powers; the courts did not confine themselves to checking decisions for arbitrariness and for jurisdictional or constitutional errors, but also acted as goads, cajolers, educators, monitors in working out the public interest.

For members of the bench, the notion of equality was an anchor in a rapidly moving sea of technological advances, political changes, social shifts, and economic turbulence. The principle of *publici juris* carried judges from the horse-car to the subway, from gas to electric light; from the franchise to competition to unregulated and regulated monopoly. The law accommodated old rules to novel modes of transportation and communication. Though tempted by the various siren calls of government—oligarchy, plutocracy, progressivism and democracy—judges employed the versatile common law notions of equal service to power a steady passage toward equality in practice. As the nation reached mid-century, the greatest challenge was yet ahead; at last the hydra-headed monster—racism—was about to be confronted.

CHAPTER

6

REASONING OVER THE CENTURIES: JUDICIAL EXPLANATIONS FOR THE COMMON LAW DOCTRINE OF EQUAL SERVICES FOR ALL

But beyond the spark? Beyond the spark a vision—the vision of mental time, of the interminable journey of the human mind, the great tradition of the intellectual past which knows the bearings of the future. No one, not the most erudite or scholarly man, who has failed to see that vision can truly serve the art of poetry or any other art, and by no study better than the study of the law can that great sight be seen. The law has one way of seeing it. Poetry has another. But the journey is the same.

—ARCHIBALD MACLEISH[1]

IN 1918, the Supreme Court of North Carolina was called upon to decide whether or not the Salisbury & Spencer Railway was doing its bit for the war effort.[2] Its bit, according to J. B. Duke, head of Southern Power Company, was to sign a new five-year contract with his company to purchase electric power at 1.8¢ per kilowatt-hour for retail distribution to local communities. Salisbury & Spencer balked. It claimed that the increase over the then current charge to it of 1.1¢ per kilowatt-hour was unjustified; it pointed out that the Great Falls Power Company, a subsidiary of Duke's, was generating the electricity at a cost of only .3¢ per kilowatt-hour and selling it to the parent wholesaler, Southern Power, for .4¢ per kilowatt-hour. Salisbury & Spencer charged price discrimination, since local industries could still buy power at 1.1¢ and since its competitor at the retail distribution level, Southern Public Utilities (yet another Duke subsidiary), paid even less. But Salisbury & Spencer had nowhere else to turn: Southern Power controlled 94 percent of the hydroelectric power in the region. If Salisbury & Spencer refused to sign, Duke threatened to cut off its power and thus leave its customer communities "without lights for the homes and places of business of their people, and without power for the operation of their industrial plants or any means of operating the street railway."[3]

The scheme in this case—a monopolist discriminating in favor of its own subsidiary, at the expense of competing retailers—was but a variation on a familiar theme. As president of the American Tobacco Trust, J. B. Duke had orchestrated this symphony many times before in transactions "ever changing, but ever in substance the same."[4] The theme, according to Chief Justice White in his United States Supreme Court opinion of 1910 ordering the dissolution of the tobacco trust, was

> to acquire dominion and control of the tobacco trade, not by the mere exertion of the ordinary right to contract and to trade, but by methods devised in order to monopolize the trade by driving competitors out of business, which were ruthlessly carried out.[5]

The conduct of Southern Power could not be denied, so Duke's defense tactic was to brazen it out. He made a bald-faced assertion of the Company's "right to select customers to whom it will sell current and power, and to discriminate at will as to its prices."[6] But the North Carolina judges would not submit to this audacious counterattack. In startled response, the court unleashed every weapon in the trustbuster's arsenal:

> At the same point and under like conditions the defendant must make the same charges to all alike. It is only on these terms that a monopoly is endurable at all. . . . If the profits, which it clearly appears are taken out of the public by the defendant and its subsidiary companies, are possible now, what will be the result if this enormous and steadily growing aggregation of wealth were permitted to charge its own rates . . . and has full power to discriminate against those municipal and industrial plants and factories which it may desire to

> crush out and buy? . . . [T]he power the defendant claims of unrestricted rates and of absolute right to discriminate between purchasers would make it a despotism beyond parallel in history.

More specifically, the opinion went on, Southern Power had enjoyed the privileges of eminent domain, its property had "become affected with a public use," and, hammering in the final nail, it "enjoys a monopoly of the hydroelectric business" in western North Carolina.[7]

This last point—namely, the acceptance by American courts of the ancient common law tapestry of precedents requiring a monopolist to provide equal services for all—is already familiar from our study of the judicial response to the rise of the railroads. But the spread of population in the nineteenth century and the concentration into cities in the twentieth was made possible not only by the railroad, but also by other new enterprises such as the turnpike, canal, water, gas, electric, telephone, and telegraph companies. Confronted by this geometric increase in the number of new industries, the American courts never dropped a stitch. There was no slavish deference to the literal terms of the charters and franchises of the new companies; no waiting for a legislative creation of public utility commissions; no worry about applying the reasoning of a limited precedent to a technology not in existence when the earlier case was heard. The judiciary's own development was as swift, as assured and as imaginative as the unparalleled explosion of technology taking place. In some instances, courts could fit the ancient judicial patterns directly onto new industry; in others, resourceful judges elaborated old strands of the common law that had never previously been made explicit; in still others, there was a working in of a new thread made necessary for any court whose weaving had to be done on a constitutional loom.

The Judge As Artist

A historical sense may compel the judge "to write not merely with his own generation in his bones," as T. S. Eliot has observed about the man of letters, but with a feeling that the whole of the past "has a simultaneous existence and composes a simultaneous order."[8] Like the littérateur, the sensitive judge addresses two audiences—one living, the other yet to see the printed page. Like the poet, the perceptive judge must attempt to grasp and express the general in the particular case at hand. In doing this, he extends the relevant ranges of the law both backward and forward, from a concern for the immediate goals of the community to both the inheritance of past legal experiences and traditions, and the needs of future generations with their own as yet unborn problems and agendas.

To one with this historical sense, for example, the reality of the railroad, when first brought up as a defendant in equal services cases, would evoke the image of the first ferry—though its transporting of people and goods took place centuries before. This paradigm of intellectual transmutation could tame the technologies of the future, novel and extraordinary as they might be, by calling up the analogies of older services.

We can see this domestication both in the legal opinions of Chief Justice Shaw and in the literature of his contemporary, Nathaniel Hawthorne. While Hawthorne was updating Bunyan's *Pilgrim's Progress* in his 1843 sketch "The Celestial Railroad,"[9] an allegorical journey upon the path of the iron horse, the judges of his time were attempting to bring the railroads under modern legal control. Although, as acknowledged in the decisions of the Massachusetts tribunals, the modes of transportation had altered, the fundamental elements—the purposes, dangers and temptations of the trek—had remained constant from the days of inns and ferries to the era of the railroad. In the work of both judge and artist the problems and solutions of the present grow organically from the conflicts and values of the past. The written product often conveys a dual nature, for the effective judge must truly be of his time as well as a conduit for history. The "historical sense," as Eliot wrote, "is what makes a writer traditional. And it is at the same time what makes a writer most acutely conscious of his place in time, of his own contemporaneity."[10] The ivory tower or the isolated law library can be dangerous places, for they tend to separate writers from their most immediate concerns.

But it should be noted that, unlike the major artists of that period, there is none of the sense of alienation in the writings of these judges. To the contrary, the judge, at some distance from the whims of the commonality, yet the one selected to lay down and interpret the rules for the community, has come to fulfill a role of vision and cohesion in American society. Therein he departs from the world of the literary person. In the antebellum years of Emerson, Whittier, and Thoreau, the activist poet was not a rarity. In our society, unfortunately, and for whatever reasons, the poet is no longer the revered seer; he is self-anointed at best, a recluse scornful of the potential audience at worst. Though not necessarily a self-starter, the court is an aroused participant, stirred up at the instigation of the parties, who, when called upon, readily assumes the (at times even uncomfortable) role of a guardian of values.

Yet one more element in this elite application of what are currently considered to be populist ideals should be noted: this doctrinal development of equal services was not due to any antibusiness sentiment on the part of American judges. A group more dedicated to the Horatio Alger myth could hardly have been found. But they were convinced that democratic society's manifest destiny to enjoy the full fruits of technological progress would never be fulfilled unless at least one branch of government were to affirm and enforce the traditional common law duty of service in behalf of the commonwealth. In this sense the judge and the poet, though not sharers of the same podium, are secret sharers of the same precious obligation to society.

It is hardly surprising that the American courts advanced differing rationales for the common law doctrine of duty to serve, elucidations made for particular circumstances and historical moments. But even so, the richness of reasoning and the variety of explanation come as a pleasant revelation. What is startling is the virtual uniformity and consistency with which different courts—in widely varying circumstances, over many decades—have pieced out, accepted, and passed on a doctrine of accessibility, adequacy and equality of public services.

So in a continuing sequence the courts readily applied a "common right to equal justice" to the different public services that came thronging down the path of technological progress: the ferries, giving way to bridges, yielding in turn to the railroads; the provision of water, growing into the obligation to furnish a whole array of other city services; the flow of commerce changing form as each technology had its day in the course of American history from the mill dams to the telegraph to the telephone. But what are the reasons for this common right?

A measured cadence and assurance marked the judicial response to new inventions, different states of economic growth, and the freshly perceived needs of society. In this setting, judges measured the obligations of railroads according to standards announced in highway cases that had occurred at a different place, at a different time. After all, "[a] railroad is a public highway for the public benefit."[11] The perspective was that of centuries. A Florida court spoke for many in asserting confidence in the adaptability of enduring values to the most innovative of technologies: "where a case is new in instance, but not in principle, it is the duty of the court to apply remedies applicable to cases coming within existing principles, even though the principle has not been before applied. Modern developments in the rendering of public services . . . require the application of old legal principles to new circumstances as they arise in particular cases."[12]

The state courts' recapitulations of the duty of equal service spanned several centuries, a vast world of inventions and changes. So long enduring a doctrine over so extensive a period of economic and political development inevitably led to many strands of justification being woven into their pronouncements by the courts. Times change; the application of law varies; the doctrine, we are constantly reminded, is the skein of living thought.

Nevertheless, the reasoning of different courts at different times seems always to center on several key issues and arguments that, in turn, exert a gravitational force on the reasoning of subsequent courts. No doubt varying rationales came to the fore at different periods of history. And yet, examining the history of these decisions as a coherent whole, and comparing the dynamic elements of the courts' decisions with those arguments that remain static, we see these courts wrestling with and ultimately articulating the most fundamental values of American society.

Four Vehicles on the Path to Equal Services

As the *Southern Power Co.* case makes clear, major decisional strains can be discerned in the public services cases, often invoked separately, often mixed together into the same judicial brew. Because of shifts in emphasis as the law has evolved over the centuries, and the nature of the problem with which the court is coping, any one ingredient is difficult to distill. Yet there are unifying, connecting themes. Four powerful motifs have recurred in the reasoning of judges who have imposed the obligation to furnish adequate supply or service without discrimination:

(1) The imposition of a common right to access drawn from the doctrine of services as *a public calling,* essential to individual survival within the community;
(2) The duty to serve all equally, inferred from and recognized as an essential part of *natural monopoly power;*
(3) The duty to serve all parties alike, as a consequence of the *grant of the privileged power of eminent domain;* and, finally,
(4) The duty to serve all equally, *flowing from consent,* expressed or (more frequently) implied.

1. Essential Services, Governmental in Nature

Certain activities reek of "government." By their very nature (which judges, drawing on all their intuitions about society, deduce), certain undertakings are of the essence of common action and of government: either they require enormously large investments, they are natural monopolies, or they possess some other qualities that make purveyance by private individuals impossible, extremely difficult, or, at best, just unsatisfactory.

Government, as common agent for us all, may, even under the Bractonian formula of the imperative to govern, choose to delegate some of those functions necessary for the public good. When such an alternative to government ownership or production is chosen, a special relation is imposed on the parties. The undertaken functions carry extraordinary significance for the public; hence the functions transferred must be discharged with fairness and for the common good. The people are entitled to enjoy the benefit of the trust; as for the chosen agent, "He is in the exercise of a sort of public office," the court reminds us, "and has public duties to perform."[13]

Nevertheless, the journey of the courts toward equality, undertaken in the name of the general interest, has been far from straightforward. In fact, the path from the duties imposed on mill and ferry operators to the obligations of modern publicly owned municipal utilities has, in one major aspect, been tortuous, quite circular indeed. It will be recalled that Lord Hale's seventeenth-century mandate for regulation grew out of the public nature (*publici juris*) of the functions performed in feudal times with the lord's blessings; the miller or innkeeper—the grantee of the franchise—was saddled with the obligation to serve all equally because he filled the sovereign's shoes. These private pursuits were thus conducted under the watchful eye of the courts *because they looked public*.

When, centuries later, American jurists outlined the duties of the railroad, the touchstone was, once again, the public nature of the pursuit: "a service for the public necessarily implies equal treatment in its performance."[14] So, too, was state administrative regulation justified owing to its public nature; the passwords of *Munn*—"affected with a public interest"—allowed the doors of commission regulation to open wide.[15] By the end of the nineteenth century, even with the attendant proliferation of municipal utilities, there was no longer any question: "It is well settled that parties, who carry on a business which is public in its nature, or which is impressed with a public interest, must serve all on equal terms and at reasonable rates."[16]

Those occupations that were designated public in character possessed, by their very nature (as understood by the courts) unique privileges and liberties. The judicial doctrine thus parallels the departures classical economists make from their general rule of government abstention—isolated instances of human activity appropriate for public undertaking, such as the administration of justice or the conduct of war. Facilities and services that ought to be public goods, in their view, are too major (or perhaps too unruly) for the private market to order. The judicial version of the appropriate line of demarcation between public and private differs from that of Adam Smith and his followers in starting with the exceptions—those activities, to which the doctrine of equal services is applied, represent a deviation from the norm of the prevailing capitalistic organization, "private" business. By exercising a "public employment," the undertakers incur duties and liabilities differing from the ordinary.

What follows from this doctrine is most intriguing. The public (represented before the court by individual plaintiffs) is entitled to the advantage of the services. Not only are the nature of society, the welfare of the public, and the quiddity of the activity in question weighed in the balance to ascertain the "governmentalness"; but, too, history and tradition—as shown by the brooding omnipresence in the judicial decisions of the words "from time immemorial"—are invoked for the light they can shed on what is the correct classification. From the early doctrine of the "King's Highway" have rolled the rules of the duty to serve with respect to turnpikes, canals, and, still later, railroads and telegraph companies. As Mr. Justice Cooley put it, in a remark that both summed up the law and was itself extensively quoted by the judiciary around the country, the vital and appropriate role of government lies in:

> furnishing facilities for its citizens in regard to those matters of public necessity, convenience or welfare, which, on account of their peculiar character, and the difficulty in making provision for them otherwise, it is both proper and usual for the government to provide.[17]

While an occasional court, in rejecting a burden sought to be imposed on a defendant, was seduced by the reductionist argument that nearly every commodity used by human beings—butcher, baker, candlestick maker—could be regarded as of fundamental importance, the majority of jurists regarded the legal distinction as one that could be satisfactorily drawn in theory and adequately applied in practice. The talisman was in their hands. Public service corporations bear special qualities that justify special regulation:

> Such a business is not like that of an ordinary corporation, engaged in the manufacture of articles that may be quite as indispensable to some persons as are gas-lights. The former articles may be supplied by individual effort, and with their supply the government has no such concern that it can grant an exclusive right to engage in their manufacture and sale. But . . . the distribution of gas in thickly populated districts is, for the reason stated in other cases, a matter of which the public may assume control.[18]

To most judges, the starting point for reasoning was the futility of maintaining that these service corporations were mere private corporations for the manufacture and sale of a commercial commodity. Something far more significant was at stake.

As first seen by the courts, the relation of service to public assumed a certain symmetry; just as membership in the community implied a right to service, so the obverse was also part of the social contract. Beyond the prescribed territory, there was no duty to serve; absent special circumstances, there was no obligation to supply a nonresident of the municipality. Thus, a claim by a person residing outside the corporate boundaries, alleging a water rate to be unreasonable, was likely to be dismissed, since the city operating the waterworks did not need to assume the standard relations and duties toward a stranger.

From such a quality of intense public interest, the judges could readily deduce an obligation to serve all members of the public alike. While partiality or a discriminatory or unreasonable charge was permissible in private enterprise, relegated to the Darwinian jungle, such was not the case in public callings. The court thus enunciated its belief that the railroad was for public accommodation:

> The nature of this peculiar and improved class of highways makes it indispensable to the public safety that the transportation on it should be placed under the strict regulation of one controlling head. If the public are entitled to these advantages, it results from the nature of the right that the benefits should be extended to all alike, and that no special privileges should be granted to one man or set of men, and denied to others.[19]

No favoritism, no undue advantage to one person through undue disadvantage to another, can be permitted. From this notion of a business of special importance to the public, to what more logical and self-justifying support could a court proceed than Lord Hale's ancient description (first set forth in his Abridgement in 1670) of "a public institution"? And, as the Pennsylvania Supreme Court said (in denying large shippers of live hogs a drawback of 10 cents on each hundred pounds), equality and justice flow from this ancient and special type of institution:

> The business of the common carrier is for the public, and it is his duty to serve the public indifferently. . . . A private carrier can make what contract he pleases. The public have no interest in that, but a service for the public necessarily implies equal treatment in its performance, when the right to the service is common. Because the institution, so to speak, is public, every member of the community stands on an equality as to the right to its benefit, and, therefore, the carrier cannot discriminate between individuals for whom he will render

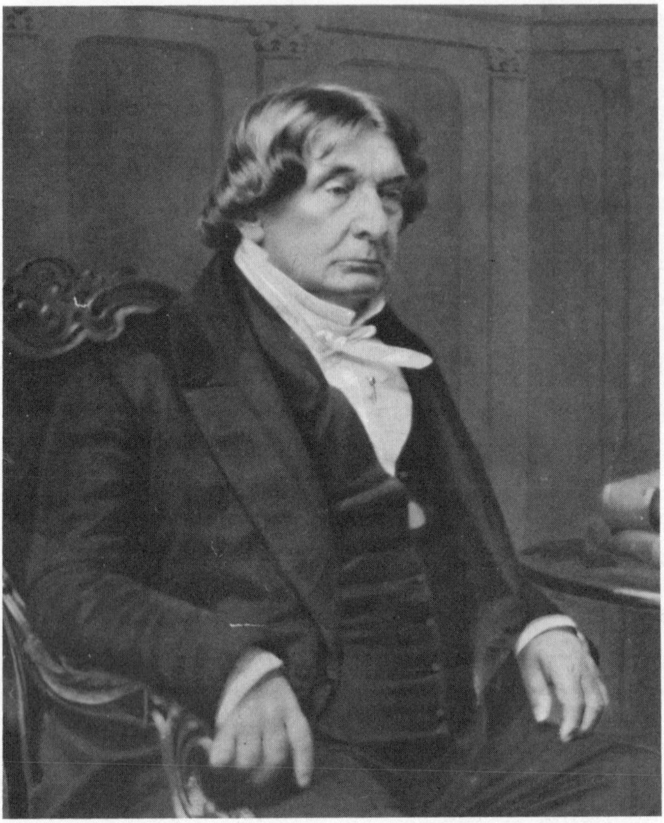

Four judicial champions of the common law:
Chief Justice Lemuel Shaw
of Massachusetts.

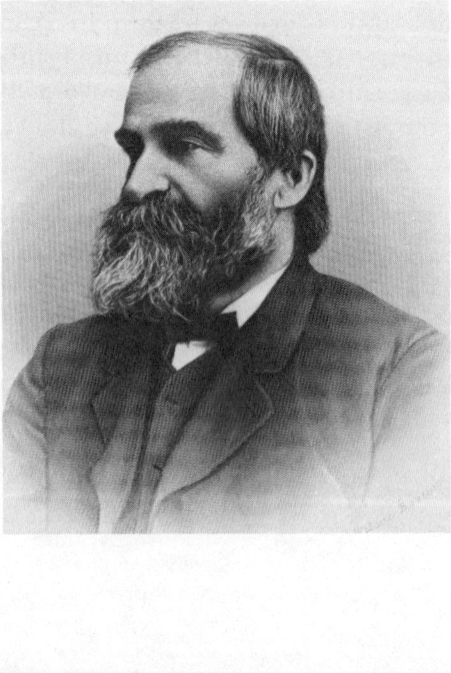

Chief Justice Charles Doe
of New Hampshire.

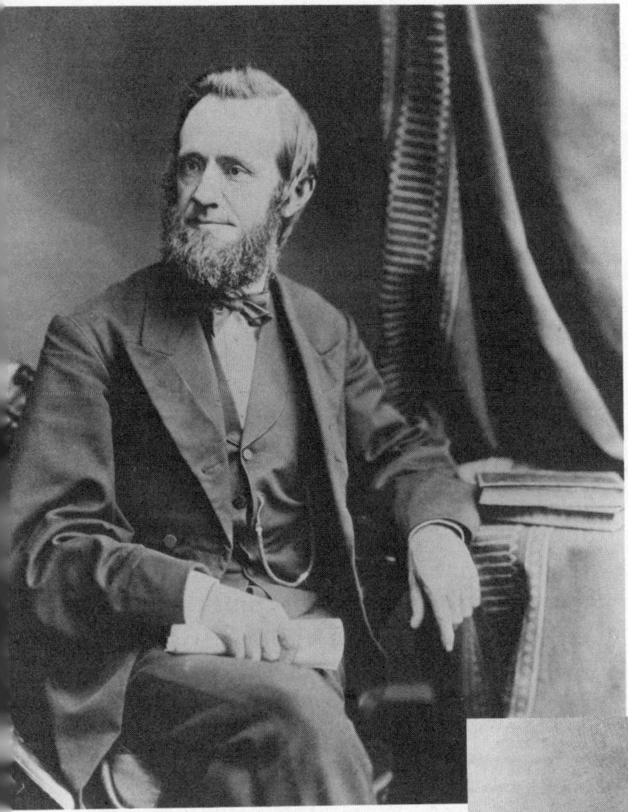

Chief Justice Thomas Cooley of Michigan.

Chief Justice Mercer Beasley of New Jersey.

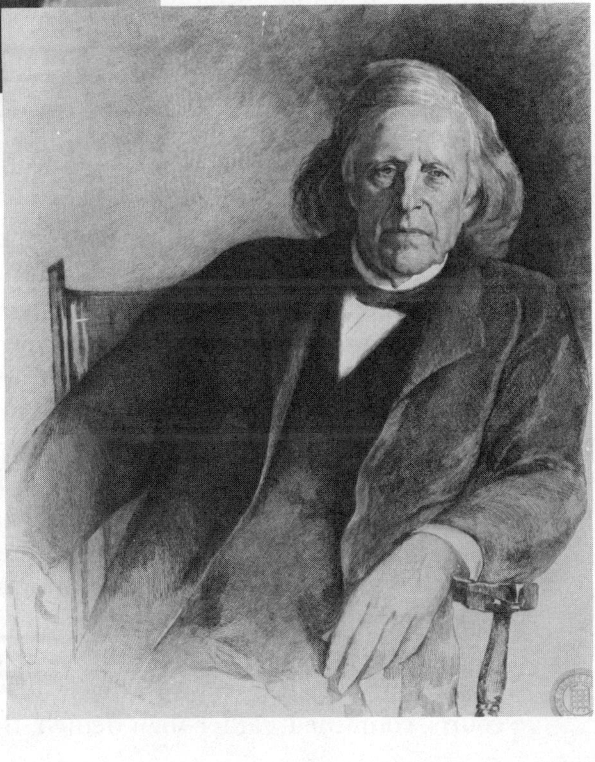

> the service. In the very nature, then, of his duty and of the public right, his conduct should be equal and just to all.[20]

Or, as Chief Justice Appleton explained, using the converse formulation—"The very definition of a common carrier excludes the idea of the right to grant monopolies or to give special and unequal preferences."[21]

Given the proper inspirations, a judge could lift his description to higher realms, to terms such as "agency," "a quasi-public trust" or, at full blast, a dignified "trust" for the benefit of the entire public. Therefore, the common law demanded "a perfect impartiality"[22] toward all who sought the benefit of the trust. To put the matter in bureaucrats' parlance, the public duty, which gave the public a correlative common right (that is, an equal right to reasonable treatment), was the exercise of "a sort of public office." In sum, the term "common, in its legal sense, used as the description of the carrier [service corporation] and his duty and the correlative right of the public, contains the whole doctrine of the common law on the subject."[23]

That an industry was owned privately, even that the profit motive underlay its formation and provided the incentive for its investment, was not determinative in the courts' eyes. When the function performed was judicially defined as public in nature—that is, responding to public necessity, convenience, or welfare—its financing and pursuit of profit became "incidental only." The object of the enterprise, the courts insisted, was the public benefit, and the obligation to the public could not be shaken loose. Private interests could derive an incidental benefit, if that were the arrangement, without impairing this public status. Thus, one court conceded that railroads were "in one sense of the term" private.[24] But the enterprise existed in order to carry out a public need in the interest of the public: the railroad exercised "a sort of public office," had "public duties" to perform, public interests were involved, and so the court proceeded on its semantic tracks, pinning on the label to obtain the desired result.[25] Although, as an inevitable by-product, the private interest may have also been promoted, the particular corporation was "in its nature" public.

The conclusion that the charge of a toll did not make a service private went to the very heart of the doctrine of equality in the common law. It was even turned on its head. The exaction of a price, ruled the courts, confirmed, rather than denied, the public nature of the undertaking, in that the payment must be reasonable and uniform. That railroads charged rates and that public highways exacted tolls, caused some initial difficulty for total acceptance or (more important) application of the doctrine; nonetheless the vast majority of courts felt certain that profit seeking did not necessarily render uses private. Contrary to such a supposition, the courts worked out a theory that the right to charge a toll was a grant no one could enjoy except by the authority of the government. Some courts even considered it a tax, hence subsuming it completely, by this verbal wand, from the private to the public sector. Still others distinguished away the money-making factor by saying that the true criterion for judgment was the public convenience, and this factor outweighed the existence of the availability of profits. Thus, the key issue became "whether the public can participate . . . by right, or only by permission."[26]

Haugen v. Albina Light and Water Co., decided in 1891, is typical of the judiciary's expansion of the public service doctrine.[27] The plaintiff argued that the light and water company became bound, when it laid down its mains in the street, to supply every abutter upon the street with water. Haugen tendered $2.50, the regular fee for tapping a water main with a service-pipe; the company refused his money—for the avowed purpose, he claimed, of debarring residents on Tillanook Street from using the water. On the other side of the barrier, the defendant argued that it should be treated as a private corporation, not an entity of a public nature, consequently it should not be subjected to duties or obligations ordinarily not binding upon private entities. The defendant also sounded a highly practical note—that the potential business to be added along the plaintiff's line would not justify incurring the extra expenses of supply.

The court gave short shrift to these defenses. The result it reached was, to the bench at least, inevitable. Of course, supplying water should not be treated as a private business; it is a public necessity. "This being a public purpose and the business of a public nature, the defendant must serve all alike, and for any discrimination, mandamus is the appropriate remedy."[28]

Ironically, the momentum that impelled the public interest doctrine forward then encountered a new and surprising obstacle in the utilities field—public ownership of municipal services. This proved a strange encounter indeed. The countervailing considerations of separation of powers and local legislative discretion—absent in cases of privately owned utilities required to discharge their "public duty"—were painfully present when it was the municipality that refused to extend its publicly owned services. Local governments, acting as purveyors of services, fell back upon the defenses of executive and legislative competence. "The maintenance and operation of the waterworks . . . are governmental functions, in the performance of which the city council must necessarily be invested with judgment and discretion."[29] If this were to become accepted doctrine, the courts would lose their power to supervise the public trust; the administrators of public entities would be free to deny the duties of equal access. Curiously, in a complete reversal of Lord Hale's formulation, only proprietary (i.e., private-like) actions would be handled as the proper concerns of the courts.

It is testimony to the perseverance of common law notions of equality and to judicial impatience with fruitless, if not harmful, legal fictions, that judges repeatedly questioned and challenged this public/private distinction:

> It would seem that no sound distinction can be made, in respect of the extension of the service, between a municipality which has undertaken to provide water to the community and a water company performing the function of a public utility.[30]

Thus, the courts had come full circle. For the judicial imposition of the duty of equal service came to rest—in a marvelous turn of historic paradox—on the "private" nature of the governmental, or public, body. The plea of government immunity from doctrines evolved for the governance of privately run services would be increasingly rebuffed by judges with the insolent authority of one of Rembrandt's youthful self-portraits. Simply put, courts could now interfere because publicly held services *looked private*. Hence public entities would have to follow the same rules as private companies "affected with a public interest." Had those same services been provided by private entities they would be held subject to regulation because they "sound" like public activities. Now a public entity could not shake off the private company's obligation to serve by a public takeover of the functions. Avoidance of the governmental discretion roadblock required this curious detour, yet the ultimate destination—equality—always remained in the judge's line of vision.

2. *Monopoly Power*

On first analysis, the duty to serve might seem to follow directly from a perception of the nature of monopoly power, for it would furnish the most straightforward source for finding the duty. The court's reasoning would be simple and unswerving: if there is only one supplier of an essential service, that supplier has the obligation to make that service available to all. As it turns out, however, legal history proves more convoluted. The attitude of the common law toward monopoly power has always been largely a reflection of circulating economic and political ideologies. Policies and arguments for policies have, as a consequence, shifted considerably over time.[31] Nevertheless, whatever the ruling belief system, whether monopolies were seen as a desirable means of augmenting efficiency, as a proper instrumentality of the state if curbed within appropriate bounds, as a sad fact of economic reality essential to attract investment capital, or as an evil per se—judges have usually agreed on the principle that monopolies have the duty to serve all equally.

Economic liberalism, first in the form of Adam Smith's doctrine of laissez-faire and later in the guise of social Darwinism, quickly found a comfortable home in the judicial thinking of the nineteenth century. At least as early as the *Charles River Bridge* decision of 1837, the courts in America saw competition as the normal way of managing affairs in a free enterprise system.[32] Economic life, it was asserted, was best controlled by the natural, autonomous, self-adjusting laws of free and open competition. In particular, competition in a free marketplace would guarantee the public reasonable prices and quantities. Monopoly power, on the other hand, required wary scrutiny. Thus, where a monopoly made an inroad into this general ordering of supply and demand, an array of safeguards had to be devised and enforced in order to temper its power. And through the doctrine of the duty to serve, the common law imposed an equal and adequate service requirement wherever the sovereign affirmatively condoned, or passively tolerated, the existence of a monopolistic supplier.

While the courts recognized free market competition as a social and economic ideal, yet they also acknowledged that it was not always a realistic goal. One might agree with Daniel Webster (arguing the case for the Charles River Bridge Company) that:

> Doubtless our predecessors, the Indians, had the perfect freedom of competition which the defendants now want to introduce; but they had no bridges, no ferries.[33]

Clearly, as his side would argue, the demands for progress in modern society, with the attendant need for inducing private investment, called for the intermittent grant of monopolies. But the courts did not wearily acquiesce in this reality. They imposed a price on the monopolist: since the free market was not to prevail, at the least free access to the protected product was to be guaranteed by law; if by force of exclusive privilege the supplier could refuse facilities to any part of the population, an intolerable state of affairs would ensue. The argument was raised almost to the dignity of natural law. Indeed, a court in 1873 reasoned that if the legislature had possibly intended to confer on a carrier the power to discriminate, there would arise "a question of the constitutional authority of the legislature to convey a prerogative so hostile to the character of our institutions and the spirit of the organic law."[34]

The English historical strand was tugged into place. In *Allnutt v. Inglis,* Lord Ellenborough had laid down a rule that was to guide the American jurists who overcame, by the infectious power of his argument, any lingering reluctance to yield to English precedents:

> There is no doubt that the general principle is favored both in law and justice, that every man may fix what price he pleases upon his own property or the use of it; but if, for a particular purpose, the public have a right to resort to his premises and make use of them, and he have a monopoly in them for that purpose, if he will take the benefit of that monopoly, he must as an equivalent perform the duty attached to it on reasonable terms. . . . Here then the company's warehouses were invested with the monopoly of a public privilege, and therefore they must by law confine themselves to take reasonable rates for the use of them for that purpose.[35]

So simple a line of argument as this provides a way of understanding two opposing camps of cases that developed in the American courts in the course of dealing with gas companies. Lord Ellenborough's argument gave judges two distinct, albeit complementary, lines of reasoning to choose from: those who understood the providers to be "public

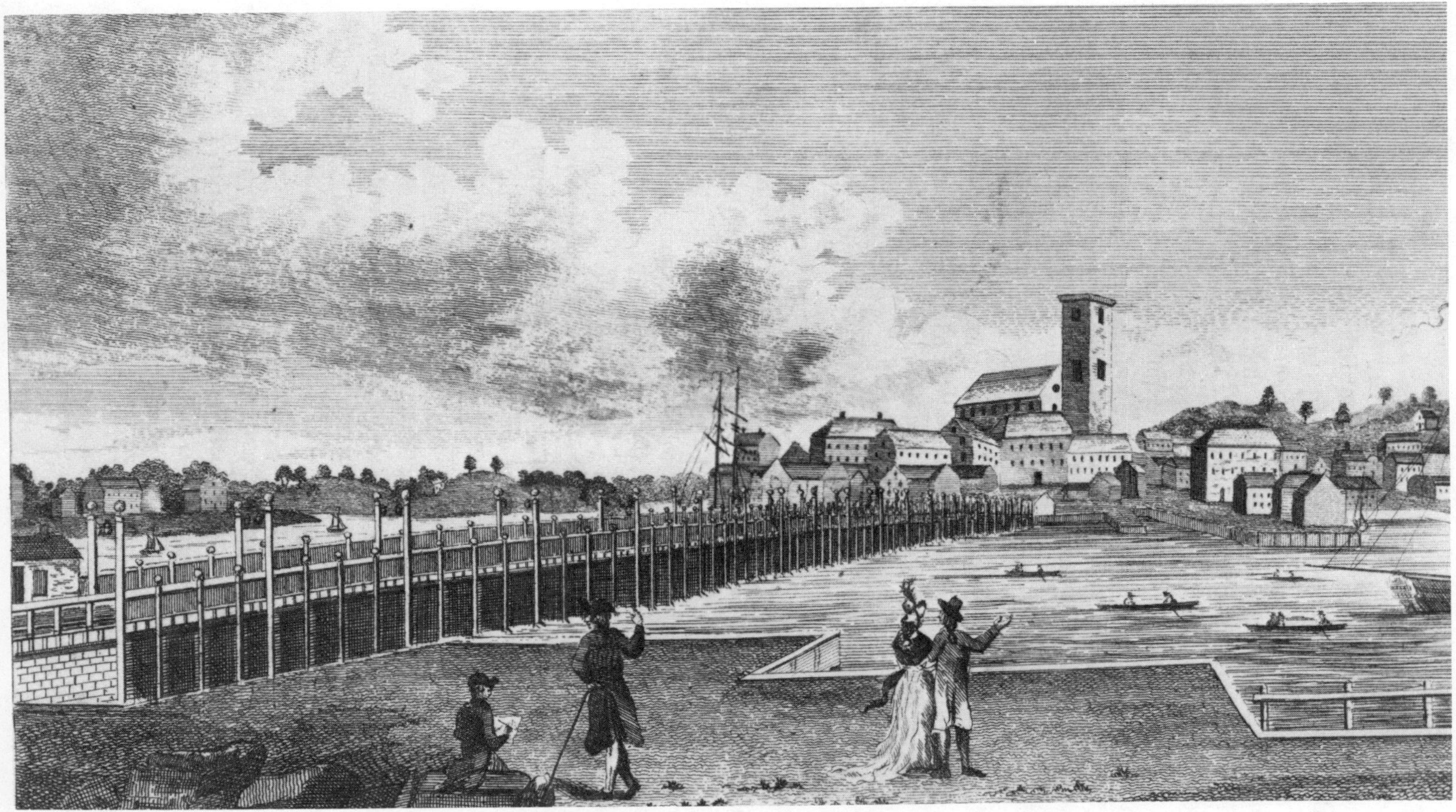

Charles River Bridge: the focus of the Supreme Court's first great struggle over the nature of monopoly.

service corporations" imposed a duty to serve all; while those who did not recognize the companies as "public" imposed no duty to serve all—but also refused to allow an exclusive franchise.

The justification for relegating economic development to private enterprise rested on the assumption that the public is best served by free and untrammeled competition. Monopolistic practice was thus seen to injure not only the persons directly affected, but the whole course of trade, and ultimately the entire society of users and consumers. Market theory underlay the judicial response. Thus any move away from the competitive system, no matter how urgently required by economic or technological realities, had to be justified by the concepts of public service and the needs of the public at large:

> Odious as were monopolies to the common law, they are still more repugnant to the genius and spirit of our republican institutions, and are only to be tolerated on the occasion of great public convenience or necessity; and they always imply a corresponding duty to the public to meet the convenience or necessity which tolerates their existence.[36]

Judges never overlooked the overwhelming power of the monopolized service. For example, it seemed indisputable to them that, having acquired rights in the nature of a monopoly, the Bowling Green Electric Light and Power Company could not use such rights to promote unfair advantages among individuals. The company was bound to serve all of its patrons alike, therefore to charge the same price. "If a company were chartered with the exclusive privilege of manufacturing and selling bread in the city of Milwaukee, would it be contended," posited the judge rhetorically, "that the company were under no obligation to supply or sell bread to any but such person or persons as the company should capriciously select?"[37] The question posed by the Wisconsin court was purely for dramatic effect.

From the public's point of view, it was the natural monopolies—those requiring huge investments or possessing any kind of primitive efficiency that dictated exclusiveness—that aroused the most intense resentment. In particular, the railroad—what Frank Norris termed the "Octopus"—generated the strongest fears, for here the danger of special and unequal rates seemed to threaten the nation's economic life. The reaction of the public was strident and, in a deep sense, moralistic. According to the Populist lecturer N. B. Ashby, "Public functions should never be permitted to be controlled by private corporations. The very nature of railroad transportation is monopolistic."[38] Many analysts reiterated this reasoning. Richard Ely, a noted professor and muckraker of the era, saw a stark, antidemocratic future in the railroad monopoly:

> [T]he railways must become still more completely our masters or they must be reduced to complete subjection to us as their masters; there is no middle ground. We are dealing with the problem of economic liberty.[39]

"Economic power carries with it political power," he added. "Sooner or later those who control the avenues to material well-being control the State, as matters are with us. . . . The King of Belgium long ago remarked that, as far as real power was concerned, he should prefer the position of president of the united Belgian railways to that he then occupied; and he spoke with a clear perception of the nature of the preponderating influences of the railways."[40]

The judicial decisions are sensitive to this public outcry—how could they ignore it? And yet, in adjudicating the natural monopoly cases, they manifest a more disinterested viewpoint than the more outspoken interest groups, an approach that sought to understand both the necessities and the dangers inherent in the business process. They sought the middle ground that Ely rejected out of hand. Unlike the populist activists, they did not try to destroy the monopolies or to dismiss their basic rights to operate freely in the marketplace; rather, the courts attempted to view these rights systematically, and, ultimately, to isolate and regulate those elements of monopoly power that presented clear and present dangers to the public. Specifically, this meant imposing an obligation on those monopolies that would be allowed to exist: they must provide equal and adequate access to service for the entire population.

The courts, therefore, were not shy in their attacks on monopoly power. They were, however, quite specific in the harms and benefits they cited, and they came to place great emphasis on the monopoly's obligations to the public. The trumpets were blown loudly. Thus, for example, in response to a complaint that a water company reduced its rates to certain parties (who threatened to establish a rival company) and proposed to make up the losses by increasing the rates charged to the plaintiffs, the North Carolina Supreme Court spared no metaphor in rejecting the company's argument for free choice:

> [I]f corporations existing by the grant of public franchises and supplying the great conveniences and necessities of modern city life, as water, gas, electric light, street cars and the like could charge any rates however unreasonable, and could at will favor certain individuals with low rates and charge others exorbitantly high or refuse service altogether, the business interests and the domestic comfort of every man would be at their mercy. They could kill the business of one and make alive that of another and instead of being a public agency created to promote the public comfort and welfare these corporations would be the masters of the cities they were established to serve.[41]

In language reminiscent of a campaign platform, Justice Clark emphasized the plight of "the humble" in insisting that a monopoly—a quasi-public corporation—serve them as it serves others:

> A few wealthy men might combine and, by threatening to establish competition, procure very low rates which the company might recoup by raising the price to others not financially able to resist—the very class which most needs the protection of the law—and that very condition is averred in this complaint. The law will not and cannot tolerate discrimination in the charges of these quasi-public corporations. There must be equality of rights to all and special privileges to none, and if this is violated, or unreasonable rates are charged, the humblest citizen has the right to invoke the protection of the laws equally with any other.[42]

Even as the years passed, memories of abuses by the giant trusts were never far from the courts' deliberation and reasoning. A typical decision prevented discrimination among purchasers of electric power. Without much difficulty, the court could generalize that this form of discrimination was the method by which the Standard Oil Company, the American Tobacco Company, and other trusts "crushed opposition and enlarged their power and increased their accumulations to a point which made them a menace to government by the people."[43]

This doctrine—that to the privilege of monopoly was attached the duty of equal access—finally found such universal acceptance that a distinct corollary began to emerge in judicial opinions. A strict reciprocity became the key to their outlook: that is, if no duty to serve all equally was found, then no monopoly privilege could be found to exist. In *Norwich Gas Light Company v. Norwich City Gas Co.*, for example, the judges had to decide whether the gas company's charter gave it the exclusive right to lay pipes in the streets and public places of the city. The court uttered a direct reply: "No."[44] It distinguished the precedents of ferries and bridges. In those earlier cases, "adequate consideration" for the grant of an exclusive franchise was found in the correlative obligation to keep the bridges and ferries in repair and in appropriate shape for the accommodation of all who had occasion to use them. But here, since there was no requirement that the gas company sell to all or to any who applied, no monopoly and no conferring of exclusive rights could be presumed or found.

Consider, as well, the statement of the Kentucky Court in the *Bacon* case. It dismissed the Bourbon County Agricultural Society's complaint that it had been prevented from enjoying the exclusive right to feed and care for the animals belonging to visitors to its fair. Failing to find a reciprocal duty to provide the service, the court maintained that the Society could not qualify as a monopoly, since:

> [I]t owes no legal duty to the public. It may hold fairs or not as its managers may decide, and is as free from the interference or control of government as a private individual, and can not, therefore, enjoy any privileges which may not be enjoyed by an individual.[45]

This rationale, while involving an interesting reversal of logic, retained the age-old devotion to the public interest.

3. *Eminent Domain*

A third justification advanced by the judiciary for the imposition of the duty to serve on purveyors of public services concerns the legal grant of the power to take property in the name of and on behalf of the public.

The major benefactor of this sovereign power of eminent domain, beginning after the turn of the nineteenth century, was a new creation of the state: the corporation. As an artificial body, invisible, intangible, existing indeed only in the contemplation of the law, the corporation was a tabula rasa, waiting for the law to limn its properties. The course was remarkably smooth. Natural law blended with pragmatism as the powers and responsibilities of the corporate form of enterprise were gradually delineated during the nineteenth century. New legal techniques were invented; novel concepts of the "public" and "private" aspects of relations among stockholders and creditors, as well as among directors and officers, were hammered out as industrial capitalism evolved. Endowing corporations with limited liability, clothing these enterprises with aspects of the public power of sovereignty, supervising those entities that had pooled together vast resources of capital and managerial talent, became the new frontier for the common law.

These expansionist corporate ventures often required the taking of land held by others. As the nation approached the mid-nineteenth century, the construction of turnpikes, railroads and a host of other developments indicating the increasing interdependence of society, brought the bearer of progress into conflict with vested property interests of private citizens. To overcome the reluctance of those individuals to suffer inconvenience or dislocation in the name of progress, the franchise holder was allowed to utilize powers of eminent domain. To answer the troubling question of why private enterprise *A* should be so preferred over private enterprise *B,* the courts derived the requirement of "public use" from its constitutional law origins: wherever the sovereign himself, or one of his assigns, permitted that extreme incursion upon private property—taking title against the will of the owners—the doctrine of public use, with its limitations upon exercise of such supererogatory powers, came into play. Condemnation of privately owned land was a right that should never be exercised for private purposes—so ran the judicial doctrine. At the same time, all individual interests in property were held under a tacit agreement or implied reservation that private property could be taken for public use, upon payment of fair or just compensation, whenever the public interest or necessity required that it should be taken. Not only could the state and its political subdivisions directly exercise the power, but they could delegate this power to corporations and private individuals.

The requirements of equal and adequate access evolved within this natural law context. Courts required that the resulting service or facility be operated for the "public advantage," rendering to all potential customers, as a matter of enforceable right, equal and adequate service at reasonable rates. Acting as government agents, those private enterprises taking private property for the public use were bound to treat all alike so far as the property was used, or as its use was demanded. Where, for example, a railroad corporation was clothed with the power to take private property, the judge easily found that "it is an inference of law from the extent of the power conferred . . . that the road is for the public accommodation."[46] For the legislature had no constitutional power or natural right to authorize the seizure of property for private purposes—even upon the payment of compensation.

To the question why railroads were public, as opposed, say, to private highways, the most common answer was that they had been granted the right of eminent domain, and that such a right could only be granted to one exercising a public use or function. The power determined the identity. This doctrine was advanced as early as 1834 by that eloquent spokesman, Chief Justice Shaw, who defended the special power of eminent domain by ruling that railroads were public works, and that this public function was further revealed by the fact that the state government had reserved the right to control rates, profits, and services.[47]

A few years later, one court explained that, "Strictly speaking, private property can only be said to have been taken for public uses when it has been so appropriated that the public have certain and well defined rights to that use secured, as the right to use the public highway, the turnpike, the public ferry, the railroad, and the like."[48] So a service company, endowed with eminent domain power and given a position preeminent over other actors in the private sector, could not disavow its public nature; nor could it rightly claim that it should be subjected only to the duties or obligations binding on the usual run of private corporations. The sovereign had granted extraordinary powers; it retained the right to regulate.

The need to act within natural law and, later, within constitutional confines, and the prevailing doctrine that private property must not be taken for a private use even with full compensation, played crucial roles in the development of the duty to serve as it was imposed on municipal services. In order to justify the grant of eminent domain privileges, judges frequently invoked Lord Hale's familiar formulation to label a privately owned business "public" in nature. Take two prominent examples: in order to validate the powers of land acquisition by a mill dam or a turnpike company, or the taking of an easement by a water or gas company, the ends sought had to comprise a "public use"; it followed, therefore, that the courts must find an obligation, on the part of the private company undertaking the condemnation, to supply to all alike the product for which it was taking the land or easement. "The duty of furnishing the public with water must be present, to make it of a public character," explained one decision.[49] Indeed, the delegation of the sovereign power to take private property could only be sustained "upon the assumption that the powers delegated, are to a public agent, to work out a public use."[50] Equality was deemed to be an essential aspect of this use.

This "common right to equal justice" was applied consistently. Chief Justice Shaw agreed with the plaintiff that it would be "a plain abuse" if the taking corporation were not required to supply all families and persons who should apply for water on reasanable terms; having exercised the power of compulsory acquisition, the water company could not, on its own initiative, furnish some houses and lots and refuse a supply to others.[51]

To the doctrine of public use, the courts attached a presumption that legislatures intend to act within constitutional limits. For if the legislative grant were construed as merely for private uses—empowering a company to bestow or withhold service at will—its act would constitute a nonpublic bestowal of eminent domain, which would be treated as void from the outset. Since it was irrebuttable that no legislature could intend to make an invalid grant, the transaction must be viewed as requiring that the public participate in the service as of right.

Of course, the reverse side of this proposition came into play in many decisions. If no obligation rested upon a company to supply on equal terms all who applied for its services, the use was placed in the category of strictly private. Free of the duty, the operations could be conducted solely for the private gain and emolument of the company; any conferral of the power of eminent domain, therefore, could not be justified by claims of public necessity and convenience, and the courts stood ready to strike down such grants.

4. Express and Implied Consent

A notion of reciprocity informs each of the judge-made justifications of the duty to serve. In each case, the court is presenting the elements of a multifaceted *quid pro quo:* if one wants the power to take private property against the wishes of the owner, one has to assume the responsibility of making the land (or the services that spring forth from the land) available to all members of the society; if one claims an exclusive franchise, one has to abide by the rules of the game and provide equal access; if one were going to act like a government, then one assumes the obligations of the sovereign to act in the common interest of all its citizens.

Whichever the rationale proffered, the courts in a pinch could always rest their argument upon "consent." Consent, to them, meant accepting the responsibilities along with the rest of the bargain: if a company has freely chosen to engage in providing a service to the public, then it has voluntarily assented to the appropriate requirements of a public service. Deducing a sufficient incentive for this free choice was easy, for a corporation "has, or must be supposed to have, an equivalent for its consent."[52] Hence, the corporation, it was reasoned, had sought out and willingly assumed the very burdens it was now seeking to negate or avoid:

> The common carrier has no cause to complain of his legal responsibility. It was for him to consider as well the duty as the profit of being a public servant, before embarking in that business. The profit could not be considered without taking the duty into account, for the rightful profit is the balance of compensation left after paying the expenses of performing the duty. And he knew beforehand, or ought to have known, that, if no profit should accrue, the performance of the duty would be none the less obligatory until he should be discharged from the public service. . . . The chances of profit and loss are his risks, being necessary incidents of his adventure, and for him to judge of before devoting his time, labor, care, skill, and capital to the service of the country. Profitable or unprofitable, his condition is that of one held to service, having, by his own act, of his own free will, submitted himself to that condition, and not having liberated himself, nor been released from it.[53]

With such a roving license to construe mental states, the courts could go far in introducing their own conceptions of social policy. Given this broad mandate, judges could enunciate into law what they considered to be the fair relationship between the service corporations and the state, in terms of the type of community, economic and political, they wished to foster. Intent would capture the conscience of the entrepreneur.

Such breadth and freedom of interpretation seems startling to us today. In no other democratic country do state judges, many of them not elected, tell crucial actors in the private economy what each may or may not do. Yet it should be realized that in post-Civil War America other branches of government were not overconcerned with patrolling these new creations, the great utility companies. The lure of big business dollars was too powerful for many a local, state, or even federal lawmaker. Franchises were purchased outright from legislatures. Where terms of a public-private contract were articulated, the interest was only in those paragraphs conferring the power: the duties of the franchisee were conveniently left out. Thus, the implied consent doctrine evolved into a conscious attempt to redress the discrepancy between a legislatively approved privilege and a judicially conceptualized obligation to the public. Courts maintained a power—continually open and ready—to keep the service corporations within the limits that the legislature had thought proper to prescribe, and, more importantly, the courts often fashioned these limits where they did not previously exist. In a series of decisions, the courts reassured an apparently uninterested or ignorant legislature that the paramount object in creating such a corporation was the interest of the public and that their negotiations with the private companies had to take that objective into account. Indeed, said the judges, the legislators already had taken it into account (whether they were conscious or not of acting to that end) and had almost instinctively charged the companies with public duties.

Individuals and corporations, asserted the judiciary, are bound to acknowledge these obligations of the social compact even without formal legislative enactment. For the duties need not be founded on explicit wording of the negotiation. The common law, with the aid of its judicial searchlight, could and would find consent to provide service under commonly understood obligations and terms, and needed no further bolstering from an express agreement. To their surprise (but not to the courts'), the utilities could find that peradventure they had dedicated time, labor, and capital to the service of the country. "By accepting the act of incorporation, they undertake to do all the public duties required by it."[54] That was that! "[I]n accepting the benefits of the grant," as another court put it, the defendant "must have assumed the performance of such duty."[55]

As is so often the case with nineteenth-century jurisprudence, the clearest, or at least the most rounded, argument came early. In a case decided in 1810, the plaintiff's barge was of a size that the defendant's canal was supposed to accommodate, yet the barge had become stuck and was subsequently destroyed in a storm. To the defendant's allegation that he did not have a duty to keep the canal in repair, the court responded:

> [T]he supposition [is] that the powers granted to the corporation were a privilege, which might be waived or exercised at its discretion. But we think this supposition is not correct. When the act of incorporation first passed, it was optional with the proprietors, whether they would or would not take the benefit of it; but after they had made their election, by executing the powers granted and claiming the toll, then the duties imposed by the tenth section, to make the canal, & etc., attached; from which they cannot be discharged, but by a seizure of the franchise into the hands of the government, or by a repeal of the act with their assent.[56]

A note of finality sounded even in this matinal confrontation between court and private purveyor of public services. Such confidence, in the midst of rapid change, was grounded in the fundamental principles of Anglo-American law that would pervade every transaction.

Beyond the Spark

Despite the varieties of reasoning, and the different emphases placed over time on each of the four rationales, one unifying leitmotif emerges: the judges' universal pride and confidence in their abilities to analyze what makes society run. Judges simply continued to trust in their special ability to adapt a concrete conflict to the underlying needs and presuppositions of society.

Not unlike major artists, jurists at their best felt free to stand beyond the tides of their time. And, with the judicial means of measuring the rites of passage, they explicitly picked and chose among precedents. They revised and modified, without batting an eye over the uniqueness of the historical context of a particular case. A generalization derived from the outcome of an earlier dispute was dusted off and applied to the litigants at hand, even though centuries may have elapsed. With blithe indifference to historicity, judges would cite a Yearbook Case from the period of feudal decline to support their reasoning for a mid-nineteenth century American holding; they would apply doctrine governing the grinding of wheat in a medieval mill to the distribution of petroleum from refineries under industrial capitalism, and to the modern burgeoning computer and information industries.

Seizing on principles of universal applicability, nodding to the decision maker of centuries ago as if he were a contemporary just met at lunch, the jurist resembled the artist and writer admiring and struggling with the shadows cast by a Caravaggio, Keats, or Tolstoy. Judges were improvisers and transformers. They used analogy and precedent not as a facile series of quotations from earlier times; the reasoned opinion did not dabble with history, but rather reached for the living heart of the past. The line of equal services cases is a most telling illustration of courts bridging the traditional and the modern and the way that the society as a whole can be steered.

This may be too roseate a reading. It is not always—not even frequently—that notions of equality, freedom, and justice find their way into the dicta of state court decisions. Nor is every poem, tale, or novel penned by a Stevens, Twain, or Dreiser. Yet we should cherish and respect the appearance of each outstanding product of historical sense, representativeness and disinterestedness.

The common underlying need was for the conscience of the court to ascertain, to formulate, to develop the equal services doctrine as society evolved and as new technologies (which judges have nearly always been confident would produce only progress and enlightenment) were introduced into the mainstream of the economy. Indeed, the judiciary, much like Wordsworth's characterization of the poet's calling, did not hide from change; they invited it. "Motions and Means"—from mill to ferry, from steamboat to railway, from windmill to electric power—would not "prove a bar / To the Mind's gain-

Lord Chief Justice Edward Coke and Lord Chief Justice Matthew Hale, whose old wine filled new bottles in American courts.

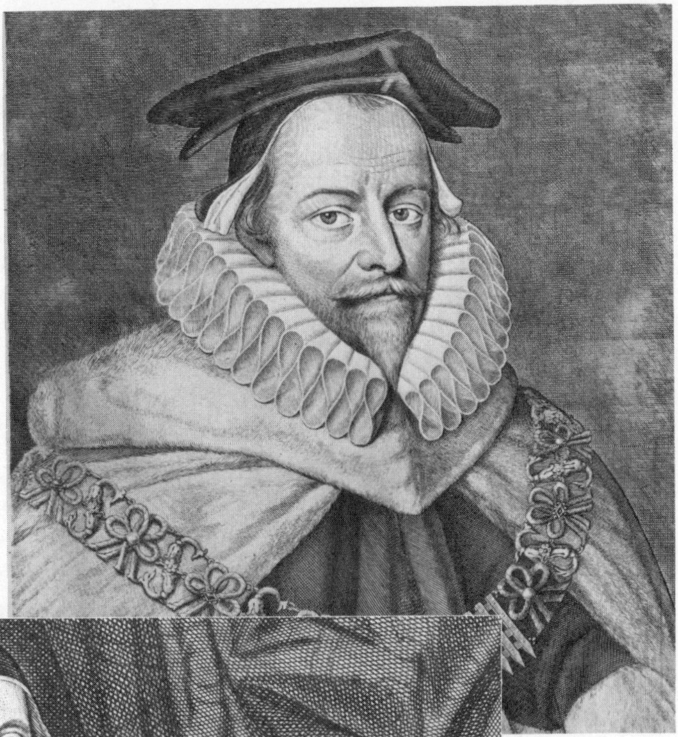

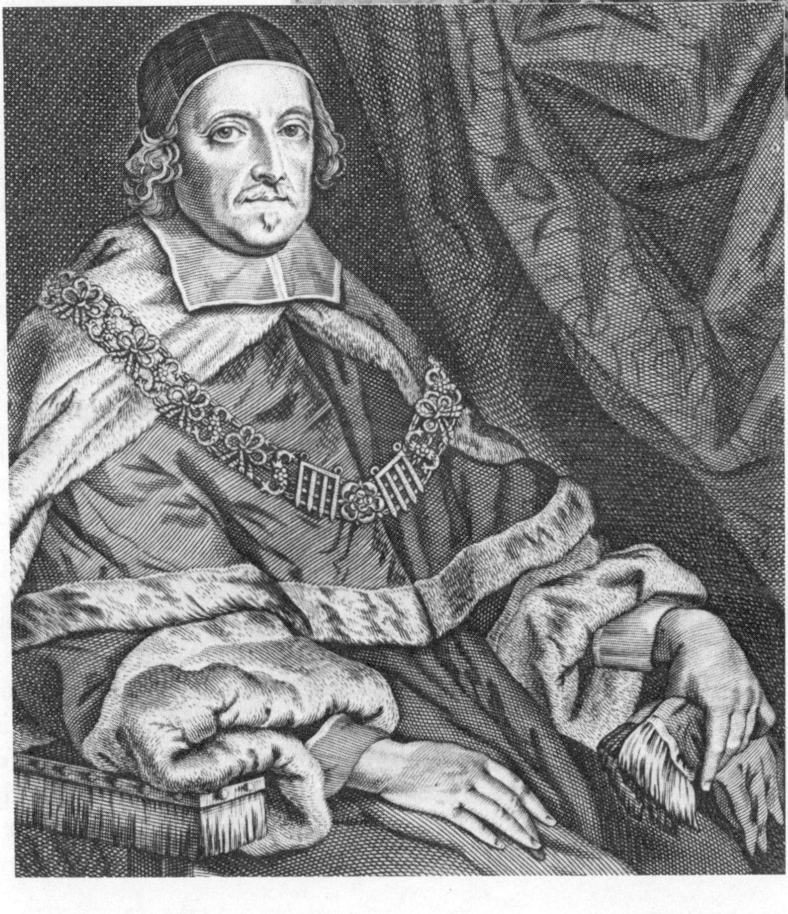

ing that prophetic sense / Of future change, that point of vision."[57] With little help from the legislature—and indeed with resentment, at times, of its propensity for oversimplifying as well as of the latent competition from that other branch of government—the courts hammered out a framework of duties, privileges, powers and immunities on which a well-run society could build its public enterprises. The common law was up to the task of founding a public policy.

All this occurred even as courts willfully encouraged the Industrial Revolution through doctrines of economic liberalism. There prevailed a belief among the rising classes—whose ranks naturally include the judges—that technology brought opportunity and improvement in its wake. Espousing the Andrew Carnegie philosophy even more forcefully than other contemporaries, the courts were committed to progress and modernity, and the fifty years following Appomattox were the culmination of the supporting reasoning and rhetoric. But beneath expansionism lay principles for a good society. A sine qua non for continued growth, the court believed, was the ability of some organ of government—itself—to extend traditional beliefs into novel situations. Thus, arguments about the intentions of the founding fathers, who obviously could not have anticipated railroads or telephones, or the belief of the grantors of public franchises, who could not possibly have foreseen new businesses such as express shipping, received scant attention when the consequences proved inconvenient. "If all the improvements of this progressive age are to be excluded from railroad transportation because they were not in existence when the charters were granted for the roads," the court expounded, "the public would soon be deprived of the chief value of these important works. The law is not so unreasonable in its constructions."[58] Judicial interpretation would constitute the link between generations; it would capitalize on contemporary reverberations of an older decision or alter them within a new context or convention.

Just as the decisions of the seventeenth century exerted a profound influence on the decisions of the nineteenth century, the decisions of both these periods ought to present clear beacons for contemporary judges. Indeed, equal access to service becomes a distinct and, in a quite demarcated sense, immutable entitlement by virtue of its continuous articulation within the common law. Consider, for example, the *Munn* opinion. When Chief Justice Waite's decision draws on the doctrines presented by Lord Justice Hale in the seventeenth century,

EPILOGUE: THE GRAND TRADITION

For the Common lawe of England is nothing else but the Common custome of the Realme: . . .

For a Custome taketh beginning, and groweth to perfection in this manner: When a reasonable act once done, is found to be good and beneficiall to the people, and agreeable to their nature and disposition, then do they use it, and practise it, againe, and againe, and so by often iteration and multiplication of the act, it becommeth a Custome, and being continued without interruption time out of mind, it obtaineth the force of a law.

And this Customary lawe is the most perfect, and most excellent, and without comparison the best, to make and preserve a Common-wealth, for the written lawes which are made eyther by the edicts of Princes, or by Counsells of estate, are imposed upon the subject before any Triall or Probation made whether the same be fit and agreeable to the nature and disposition of the people, or whether they will breed any inconvenience or no. But a Custome doth never become a law to bind the people, untill it hath it bin tried and approoved time out of mind, during all which time there did thereby arise no inconvenience, for it had beene found inconvenient at any time, it had bin used no longer, but had beene interrupted, and consequently it had lost the vertue and force of a lawe.

—SIR JOHN DAVIES[1]

THE DOCTRINE of equal services has a profound history, one as ancient as the common law itself. Political, economic, and social forces shaped the growth and framed the development of this common law theory, filling out its details, fitting it to transformations of circumstance. English and American jurists, confronted by disputes between the service providers and the public, created and nurtured a common law doctrine capable of resolving these conflicts in a way that would guarantee a right to equal services for all. The reader who has persisted to this point will have traveled on a journey of some length and complexity, a journey designed to demonstrate the ancient origin—and the persistent appearance in human affairs—of the judicial aspiration that all persons in similar circumstances be accorded similar treatment at the hands of entities that render a public service. In order to accomplish that goal, the spokespersons of the common law advanced the requirements that there be equality and adequacy in the rendition, and reasonableness in the pricing, of public or communal services and facilities

Yet, like many histories, this book not merely serves to illustrate but seeks to inspire as well. Not only does it call upon the reader to rediscover the grand tradition of the common law, but also to reemploy it. In a fundamental sense, then, this study denies the gulf of time separating Henry de Bracton from Andrew Hawkins, and instead points to the common strand they evoke. For the postulates of the former and the plight of the latter are connected by an uninterrupted chain of human controversy, mirrored by judicial activity, over how the issue of equal access to municipal services should be resolved.

We have examined some—but by no means all—of its links. Mills, markets, ferries, turnpikes, telephones, railroads, and a city's supply of drinking water are fused by the solder of common individual need beyond the power of self-help. All members of the community must have equal access; no other way can ensure them their fair share of the common wealth. The line of decisions runs from the King's Bench of Edward I to the Supreme Court of Arizona, and, as with other cases of artistic influence, reinterpretation can be enriched by the resonances—the fond feeling of familiarity—springing from the legal precedents. But this extended history also reveals the persistence of sectarian politics and discriminatory policies. We need look no further than the dimmest street corner to realize that American cities and towns continue to distribute services inadequately and to deny participation to politically and economically disadvantaged citizens. The challenge is to set about righting this wrong. To begin the process we suggest state courts as the forum and the common law as the vehicle.

History: Use or Abuse

In advocating the use of a centuries-old common law theory to address a present day social problem, we have a duty to make theoretical and historical assumptions more explicit. Equality and the nation's attitude toward it are bound up in an extraordinarily intricate and controversial set of philosophic and pragmatic issues. Consequently, we cannot be satisfied with an argument culled from centuries of experience, if that discussion does not at least touch on the debate whether history is an adequate or appropriate basis upon which to found an assertion of justice.

Turning the quest for answers toward the common law is itself a grand tradition. The notion that a body of precedent eventually confers rights on a people flowered among seventeenth-century lawyers in England.[2] The attraction of the idea lay in the twin appeals of stability and predictability; the parallel solution of factually similar problems deserved respect because it had entered the stream of human experience. Fairness suggested that recurring problems merited tested responses—unless, on the outside, it could be shown (a frequent sticking point for litigants) that altered social or economic factors demanded a new approach. Thus the process of adjudication could skirt the abyss of arbitrary decision making.

The words that open this chapter, those of Sir John Davies, then attorney general for Ireland, exemplify this approach. For Davies, history was a filter: "Custome" that passed through it had been examined and scrutinized by sufficient generations to achieve the status of "lawe." His justification for embracing the perspective of the remote past was not a simplistic assumption that old is co-extensive with just, but a conviction that history itself is a learned standard, a map offering proven means to tested ends for those approaching the future. Thus, the passage of time was a useful way of judging whether a practice was sufficiently "beneficial" to be regarded as the source of rights and duties. But the "legal eye" of the twentieth-century lawyer is focused on the pragmatic testing and redrafting of doctrine in the forge of desired social ends; and to a mentality ever cognizant of potentially sharp turns and revolutionary twists in thinking about the assumptions underlying legal purpose, and of creativity as a source of change, this rationale may seem a reflection of nostalgic concern for a more slow-moving and benign social order. And, to be sure, some have abused the methodology of precedent out of ignorance or expedience. Others, like Lord Coke and Chief Justice Marshall, became famous for selective or inventive memories. Similar strategies have been employed to resist or reinforce political passion or economic interest.

For others the worry is the lawyer as a poacher upon the domain of the historian. For the pick-and-choose nature of common law research, employed by lawyers to win a case for a client, is anathema to at least the ideal of the professional historian. Not without reason have critics advocated the divorce of law and history, the dissolution of a union parisitical at best, dangerous at worst. The gist of the complaint is familiar. Too often, in their role as advocates, lawyers manipulate and reorder the record of the past; they separate a decision from its social, economic, and political context, in an effort to support an act or assertion for which they can find no modern justification. Or, in a more blatant misuse, members of the bench and bar focus exclusively on the language and holdings of past judicial decrees—amorphous phrases like "meeting of the minds" or "freedom of association"—in order to resist the revisions necessary for a more acceptable and equitable present. In each case, they concentrate on the notes, rather than the context of the music.

Yet the abuse of history cannot invalidate its use. The potential for misuse should give pause, not paralyze. What other group of professionals is as schooled in or makes wider and more practical use of historical method and learning? Knowledge, not the denial of relevance, is the most potent antidote for a dysfunctional or spurious account of prior experience. Admittedly, we can bemoan the attorney's lack of objectivity or the reluctance to defer to canons of research. Just as easily can we celebrate the profession's recognition of history as a source for the articulation of shared values, as a guide around the pitfalls of past generations, and as the instructor in valuable lessons for the future.

In this volume, our aim has been to present a careful, conscientious outline of the judicial evocation of a fundamental Anglo-American principle—equality—as applied to one area of human activity. In our analysis, social and political details that animate the conclusion have not been swept under the rug as extraneous dust; rather, we have attempted to view decisions and treatises against their historical backgrounds. To us, the ideological assumption that shines through this history—that a just society rests on equality and on equal treatment—is as valid today as it was centuries ago.

The methodological issues we face in invoking the grand tradition of the common law in a present-day lawsuit against a city or a public utility are now clearer. Reliance on federal equal protection theory, though strategically difficult, would accord more fully with the presumption (implicit in our constitutional scheme of government) that judicial decisions with broad political effects should be made within the framework established by the founders and the framers of the Constitution and its amendments. This premise simply reflects the belief that political rights in this country are artifacts of reasoned reflection on the nature of the ideal democracy, not merely by-products of the interplay of historical forces and figures.

Yet, it should be clear by now that the common law duty of equal service is just such a product of historical developments *and* of centuries (and reams) of reasoned legal reflection. Somehow drawing a broad historical conclusion seems less removed in, and more appropriate to, a common law proceeding, an adjudication conducted close to the site of the events documented and discussed by the advocates before the state court, within the context of a judicial system that decides each case on its singular facts, idiosyncratic contours, and distinctive circumstances. The equal services doctrine is a choice example of "common custome," not pausing "to rust unburnished," as the poet reminds us, but to "shine in use." And the local custom of centuries sits as a kind of patina on the body of common law shared and experienced throughout the life of the state—a patina that symbolizes not only age, but durability and the accommodation of change as well.

Plainly our constitutional scheme of government contemplated the continued vitality of the common law.[3] Illustrating this intent is the provision in the constitutions of the several states generally to the effect that "the common law of England as it existed on ——— (usually July 4, 1776) is declared to be in force and effect in this state." Some of the more militant states added a qualifier: only to the extent that the common law proved compatible with the genius and institutions of a democratic people was it declared to be in force and effect. Moreover, each state contemplated that its own laws, promulgated and found, would also be a source of rights.

From this it follows that any judicial decree founded upon a constitutional premise had better contain the optimal solution for it tends to inhibit, if not preclude, alternative sources of remediation. In circumstances where the solution will command the accumulation or diversion of significant if not massive fiscal resources, common sense suggests that a cast-iron constitutional decree should be the remedy of last resort. One of the virtues of a common law theory, as opposed to a constitutional interpretation, stems from its very vulnerability: it can be modified, or, in the most extreme instances, reversed by a state legislature. Remedies predicated upon constitutional decrees can stifle experimentation, tie the hands of local government, mandate premature rigidity. Furthermore, a court applying the common law can hardly be guilty of judicial usurpation; far from breaking down any barriers erected to separate powers, the court comfortably occupies its place in the constitutional design. At its best outcome, the judiciary is employed in a more constructive dialogue with the coordinate branches of government. Put another way, is it not better to engage the instrumentalities of state and local government rather than command them?[4]

And as fifty-one jurisdictions apply common law principles, influenced but not bound by the decisions of sister courts, they create profound opportunities for experimentation, "not immutably frozen like insects trapped in Devonian amber."[5] If we adopt the nearly Darwinian notion of law espoused by Davies and others—the view that those rights survive that are most suited to their social and political environment—then a changed environment should spell extinction for certain species of law. Nothing dates faster than social relevance. But the duty to serve has survived and grown through generations of legal struggles; it has not outlived its usefulness and has succeeded in standing apart from many of its peers in its achievement of a universality, of not belonging to any particular moment.

The breadth of the doctrine is also determined by whether it is set in the constitutional or the common law mold. On the constitutional plane, most especially under the federal Fourteenth Amendment, intentional racial discrimination as the source of the unequal services must be proven. No act of imagination is required to perceive that the problem of unequal services is far more pervasive than the numerous incidents of *racial* discrimination. The ill-served are frequently members of racial minorities; more often they are simply poor, a condition indifferent to the race of the afflicted. At other times they are newly arrived and the refusal to extend community-building services is a less than subtle indication that they are unwanted. Yet until the Constitution is amended or interpreted in such a manner to make discrimination predicated upon economic status or intrastate migration "suspect," the concept of equal protection will continue to offer a three-foot rope to persons seeking liberation from a ten-foot pit.

Since the Supreme Court has retreated from its brief flirtation with poverty as the base for an unconstitutional discrimination, the burdens of proof and of persuasion are tilted to the complainants to redress unreasonable provision of municipal services—a procedural shift that renders the constitutional machinery less available for aggrieved parties. The common law doctrine, paying no heed to origin or color, has a greater sweep for relief once the inequality of treatment is proven.

A further reminder that ours is a federalist legal order: The common law has always been an independent and co-extensive body of law and political thought, despite a general fascination with federal jurisprudence and a national law. In advocating the use of state common law, we present a quite matter-of-fact theory to the bar and the courts capable under their own mandate to reform inequitable and unfair municipal service deliveries in this country.

Beyond Hawkins v. Town of Shaw

While the general entitlement to equality of treatment in the provision of services commands general acquiescence, its ramifications are sometimes startling. On February 7, 1971, *The New York Times* reflected in one of its gray editorials: "If the town of Shaw can be compelled to deal out its public services with an even hand, why should the city of New York be exempt from, let us say, having to pick up garbage as thoroughly and frequently on upper Park Avenue as on lower? . . . Would a gigantic investment in Harlem evoke a lawsuit on grounds of neglect from residents of Astoria? Should Bensonhurst go to court for the same ratio of policemen as Bedford-Stuyvesant?" These and even more subtle questions must be faced in the course of any judicial intervention aimed at the equalization of municipal services. Few have been confronted by the federal courts; indeed, in the decade since *Hawkins* they have been effectively precluded. And the constitutional sieve has proven too unwieldy to catch the nuances.

One year after the affirmation of *Hawkins* another federal appeals court was faced with asserted racial discrimination in the maintenance and upkeep of recreational facilities. In *Beal v. Lindsay,* Puerto Rican residents of the City of New York complained that their neighborhood park was littered, dirty, and without appropriate facilities while other city parks were clean, well-maintained and adequate for their users' needs. The city defended by asserting that the level of expenditures on the plaintiffs' park was equal to or greater than that accorded to comparable facilities; the admittedly unequal results were explained by citing the much higher incidence of vandalism. Assuming that demographic factors in the compared neighborhoods could bring the case within the prima facie suggestion of racial discrimination, the trial court concluded that equal expenditures satisfied the constitution even though factors beyond the city's control caused a wide disparity in the eventual level of enjoyment by Puerto Rican citizens.[6] The Court of Appeals affirmed, holding that equality of effort, not that of result, met the obligation defined in *Hawkins*.[7]

In 1974, Mayor Lindsay's successor, Abraham Beame, was facing a fiscal crisis that presaged the condition of most municipal budgets in the 1980s; the city had reluctantly concluded that it must reduce the level of services in an effort to stint the flow of red ink. Controversy erupted when the city decided to close eight neighborhood fire companies. Alleging racial discrimination as the city's motive in the selection, angry residents sought a preliminary injunction from a federal district judge in New York City. The judge refused. "[I]t is not the duty of this Court to make inquiry into the political or socioeconomic motives or reasons for the City's determination to close particular firehouses. Rather, the Court's only obligation is to assure itself that in effecting the proposed cutbacks the City has not trammelled upon the constitutional rights of any *racial minority groups*."[8]

With reluctance the judge, in *Towns v. Beame,* concluded that the plaintiffs had established a prima facie case of racial discrimination in the impact of the proposed closings. Notwithstanding, plaintiffs lost in their bid for federal intervention. "It is not the subject of contention," argued the court, "that the City of New York is presently in the throes of severe economic pressures and a budget crisis." Furthermore, the city "has demonstrated to the satisfaction of this Court that once the determination to close certain firehouses and eliminate certain fire companies had been arrived at, the specific decision as to which fire companies would be eliminated was premised solely upon the neutral, non-racial, scientific and empirical data available to it at that point in time."[9]

Truly, the implications of the *Towns* holding are sobering. Proponents of constitutional strategies could hardly have imagined that *Beal* would prove the high water mark of their efforts. But that is the consequence of *Towns,* where the plaintiffs lose not because there had been proof of even minimal input equality, but because the inequality they feared had not resulted from racial discrimination.

Collins v. Town of Goshen differed significantly from *Hawkins, Beal,* and *Towns,* each of which was pressed by long-established residents who sought to rectify inequality in the rendition, or threatened reduction, of municipal services. In *Collins,* plaintiffs were newcomers. In their complaint they were described as individuals who had formerly resided in or near New York City. Their pursuit of an exurban vision of the better life led them to purchase homes in a settlement most appropriately named Arcadia Hills. The move brought the plaintiffs in close proximity to the Village of Goshen, long known in rural circles as a center of sulky horse racing. Arcadia Hills was the second development near this scenic village; ten years earlier a developer had established the Village of Hambletonian Park so close to Goshen that the old and new communities were united in a town government.

The trouble between the residents of Arcadia Hills and their neighbors in the land of Goshen centered on water for domestic consumption. Existing residents of the Villages of Goshen and Hambletonian Park took their water from reservoirs. The developer of Arcadia Hills had been forced to construct and dedicate a water system; he found water by digging wells. Shortly after the last house was sold the developer took steps to turn the system over to the Village of Goshen. Notwithstanding some local protest, it was annexed in conformity with state procedures in 1974. Thus, residents of Arcadia Hills found themselves electors along with the far more numerous citizens of Goshen and Hambletonian Park in selecting members of a unified water authority. Discord was almost immediate. From 1974 until 1978 users in Arcadia Hills complained that they received "too little water and [were required] to pay too much for it, particularly in comparison to residents of the Village."[10]

The water authority consistently refused requests to furnish Arcadia Hills with reservoir water even though pressure from the wells was dropping and pumping costs increasing; it also refused to seek new sources of water so as to enable Arcadia Hills to join the existing system. The increased cost of the low pressure water was passed onto plaintiffs. As they assessed their plight, Collins and his neighbors concluded (not unnaturally) that they would never achieve relief so long as decision making was in the hands of a majority prejudiced against their presence and allergic to any general increase in costs. Since the residents of Arcadia Hills constituted a mere fifteen percent of the voters who selected the administrators of the system, they seemed doomed to being locked in forever. In such circumstances litigation was embraced as the only availing course.

Plaintiffs went to federal court asserting that they "have suffered discrimination at the hands of the Town Board because they live 'on the other side of the tracks.'" With what result? The court ruled against them without even the formality of a trial. On appeal, their bid to turn disaffection with local political arrangements into a federal cause of action under *Hawkins* was doomed. The court noted that in the town of Shaw " 'the other side of the tracks' was inhabited by the town's poor black citizens."[11] If the point had ever been in doubt, *Hawkins* was being interpreted as dealing with one cause, racism, and not the disease of inequality. If that disease was induced by any factor other than racial discrimination it was beyond the pale of federal concern.

One other major attempt to use federal constitutional theories merits attention. *Burner v. Washington*[12] was remarkably similar to *Hawkins*—in everything but result. Unlike the New York cases, each of which had concentrated upon a single disputed service, plaintiffs assailed the claimed racial discrimination in a variety of services rendered by the government of the District of Columbia. They alleged that fire, police, recreation, and trash removal services along with sidewalk installation and maintenance in the Anacostia area of the city fell far below the level of service available in the neighborhoods west of Rock Creek Park. Anacostia was depicted as 90 percent black at the same time that the area west of the Park was 98 percent white. Statistics like these seemed to proclaim that any disparity in the level or kind of services between the two neighborhoods reflected racial discrimination. Unlike the town of Shaw, the District government elected to defend on the merits. It claimed that either there were no disparities or that current government expenditures were compensating for whatever neglect the Anacostia area had historically suffered.

In the course of rejecting Burner's complaint, the court asserted that intervention was warranted "in governmental affairs only when those affairs operate so as to fail to accord basic rights to persons affected thereby."[13] It then determined as a matter of fact that with respect to fire, police, recreational services and sidewalk construction any prior inequality had either been remedied or was the current target of substantial remedial efforts. In such a setting the judge deemed it "neither desirable nor proper to act."

The court found that the government's refuse collection service differed depending upon whether a citizen resided in a single or multiple unit dwelling. While all garbage was collected from single dwelling units, the District government interpreted restrictive language in a 1919 Congressional appropriation to justify its refusal to remove refuse of any description from large apartment buildings. Plaintiffs did not assail this interpretation as racially discriminatory but did attack it as violative of Congressional intent. The court, noting that for fifty years Congress had not challenged this administrative interpretation, found legislative approval in silence.

Of particular interest is the attempt by plaintiffs in *Burner* to supplement their equal protection allegations with asserted violation of "common law rights." Their effort was rewarded with the following statement: "The analysis so far presented has failed to reveal any discrimination in the services at issue here. The same analysis applies with equal force to the asserted common law . . . grounds for relief."[14]

With deference to the federal judge, his analysis of the law may have been too cursory. The factor most destructive to a bid for relief based on equal protection concepts is irrelevant to an application of the common law. Unlike the constricting theories applied in *Beal, Towns, Collins,* and *Burner,* the common law doctrines of equality of access, adequacy of provision, and reasonableness of pricing are indifferent to the race of the victims. Nor are state judges using the ancient score of the common law as prone to sound the countertheme of tension between federal judicial decrees and the processes of local, elected government.

Would these plaintiffs have fared better before state courts? What would happen if we recapitulated the complaints in the cases just reviewed using as the norm the classical doctrine that all persons similarly situated are entitled to equal access, adequate provisions, and reasonable pricing of such community services as local government or its delegates elect to render?

Beal posed the question whether a government spending the same amount on service in two areas of a community was violating its obligation when local vandalism reduced the result in one neighborhood to a level of enjoyment clearly inferior to that attained in the other. In common law terms, the issue of input versus output equality would be posed in asking whether there had been "adequate provision." The phrase "similarly situated in terms of need" lends rational flex to the joints of a doctrine that has never required the pretention that different circumstances be treated as if they were alike. Given these guidelines, the common law could easily tolerate budgetary decisions to expend relatively greater sums for storm sewers in neighborhoods situated in a flood plain while according an increased level of police patrols to residents of an area plagued by crime. But if two neighborhoods stood in equal need of a service, a city could not meet its responsibilities by extending the service to one because its physical location made that extension easier. Efficiency goals can often conflict with the equality norm. The key factor in *Beal* traced the inequality of output to vandalism. Only if that vandalism were generated within the complaining community would the common law have greater tolerance for the defendants' position.

Towns introduces the spectre of service curtailments by a government short of funds. Common law notions of equality have never envisioned fiscal fantasy, but the law might well be offended by the setting that the federal court found immune from constitutional correction. Regardless of the rationale for selecting police stations to close or firefighting companies to disband, if the chosen strategy deprived some neighborhoods of a level of service while retaining existing levels in others, then those similarly situated in terms of need would no longer be similarly served. An actionable violation of the common law duty to serve would be at hand.[15]

Collins presents the case of the unwelcome newcomer. Is a community entitled to refuse the extension of services to new residents on the grounds that to extend the services would tax the efficiency or even the physical capacity of existing facilities? Here we need not labor by analogy. Both ancient and contemporary common law cases suggest that it is not. In the sixteenth century Sir George Farmer was allowed to suppress a rival to his local baking monopoly only after he had satisfied the Court of King's Bench that he stood ready to supply bread of wholesome quality at uniform prices to all—strangers as well as residents.[16] In *Travaini v. Maricopa County,*[17] the court was "called upon to determine if the City of Phoenix can deny a property holder within the city limits . . . the right to tap into an existing sewer line . . . when the City feels that the sewer line would be overburdened by said connection."[18] The answer, based exclusively upon the common law duty to serve, was no. The city was ordered to permit the hookup "even though the City may have to build a new line to accommodate [plaintiff]."[19]

If common law concepts would have been far more availing than the constitutional applications attempted in the decade since *Hawkins,* what would be the consequences for the provision of municipal facilities and services if lawyers for the disadvantaged were to respond by invoking them rather than the federal constitutional grounds?

The Future: Theoretical and Practical Concerns

Although we have confidence in the continued relevance and applicability of the centuries-old doctrine of equal service, there remain several objections—in theory and in practice—to its perpetuation.

One may well fear, for example, the broadest extension of a judicial mandate for equality. The existence of an imperial judiciary—given that the ultimate expression of law in this nation emanates from the consensus of five members of the United States Supreme Court—has long seemed anachronistic in a republic dedicated to democratic decision making in the public sector. At the state level, too, advocates of a redirected judicial activism must anticipate a host of practical objections to the extension of the common law doctrine of equality. Some critics will attack the propriety of intrusion by the least democratic branch—even in the case of an obvious miscarriage of majority power. Others will focus on the alleged debilitation of the legislative and executive branches if they are allowed to duck politically sensitive questions on the too-ready assumption that judges will resolve them. Particularly in the instance of municipal services, commentators will no doubt lament the overthrow of local sovereignty; the provision of such goods is, by its nature, the bailiwick of local governments, even of smaller, more closely knit groupings, such as community associations in neighborhoods. Furthermore, such infrastructure is financed predominantly by local taxation and local bonding and borrowing.

In addition, some will appraise the problem in terms of resource scarcity, a matter outside the judicial ken; mandated equality of services, therefore, may create a crisis in the financial capacity of city government to accommodate already resentful local taxpayers and may even result in reduction of services for the haves rather than the desired increase for the have-nots.

While many proponents of the status quo will adopt one (or all) of these postures in defense of their ideological commitment, one cannot dismiss out of hand the sincerity of those who continue to insist that questions of equality are inherently "political," and their solution best left to the tugs and pulls touted as the essence of legislative and executive horse trading. The decisive intervention of a judicial decree is feared by many who profess a willingness to search for solutions in other quarters. To some analysts, the fact that citizens mount a service equalization effort on common law grounds rather than on constitutional theories will not endow the reviewing tribunal with any greater powers of discernment or any more adequate resources in resolving the vexing questions of service allocation. Nor when a court finds that the executive and legislative branches have breached their duty to provide municipal services, will the fact that the judgment rests on the principles of the common law remove the sting; in this view, the offense is institutional: it lies in the substitution of courthouse for city hall. Interestingly enough, the hesitancy with which federal courts greeted municipal service equalization suits from *Hawkins* to *Collins* reveals that many members of the federal judiciary are to be included among the ranks of those restrained by doubt.

If equality of services could be achieved through legislative compromise—the traditional log-rolling and jockeying for position that yield the distribution of advantage and opportunity within a society—social tension might be less than when it follows upon a court decree. Yet to rely on the legislative process is misleading. It means a shrugging at the abuses and corruption of the past and present, as revealed most sharply in the litigated cases, where the failure of lawmakers to respond effectively—even to respond at all—to the inequities within their domain is amply documented. And the nature of legislative relief varies considerably from the case-by-case approach of the judicial officer—less satisfactory in many ways. By issuing wide-ranging statutes, for example, a legislature can end up mandating the very "sameness" feared by Tocqueville (or, in more recent intellectual history, the threat that the mass production of culture presents to artistic quality);[20] a state judge ruling on a specific fact pattern poses no such risk. Again, operating prospectively and by general language, the legislative broom sweeps too widely and without attention to individual shavings. And the passage of broad legislation is not necessarily accompanied by detailed implementation.

In short, many who doubt the common law approach have valid fears. Yet our thesis is that if the wrong on the other side of the tracks is ever to be righted, many of these risks must be run. Local finance is indeed a thicket; its administration involves difficult choices of allocation. True, people feel deeply about the quality of their municipal services. But the cases discussed in this book—*Messenger, Lukrawka,* and *Reid,* to name only a few—amply demonstrate the ability of local courts to marry the complex needs of contemporary society to the common law demands handed down through the centuries. This is far from a call for uninhibited and unprecedented judicial interference; it is an exhortation that contemporary jurists continue to play a time-tested role.

For in large part the judge's function, it should be emphasized, is a negative one, a check upon the most flagrant abuses committed by the purveyors of public services. The "right to live"[21]—the entitlement to the enjoyment of a minimum standard of communal existence—can be ensured by the careful, studied application and evolution of the common law. Despite the reach of precedent, it is the necessarily broad-ranging acts of executive or legislative branches, with their powers of universal enforcement, that would more likely threaten the diversity we wish to preserve. For, it may be noted, there is a single response to the objection of judicial usurpation: if equal services be a doctrine of the common law, that, for whatever reason, is too politically divisive or does not suit the situation, then, unlike a constitutional holding, it can be changed—or even repealed—by a simple act of legislation.

Possible Political Responses

It is not hard to imagine the potential reaction of municipal government to widespread judicial intervention in city administration.

Inequality of services exists, presumably, because the majority has willed that it exist; it is therefore reasonable to suppose that a court would encounter some measure of resistance—not unlike that occasioned most luridly by court-ordered busing—after ordering a town or county to live up to its common law duty. Faced with a common law decision that it is violating the obligation to serve, a local government or a state agency could take one of three general lines of response. *First,* it could supplant the common law predicates of the duty to serve by obtaining their amendment or repeal. This would require action by the state legislature or, in those jurisdictions where the popular initiative is an alternative source for passing legislation, the affirmative vote of the state populace can override the common law. *Second,* a local government may resort to the marketplace. This tactic could take the moderate form of attempting to shift the method of financing the targeted service from general tax revenues to user charges or special assessments: only those who could pay would continue to receive the service. In a more extreme response the local government could stop providing the service altogether—leaving satisfaction of the want to the private sector and to those willing to pay for its availability. *Third,* the local government could accept the court's decision and go forward toward equality.

Let us begin with the last—and most optimistic—alternative. Faced with a determination that current practices offend the common law duty to serve, the defendant could comply with the directive of the court. Such, indeed, was the decision of the City of Phoenix when it paid damages to Russell and Thelma Veach in 1971.[22] One year later Phoenix modified its sanitary sewer, this time to accommodate the plaintiff in *Travaini.*

A quest to overturn the predicates upon which a court acted reveals both the strength and weakness of the common law: that it can be modified by a subsequent, specific legislative action. In the most extraordinary case of a decree with an immense price tag matched against a municipal budget with an existing negative balance, it is possible to envision a state legislature acting to negate or, more likely, to postpone the mandate of the court. Following this line of reasoning, it is also possible that the legislature could take another tack by providing remedial funds. Yet, on the whole, we estimate that in the vast majority of cases legislative bodies will find it most distasteful specifically to sanction patterns of inequality that, with sufficient particularity, have convinced a court that the common law has been offended. *Collins* did feature an allegation that a local populace had positively acted to deny equal services to the residents of Arcadia Village. More typical are the fact patterns pointing to inequities that have simply been allowed to evolve. Discrimination that is impersonal, that does not require the positive act of specific officials but the mere toleration of a status quo so prevalent that it broods unquestioned, will, in our judgment, seldom present an appealing agenda for legislative sanction.

More fraught with danger than direct assault upon the tenets of the common law would be steps taken in evasion. For there is no denying that local governments command a battery of special and technical devices that might be used to circumvent a judicial decree mandating a common law duty to serve. No matter how deep the theoretical foundation for intervention, no court is invested with the power of the public purse; Judge Keady's denial of a remedy in the initial *Hawkins v. Town of Shaw* litigation can be attributed to the fear of invading the legislative supremacy over the line items in a budget. Furthermore, the frequently asserted requirement (often, indeed a constitutional mandate) that municipal improvements be financed by publicly voted funds or voter-approved borrowing authority imposes a practical check upon the ability of local legislative and executive authority to appropriate additional sums—even assuming that the will to do so could be judicially inspired. Thus, some cutback in the quality or quantity of municipal services would seem inevitable if the local government must stretch its existing fiscal basis to include all persons similarly circumstanced in terms of need.

Additionally, instead of using general tax funds that invoke the municipal obligation to serve alike, a local government could resort to special forms of funding in order to avoid the undesired duty. Devices—such as special assessments, user charges, revenue bonds, privatization of heretofore public functions—are still available for avoiding an equalization decree. One popular technique (already employed by a number of municipalities) for avoiding a claim of discrimination in the provision of municipal services is to charge residents for specific uses of public services. The common law command appears no more useful than constitutional theories if those citizens who receive a service (not afforded to all) are specially assessed and pay legitimate compensatory user charges. After all, the only requirement of the judicial doctrine of "equality" is that the services be offered to all on the same terms. Whether a city can alter its policy of financing services or improvements so as to substitute special assessments or user charges for appropriations out of general funds is unclear. Certainly a sudden shift in policy could be attacked as suspicious by those harmed.[23] Yet absent an overnight change in the rules, the fact that poverty disqualifies many citizens from enjoying the fruits of the existing distribution scheme has traditionally escaped judicial remedy.

Other subterfuges and disguises abound. An attempt to "degovernmentalize" the offending service pattern by transferring its rendition to the private sector would be a more likely alternative. But this tactic should not prove availing. Many municipal services require a heavy investment in a physical delivery system (sewerage, fuel transmission, for instance), and for these no substitution of private capital investment is practicable—absent some attempt to sell the municipal facility to the private sector. Such a degovernmentalizing attempt would amount to open defiance of an equalization decree, insuring swift judicial response. (In addition, the delegation of such services to the private sector might well amount to state action sufficient to bring that transfer of power within the aegis of the Fourteenth Amendment or common law scrutiny of functions "affected with a public interest"; as such the delegation from public to private would fail.) In all events, to the extent that the private service was monopolistic (it being difficult to envision, for instance, the economic survival of a competitive market for treatment of sewerage), such a private entity as a public servant, would be subject to the common law obligation to render equal, adequate, and reasonable services to all persons within the relevant market—the very obligation such a privatization sought to avoid.[24]

To the extent that municipalities would choose to cut back on common services rather than pay the higher cost of providing them to all,[25] equality would be achieved, but at a level so low that it would satisfy no one.[26] Such a reaction on the part of municpalities would transform into reality Tocqueville's anxiety that the equality of conditions necessarily means a lowering of standards. An equality of nothingness might satisfy the desires of the passionate advocates of equality; it does little to calm the misgivings of the sensitive, responsible citizen.

It is also possible, moving to the extreme edge of the spectrum, that municipalities would go even further and eliminate common services altogether, rather than pay the higher cost of providing them to all. Those who defend this choice often raise a plea of inadequate financial resources to meet the demands of a judicially enlarged service clientele. When first encountered, this argument met with an apparently sympathetic hearing by a majority of the United States Supreme Court.[27] But that was a case that involved the closing of municipal swimming pools. Whether such a result would be tolerated had Shaw, Mississippi determined to withdraw from the supply of drinking water, fire and police protection, or the provision of sanitary sewerage services, is a vexing question not settled by that earlier decision. For those steps would constitute a final rejection of fundamental values.

On the other hand, this strange and unlikely scenario gives pause. Though Bracton would doubtless disapprove of the performance of a sovereign who chose to abandon the task of governing, no common law precedent supports the proposition that a court may force a local government to continue rendering a service that it chooses to discontinue entirely. To litigants this must bring anguish: indeed, would it not be ironic if the efforts to snuff out discrmination in the rendition of existing government services should result in the demise of public provision altogether—or, still worse, continuing in this pessimistic vein, in the demise of community?

But this specter is more disquieting on paper than in practice. Far more likely is a popular political rejection of such wholesale regression to an anticommunity order. Neither would a legislative pre-emption of the common law duty—while not inconceivable or unprecedented—be a practicable solution to judicial intervention. For it is difficult indeed to imagine the introduction, passage, and survival of an "Act to Confirm and Maintain the Existing Inequalities in the Rendition of Governmental Services within Diverse Municipalities in this State." A legislature concerned that the judicial branch had ventured too far probably would content itself with bills designed to extend the time allowed for compliance, or with increasing the resources available for righting a wrong so pervasive and so long neglected.

A Quintet of Ironies

Our version of the history and application of the common law duty to serve has been colored not only by historical detail and fascinating literary parallel, but by five striking ironies as well. *First,* the reader will recall the nickname by which Andrew Hawkins's neighborhood was known—"the Promised Land." No doubt the coiners of that sobriquet did not anticipate the promises imbedded in the language of the Fifth Circuit's opinions in subsequent litigation.

A *second* irony, especially for any subscriber to a materialist interpretation of culture, is the origin of the common law doctrine: for it is in that most hierarchical of social organizations, feudalism in medieval England, that equality of services was hammered out by the courts in a rough form that became a model for its contemporary counterpart in a *Hawkins v. Town of Shaw* litigation. How, then, could the judges, representing the gentry, men whose entire fortune (and vision of society) rested on land, go against their class interest by insisting on competition in the mills and markets as a countervailing force to accumulated power?

Third, the history of the "public nature" doctrine takes a most curious circular path: courts pinned the "public" duty to serve on government agencies because those agencies were furnishing services they deemed to be "private" by nature, even though furnished by a government agency; this, most curiously, after the duty to serve had been first attached to private corporations by judicial decisions because the services were deemed essentially "governmental" and, thus, sounding as essentially public activities, access could not be denied even though the services were furnished by a private instrumentality.[28]

The *fourth* paradox involves the use of the patently conservative philosophy contained in a theory of custom and common law to bring about social change. Over and above the prevailing social realities of seventeenth-century Britain, this conservatism arises from the fundamental premise that human nature—"the nature and disposition of the people"—does not change. There is an absolute scale of values against which policies can be measured. Faith in this assumption allowed the common law lawyers to appreciate the past as they did: history to them was a reliable filter because the size of the mesh never changed. True, Davies could understand how the "nature and disposition of the people" might have an effect on law, but it seemingly never occurred to him that the "Edict of a Prince" could eventually reshape that nature and disposition. Or that some new vision of the good life would inspire change. Human nature, the habits, aims, and pursuits of Englishmen, were the constant for Davies and his contemporaries; laws, which were variable (if not downright capricious, when promulgated by a monarch), could be safely measured against that constant. That a centuries-old formula would be used to support an effort to equalize conditions in twentieth-century United States would no doubt shock the gentry and the lawyers whose unalloyed energy, unstudied enthusiasm, and sheer unwary talent had spawned the initial common law doctrines.

The *fifth* and perhaps most glaring contrariety involves the place of the common law in the debate over the emerging notion of state-federal relationships: the "New Federalism." Critics of this political conception, a favorite of the Reagan Administration, fear that New Federalism is simply a sanitized label for a systematic effort to curtail or eliminate federal enforcement and regulation, especially in the arena of civil rights. Liberals raised on the idea of nationhood, of centralized governmental entities, embodied in the New Deal and the Great Society, instinctively cringe at the notion of returning power (and money) to local bodies; states' rights raise the most unfortunate associations in their minds of neglect and repression.[29] Yet the deference to the states and their instrumentalities portrayed and advocated in this book demonstrates that reliance on state regulation, adjudication and enforcement does not necessarily imply second-rate results. In fact, as the common law mandate for equality forcefully demonstrates, state courts continue to be an alternative avenue of appeal that often demands a more exacting and fruitful obligation from the parties—including the sovereign—before the bench.[30] The fate of creativity in modern society may call for the contribution of state and local public institutions along with the Washington dispensation of social justice that has so long dominated the thinking of the liberal establishment.

Envoi: The Common Venture—Where Do We Go From Here?

On January 23, 1967, the Ozark Market, situated in the City of Phoenix, burned to the ground. A timely alarm had been sounded; fire fighting crews and equipment made prompt response; yet the store—the livelihood of Russell and Thelma Veach—was transformed in a few hours from a neighborhood grocery into a claim for $66,826.56. The gravamen of their claim was the alleged failure of the city to "pro-

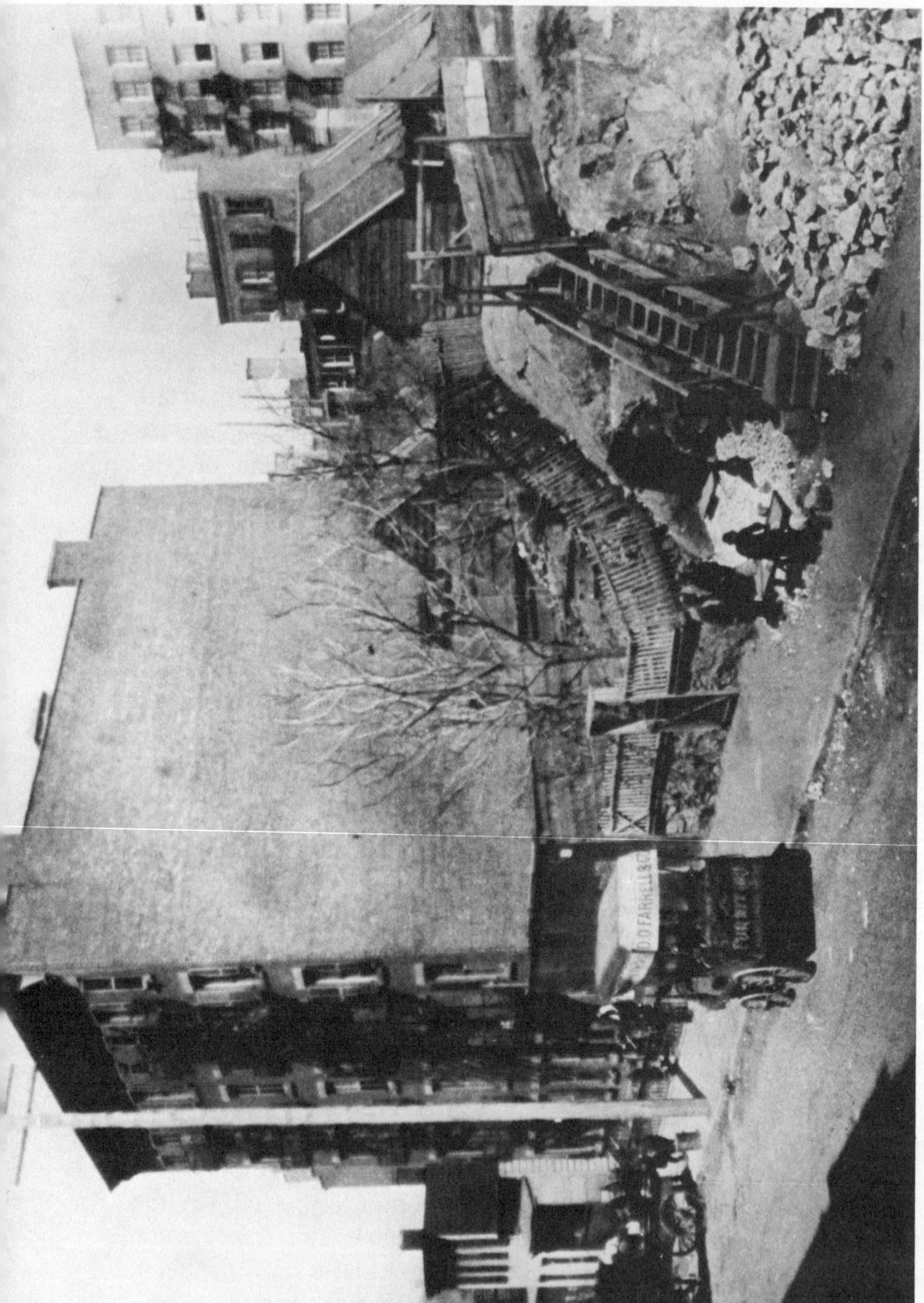

Hell's Kitchen and Sebastopol (about 1890) by Jacob Riis, whose haunting photographs brought America's wrong side of the tracks to wide public attention.

vide, install, maintain and supply a fire hydrant for the distribution and supplying of water at or near said location for fire protection purposes." For this negligent omission, Mr. and Mrs. Veach asserted a tort claim. To sustain such a tort recovery it was incumbent upon plaintiffs to plead and prove the existence of a "duty" owed by the defendant that was breached, with the consequence that plaintiffs suffered ascertainable damage.

What was the city's duty in *Veach v. City of Phoenix?* In the words of the Supreme Court of Arizona: "The record shows that defendant owns the municipal water distribution system in the City of Phoenix; we have held that in operating a water system, a city is a public service corporation. It also appears to be the rule that a public service corporation is under a legal obligation to render adequate service to all members of the general public to whom its scope of operation extends." From whence appeared this "rule"? A provision of the Arizona Code? A novel interpretation of equal protection or due process provisions of the state or federal constitution? Not at all. The court spoke with assurance in articulating one of the most ancient doctrines of the common law.

The hallmarks of this common law maxim, though cast and recast in specific verbal formulation, are the complementary concepts of equality of access, adequacy of rendition, and reasonableness in the pricing of public or communal services and facilities. Necessities may change with the advances of society. But as new discoveries are fashioned in science and adapted to the wants of the community, laws must accommodate themselves to the ever-changing conditions, "not arbitrarily, but by natural gradations."[31]

Within this seamless web, an apt, though tired, description not only for the common law but for any complicated social ordering, the duty of the government is to govern and the duty of its agents is to carry out governmental functions—along with all the ethical and moral imperatives wrapped into the exercise of public power. And the overwhelming power of government services to make or break individuals, to provide access to one firm while denying it to others, to enrich one person and to leave another incapable of functioning in the market, is a force trembling with a potential unlawfulness that needs to be contained. Abuse of discretion, caprice, favoritism can elevate *A* and ruin *B*. The community is so dependent on the services furnished by the public sector that, in the words of the court, "it would be at their mercy and make them masters, in this regard, of the city they were established to serve."

Interests of the consuming public, therefore, need to be protected against such overbearing power. This is an arena where the sovereign, whether voluntarily or judicially prodded, has to intervene, at times against itself, at others against its ministerial subdivisions—and, of course, on occasion against those subordinate private institutions to which it has, for the convenience of everyone, delegated the performance of designated services.[32]

The modern city, in which the varied and different services are currently concentrated, and within whose dense and interdependent framework private persons can less and less be expected to make their own private provisions, is the true heir to this ancient line of elaborated and tempered guides to action. Perhaps the town of Shaw is easier for our minds to grasp, as it is for our senses to perceive—1,500 blacks, 1,000 whites, different physical ambiences separated by a railroad line. But the neighborhoods of Cleveland, Philadelphia, and New York are also proper subjects of concern. Exercising its monopoly powers of services, the municipal corporation creates the immediate environment for its citizens, the very shape and condition of the streets on which they walk, the lights by which they carry on their activities, the quality of the air they breathe, and the services to cope with the wastes produced by modern technology and living. Through the widened use of eminent domain, tax, spending and welfare powers, brought to bear most concretely in urban renewal programs and in community block development grants, the governmental effort to regenerate old cities and to create new communities provides the most powerful externality confronting residents. If they are not afforded an equal opportunity to share in the goods and services provided by these exercises of sovereign power, individuals and neighborhoods are rendered disadvantaged in the most fundamental sense of the term—diminished in worth and self-esteem by the visible testimony of their bleak physical surroundings.

The strength of the common law lies in the incredibly rich experiences over time (one might even argue, best exemplified in the manufacture of ingenious fictions, such as the "Lost Grant" so assiduously sought and rediscovered in the cases dealing with ferries or the King's market);[33] in the breadth and perceptions of the forces which it has disciplined; and in the common framework developed for coping with the imbalance of services that are still with us. Courts have struck down attempts to escape the social controls; this they have done in order to limit the growth of vast power and to assure its exercise in a fashion from which the social system as a whole can benefit. New technologies have been brought within its net. Two hundred and twenty seven years ago *Blissett*,[34] a case involving competitive injury, rejected the argument that the ancient common law duty of equal services did not cover recently evolved vehicles. As such, it speaks with equal vigor today: certain facilities and services, including those newly created, are so affected with a public interest that they must be supplied in accordance with the duty to serve.

The class of beneficiaries, too, has been extended with the expanding needs of the times. When a new business—an express company engaged in transporting small packages, for example—emerged, the courts conferred upon it the same right to use the railroad as was held by individuals. "The objection to carrying such matters, on the ground of the novelty of the business," emphasized the Pennsylvania court, "has nothing in it deserving serious consideration."[35] If "the improvements of the progressive age" were not to be included on the ground that they were not in existence when the railroad was chartered, the public at large would be deprived of the value of progress.

Like the medieval customers of a grist mill, over the continuous parade of time and technology, twentieth-century residents have the right to be served equally, and alike, by collective services offered by contemporary industry and science. Absence of these services is the clearest signal of outsider status. Accordingly, the courts have pointed out, it now seems clear, that in a society that would command the allegiance of all its members, the law needs to be so framed and interpreted that the public, hence individual, need for facilities and services is satisfied, maintained, enforced.

Hence the cumulative message is this: there is a common right, owned by the public, whether it be of travel, social and commercial intercourse, or healthy environment. No one should be able to infringe such a right, for example by making the road impassable. Nor can a common enterprise whittle away at it by imposing unequal terms or facilities that are tantamount to a physical embargo. The court is there to prevent the deprivation of the individual's lawful enjoyment of the common right. Indeed, the right would not be common, in the legal sense, if it could be parceled out among persons in superior and inferior grades at the behest of the servant from whom the service is due. Commonness of the right brings with it an equality of the right.

This tour through the evolution of a common law doctrine indicates that at least one fundamental principle—equality as the touchstone in the provision of public goods—has survived throughout centuries, has sustained its worth despite changing social and historic circumstances, and is a major embodiment in one realm of the distinctively modern spirit. Throughout, and in spite of numerous diversions, retrogressions, twists, and legal turns, members of the state judiciary (and their predecessors in English law) have demonstrated in their succession of decisions a remarkable consistency and permanence in their treatment of parties arguing for or against the invocation of ancient rules concerning the quality and quantity of public services.

In the praise of those judges whose industry, learning, and words have inspired our admiration and applause, we must not lose sight of the fact that the true "hero" of this equalization tale is the common law itself, not the occasional conveyor of its precepts. When one reviews the case histories depicted in this study, what is most impressive is the consistency, the rationality, the purposefulness of the judicial notion of the duty to serve. It is this vindication of the doctrine of equality of access, involving a willingness and ability to perceive in the exclusion of any persons a long-range detriment to the commonwealth, that manifests the common sensitivity and common decency at the core of the common law. This ideal is central to our nation's image of itself as a democracy.

In contrast to the absolute nature of the common law enunciation of nondiscrimination stands the full collective record of state and federal judges. True, the *Messenger* and *Sandford* cases, to take two prominent examples, reflect an almost unyielding devotion to equality. However, judges also penned the decisions in *Gage* and the *Express Cases,* judges whose seeming subservience to private commercial interests blinded them to the notions handed down for centuries. At first glimpse, unskilled judges blight the common law just as poor novelists stain literature. "It must be admitted," as Henry James noted, "that good novels are much compromised by bad ones, and that the field at large suffers discredit from overcrowding." But, equally optimistic about his craft, he adds, "the bad is swept with all the daubed canvases and spoiled marble into some unvisited limbo, or infinite rubbish-yard beneath the back-windows of the world, and the good subsists and emits its light and stimulates our desire for perfection."[36] We have attempted to record a comparable sweeping sequence of events and movements in the body of judicial opinions that have nurtured the social ideal of equality in the provision of public facilities and of concern for the least powerful within society. Perhaps it is asking too much to expect the "aristocrats of aristocrats" in American society to convey egalitarian messages, or, for that matter, to respond in real depth to fresh discoveries at every opportunity. Yet we must be ready to acknowledge (and to reinforce) those periodic recognitions, those sensitive applications in the concrete of the common law that strive for a generous view of social interaction.

In contrast to the limited constitutional application by a hesitant federal judiciary in *Hawkins v. Town of Shaw,* the common law concepts of equality, adequacy, and reasonableness directly assail inequality as a result rather than finding objection in its cause. To base contemporary litigation theory on this ancient foundation is one purpose of the historical research of this book, injecting fresh meaning into the ancient common law doctrines of equality, adequacy, and reasonableness as efficient vehicles for the achievement of equalization in the provision of municipal services. As early as the time when legislative regulation in the public interest was in the pangs of political birth, this judge-made doctrine was already old. Perhaps it is the very antiquity of these doctrines that solidified the Arizona court in *Veach.* Indeed, the posture of the courts in regard to the initial legislative companionship in this effort was typified nearly a century earlier by another state court when it traced the equality of service notions, while identifying reform and protection with those efforts, to their judicial roots:

> It seems to have been a result of the anxiety of parliament, that, instead of merely providing such new remedies and modes of judicial procedure as they deemed necessary for the enforcement of the common law, they repeatedly reenacted the common law, until it came to be supposed that, in such an important matter as the public service of transportation by common carriers, the public were indebted, for the doctrine of equal right, to the modern vigilance of parliament instead of the system of legal reason which had been the birthright

> of Englishmen for many ages . . . [W]hen the understanding prevails that equality . . . depends upon the action of a legislature declaring it by statute, and attempting the difficult task of accurately expressing the whole length and breadth of the doctrine in words not defined in the common law, public and common rights of immense value are removed from a natural, broad, and firm foundation, to one that is artificial and narrow, and consequently less secure; and many results of ill consequence flow from such a misconception of the free institutions of the common law.[37]

These natural, broad, and firm foundations and their appropriate interpreters fortunately persist to this day.

Our attempt to demonstrate the relevancy of this most ancient body of law rests on the express premise that its foes—inequality and discrimination—are equally ancient. They inhere as dangers in any system in which the general populace must depend upon the stewardship of a few for the rendition of those services and facilities which cement a collective society. To the extent that the identification of this problem with the wrong side of the tracks is of recent origin, it can be said that inequality in the provision of municipal services poses a challenge that invites contemporary legal theoreticians to move innovatively in the direction of a satisfactory solution. But from a historical vantage point, there is nothing novel in the pervasive condition of uncorrected neglect experienced by residents of Shaw's Promised Land.

True, the attempt to superimpose a master design upon this long chronology is dangerous. Yet anyone familiar with modern concepts of public convenience and necessity, substantive and procedural due process, and the ever shifting rhetoric of equal protection, will recognize in the events reviewed here both theoretical arguments and applied deeds that, either coincidentally or by plan, work toward a collectivist conception of the body politic in which the rights of the individual are to be balanced against demands perceived to serve a community end. The primary source materials consulted include the theories of jurisprudential thinkers whose names escape the memory of well-read contemporary attorneys, legislative enactments beginning with the early Plantagenets, and a remarkable series of common law decisions. Drawn together, they first define and then structure the concept of franchise as a tool for the regulation of an evolving and shifting economic order. In combination, they foster the rediscovery of practical and moral guidance, in the wisdom of the common law, for making equality of access a reality for the economically disadvantaged and politically neglected.

In this way societies are defined, and may be enriched, by their laws. The evolution of the doctrine of the "duty to serve" shows us that the common law is hardly the dead hand of precedent, as many nonlawyers (and too many lawyers) assume; rather, the judicial distillation of collective experience, ever more refined in the crucible of litigation, encompasses due attention to the particularities of given facts and articulated grievances. And through this process of adaptation it continues to encourage respect for the lives, needs, and aspirations of people, responsive to, and accommodating of, the time, place, and circumstances of each generation. The technological innovations of the 1980s—be they satellite communication, new forms of generating and distributing electric power, or the latest co-generation techniques—are as subject to the judicially fashioned obligations as were the railways or gas lamps in times past. The principle of equality of access to municipal services has been and, if the society is to avert morally debasing outcomes, must continue to be a compelling and accessible alternative to federal constitutional law for advocates seeking to render irrelevant those tracks that delineate the conditions of life in America's villages, towns and cities even today. If in the local arenas of close, physical interdependence we can enhance the humanistic foundations of social collaboration, it will be because we have heeded Santayana's advice on the lessons of the past and continue to refine them into a powerful living tradition for the present and the future.

NOTES

PROLOGUE

1 *Hawkins v. Town of Shaw,* 437 F.2d 1286, 1287 (5th Cir. 1971).

2 Thus, it was not out of character for its school board to sell Shaw's white school for one dollar to the promoters of a segregationist academy after public school integration had been judicially decreed.

3 *Hawkins v. Town of Shaw,* 303 F.Supp. 1162, 1171 (N.D. Miss. 1969).

4 One is reminded of Justice Douglas's admonition in upholding the District of Columbia Redevelopment Act, that miserable environmental and housing conditions may do more than spread disease and crime; they "may also suffocate the spirit by reducing the people who live there to the status of cattle." *Berman v. Parker,* 348 U.S. 26, 32 (1954).

5 Although Aristotle is cited for the proposition that "law is reason without passion," he also thought that equity could help counter the aridity and formalism of legal justice: "equity . . . is not the justice of the law courts but a method of restoring the balance of justice when it has been tilted by the law." Aristotle, "The Nicomachean Ethics (1137b10–12)," in *The Ethics of Aristotle,* translated by J. A. K. Thomson (London: Allen & Unwin Co., 1953), 166.

6 The quintessential legal positivist is Hans Kelsen: "The concept of a legal obligation refers exclusively to a positive legal order and has no moral implication whatever." Hans Kelsen, *Pure Theory of Law,* translated by Max Knight (Berkeley and Los Angeles: University of California Press, 1967), 117.

A more pedestrian, and dangerous, articulation of legal positivism appeared in Allen Drury's South African reportage:

> "Our Court," said the Afrikaner Justice of the Supreme Court, small, neat, tidy, possessed of a pleasant voice, a quick wit, a friendly and hospitable manner, "applies the law as it finds it. . . . South African constitutional law acknowledges the sovereignty of Parliament and rejects the concept of a fundamental law."

[Allen Drury, *"A Very Strange Society": A Journey to the Heart of South Africa* (New York: Trident Press, 1967), 31–32.]

7 *See, in general,* H. L. A. Hart, *Essays in Jurisprudence and Philosophy* (Oxford: Clarendon Press, 1983), 49–88; Lon L. Fuller, *The Law in Quest of Itself* (Chicago: The Foundation Press, 1940); Lon L. Fuller, *The Problems of Jurisprudence* (Brooklyn, N.Y.: The Foundation Press, 1949), 71–355. Cf. Roberto M. Unger, *Passion: An Essay on Personality* (New York: The Free Press, 1984). A lucid analysis of the moral-formal dilemma encountered in the law of slavery is found in Robert M. Cover, *Justice Accused: Antislavery and the Judicial Process* (New Haven and London: Yale University Press, 1975).

8 Brief amicus curiae for appellants, *Hawkins v. Town of Shaw,* 437 F.2d 1286 (5th Cir. 1971).

CHAPTER 1

1 William Faulkner, *Intruder in the Dust* (New York: Random House, The Modern Library, 1948), 8–9.

2 Brief amicus curiae on behalf of appellants, U.S. Court of Appeals, 5th Circuit. *Hawkins v. Town of Shaw,* 437 F.2d 1286 (5th Cir. 1971), affirmed on rehearing *en banc,* 461 F.2d 1171 (1972).

3 These statistics are found in the record on appeal and in the opinion in *Hawkins v. Town of Shaw,* 437 F.2d 1286, 1288 (5th Cir. 1971), affirmed on rehearing *en banc,* 461 F.2d 1171 (1972).

4 *Brown v. Board of Education,* 347 U.S. 483 (1954).

5 *See* Richard Kluger, *Simple Justice: The History of Brown v. Board of Education and Black America's Struggle for Equality* (New York: Alfred A. Knopf, 1976); Gerald Gunther, *Individual Rights in Constitutional Law,* 3d ed. (Mineola, N.Y.: The Foundation Press, 1981); Laurence H. Tribe, *American Constitutional Law* (Mineola, N.Y.: The Foundation Press, 1978).

6 *See Baker v. Carr,* 369 U.S. 186 (1962), *Reynolds v. Sims,* 377 U.S. 533 (1964).

7 For a general description of the Office of Economic Opportunity Legal Services Program, *see* Lawrence Sullivan, "Law Reform and the Legal Services Crisis," 59 *Calif. L. Rev.* 1 (1971); Warren E. George, "Development of the Legal Services Corporation," 61 *Cornell L. Rev.* 681 (1976); and Richard L. Abel, "Law Without Politics: Legal Aid Under Advanced Capitalism," 32 *UCLA L. Rev.* 474 (1985).

8 Earl Johnson, Jr., *Justice and Reform: The Formative Years of the OEO Legal Services Program* (New York: Russell Sage Foundation, 1974).
9 *Slaughter-House Cases,* 83 U.S. (16 Wall.) 36, 71 (1873).
10 *McDonald v. Board of Election Commissioners of Chicago,* 394 U.S. 802, 807 (1969). *See, in general,* "Developments in the Law–Equal Protection," 82 *Harv. L. Rev.* 1065 (1969); Polyvios G. Polyviou, *The Equal Protection of the Laws* (London: Duckworth, 1980).
11 *Reynolds v. Sims,* 377 U.S. 533, 561–62 (1964).
12 *Shapiro v. Thompson,* 394 U.S. 618, 634 (1969).
13 *Korematsu v. United States,* 323 U.S. 214 (1944).
14 While the *Slaughter-House Cases* may have accurately perceived the purpose of the Fourteenth Amendment, the judicial construction that the court announced, in the words of two distinguished commentators, "[v]irtually strangled in its infancy" the equal protection clause. Joseph Tussmen and Jacob tenBroek, "The Equal Protection of the Laws," 37 *Calif. L. Rev.* 341, 381 (1949).
15 *See, in general,* "Developments in the Law–Equal Protection," 82 *Harv. L. Rev.* 1065 (1969): "Legislatures are presumed to have acted constitutionally even if source materials normally resorted to for ascertaining their grounds for action are otherwise silent, and their statutory classifications will be set aside only if no grounds can be conceived to justify them"; *McDonald v. Board of Election Commissioners of Chicago,* 394 U.S. 802, 809 (1969); *Accord, Lindsley v. National Carbonic Gas Co.,* 220 U.S. 61, 78 (1911); and *Morey v. Doud,* 353 U.S. 457, 467 (1957).
16 Fundamental personal interests have been identified by the court to include: the right to procreate, *Skinner v. Oklahoma,* 316 U.S. 535 (1942); the right to vote, *Reynolds v. Sims,* 377 U.S. 533, 561–62 (1964); the right of political association, *Williams v. Rhodes,* 393 U.S. 23 (1969); and the right of interstate travel, *Shapiro v. Thompson,* 394 U.S. 618 (1969).

Commentators debate whether authority to declare fundamental human rights is constitutionally vested in the legislature or the judiciary. According to some authorities, judicial review should focus on the preservation of the political process, as was the result in the reapportionment and voter qualification decisions. *See* John H. Ely, *Democracy and Distrust* (Cambridge, Mass.: Harvard University Press, 1980), 74. Professor Ronald Dworkin, on the other hand, has argued that legislatures would not reach "sounder results about the moral rights of individuals" than would courts. *See* Ronald Dworkin, *Taking Rights Seriously* (London: Duckworth, 1977), 144. Dworkin sees the courts as capable of resolving a conflict of moral rights by appealing to fundamental principle.

17 Consonant with the historical circumstances surrounding the Fourteenth Amendment, "race" became the first criterion meriting the "suspect" status. (*Yick Wo v. Hopkins,* 118 U.S. 356 [1886]). Many years later, ancestry (*Korematsu v. United States,* 323 U.S. 214, 216 [1944]) and alienage (*Takahashi v. Fish and Game Commission,* 334 U.S. 410 [1948]) were also added. These and other cases dealing with ethnic or national groups evidence a broader aspiration to utilize the equal protection clause as a catalyst in the "melting pot" notion of United States society. *See Truax v. Raich,* 239 U.S. 33, 41 (1915) and *Hernandez v. Texas,* 347 U.S. 475 (1954).

18 *Hawkins v. Town of Shaw,* 303 F.Supp. 1162 (N.D. Miss. 1969) (emphasis added).

19 *McDonald v. Board of Election Commissioners of Chicago,* 394 U.S. 802, 807. Chief Justice Warren's quoted statement is a "dictum" as it was a declaration unnecessary to the Court's actual holding. The strict review standard was mandated in *McDonald* because the alleged classification concerned the right to vote, a matter declared to be a fundamental personal interest by the Court in 1964 (*Reynolds v. Sims,* 377 U.S. 533, 561–62). Because the strict review standard was mandated by the presence of the fundamental personal interest, any voluntary comment as to the quality of "wealth" as a "suspect" or "neutral" criterion was superfluous. It is a cardinal principle of *stare decisis* that an inferior court is bound only by that reasoning necessary to support the decree of a superior tribunal.

20 A general battery of those municipally provided services which combine to structure the immediate environment were included in the complaint. Thus the Fifth Circuit found itself dealing directly or indirectly with street surfacing and maintenance, street lighting and traffic control, storm and sanitary sewer installation and maintenance, and water for domestic consumption and firefighting services. In this context, the equalization decree covers a subject matter sufficient to form a precedent for virtually any service which a municipal government sees fit to finance from its general tax revenues.

Regarding street paving, the plaintiff's statistics demonstrated without contradiction on the record that 97 percent of all those who lived in homes fronting on unpaved streets were black. Only 3 percent of the homes similarly disadvantaged were white-occupied, and the greater part of this much smaller number consisted of whites who were residents of a new development then awaiting street paving. The District Court met these figures with a two-pronged response.

First, it found as a matter of fact that the "paving actually done in the municipality was on the basis of general usage, traffic needs and other objective criteria." As an ancillary conclusion, the court noted that some remaining "Negro neighborhoods" in which there had been no paving projects could be explained on the grounds that the "existing dedicated streets are too narrow to permit surfacing." Reviewing the identical record, the Court of Appeals rejected the first conclusion as clearly erroneous, for there was no evidence of consistent and actual reliance upon the criterion of vehicular traffic. Regarding the physical impediment alleged to arise from the narrow width of streets in black neighborhoods, the Court of Appeals concluded that the fact that streets of similar dimension in white neighborhoods had been surfaced denuded this factor of any operative significance. Recapitulating the Fifth Circuit's position, Judge Tuttle declared: "even if we assume that such criteria as traffic usage, need, and width constitute compelling state interests, they were not applied equally to both black and white residents." *See* Daniel Wm. Fessler and Charles M. Haar, "Beyond the Wrong Side of the Tracks: Municipal Services in the Interstices of Procedure," 6 *Harv. Civ. Rights–Civ. Liberties L. Rev.* 441 (1971).

While doubtless correct in its result, the analysis needs to be brought into sharper focus. In future cases, it would appear that factors such as physical impediments should be evaluated not as potential compelling state interests—terminology that suggests an overriding state objective under the police powers—but as proffers of alternative rationales for the existing pattern of inequality. Under this analysis, if a court were to accept proof of invincible physical impediments as the rationale for the pattern of inequality, the operative effect would be to dispel the prima facie presence of a suspect basis or criterion.

21 *Hawkins v. Town of Shaw,* 303 F.Supp. 1162, 1169 (N.D. Miss. 1967).

22 *Id.*

23 *Id.*

24 *Id.,* 1168.

25 *Id.*

26 *Hawkins v. Town of Shaw,* 437 F.2d 1286 (5th Cir. 1971), affirmed on rehearing *en banc,* 461 F.2d 1171 (1972).

27 *Hawkins v. Town of Shaw,* 437 F.2d 1286, 1292 (1971).

28 *Hawkins v. Town of Shaw,* rehearing *en banc,* 461 F.2d 1171 (1972).

29 *Washington v. Davis,* 426 U.S. 229, 245 (1976).

30 *Hawkins v. Town of Shaw,* rehearing *en banc,* 461 F.2d 1171, 1175 (1972).

31 In *Buck v. Bell,* 274 U.S. 200, 208 (1927).

32 The dictum in *McDonald v. Board of Election Commissioners of Chicago,* 394 U.S. 802, 807 (1969) finds support in what is arguably an alternative holding in *Harper v. Virginia Board of Elections,* 383 U.S. 663, 668 (1966). The main thrust of that successful equal protection challenge to the Virginia poll tax was the claim that it trenched upon the right to vote, identified in *Reynolds v. Sims,* 377 U.S. 553, 561–62 (1964) as a fundamental personal interest.

The budding career of "wealth" as a suspect criterion was cut short in 1973. In *San Antonio Independent School District v. Rodriguez,* 411 U.S. 1, 24 (1973) the Court sustained as against a bid for strict review standard a school finance system tied to a neighborhood's ability to raise property taxes. "[A] sufficient answer to appellees' argument is that, at least where wealth is involved, the Equal Protection Clause does not require absolute equality or precisely equal advantages." *See also Palmer v. Thompson,* 403 U.S. 217 (1971), which turned aside an equal protection challenge by the poor to the closing of municipal swimming pools. The Court was not insensitive to the impact that this closure thrust upon the poor, but was unmoved by such recognition to hold that future access predicated upon an ability to pay for private alternatives formed a suspect basis for the classification of citizens into those who would and those who would not enjoy recreational facilities.

33 Many had thought legitimacy to have been established as a suspect criterion with the Court's decision in *Levy v. Louisiana,* 391 U.S. 68, 71 (1968). As recently as *Gomez v. Perez,* 409 U.S. 535, 538 (1973), the Court continued to employ an analysis that indicated the suspect nature of such an incident of birth in the classification of citizens. All such impressions were erased in 1976, however. In *Mathews v. Lucas,* 427 U.S. 495 (1976), the Court squarely held that legitimacy is not a suspect classification for purposes of standard selection under equal protection analysis. In the 1976 Term, the Court appeared to be reserving legitimacy classifications for review under the "middle standard" of substantial relationship to important governmental interests. *See Trimble v. Gordan,* 430 U.S. 762 (1977).

34 *Skinner v. Oklahoma,* 316 U.S. 535, 541 (1942) invalidated a state statute providing for compulsory sterilization of "habitual criminals." The statute was held subject to "strict scrutiny" because it directly affected "one of the basic civil rights."

35 Of course, this intimates no opinion on the future of a right to clone.

36 *Shapiro v. Thompson,* 394 U.S. 618, 627 (1969).

37 *Dandridge v. Williams,* 397 U.S. 471, 485–86 (1970). *Accord, Jefferson*

v. Hackney, 406 U.S. 535, 547 (1972) (per Rehnquist, J.). *See Boddie v. Connecticut,* 401 U.S. 371 (1971). In *Boddie,* the majority may have arrested the development of "wealth" as a suspect criterion for equal protection purposes by treating the claims of indigent petitioners who were unable to pay state court fees to file for divorce as violative of *due process.* The concurring opinions of Mr. Justice Douglas and Mr. Justice Brennan express grave concern over the majority's refusal to decide these claims under an equal protection analysis.

38 *See Serrano v. Priest,* 5 Cal. 3d 584, 96 Cal. Rptr. 601, 487 P.2d 1241 (1971). *See also Van Dusatz v. Hatfield,* 334 F.Supp. 870 (D. Minn. 1971), *Robinson v. Cahill,* 118 N.J. Super. 223, 287 A.2d 187 (1972), *Milliken v. Green,* 389 Mich. 1, 203 N.W. 2d 457 (1972).

39 *San Antonio Independent School District v. Rodriguez,* 411 U.S. 1, 35, (1973).

40 *Lindsay v. Normet,* 405 U.S. 56, 74 (1972). *But see Southern Burlington County NAACP v. Township of Mt. Laurel,* 67 N.J. 151, 336 A.2d 713 (1975).

41 Gerald Gunther, "Forward: In Search of Evolving Doctrine on a Changing Court: A Model for a Newer Equal Protection," 86 *Harv. L. Rev.* 1, 10 (1972). For a general discussion of legal commentary on the Warren Court, *see* Jan Vetter, "Postwar Legal Scholarship on Judicial Decision Making," 33 *J. Legal Educ.* 412, 417–23 (1983).

Professor Wechsler noted that the Warren Court failed to base its decisions upon "neutral principles of law":

> I find it hard to think the judgment [*Brown v. Board of Education*] really turned upon the facts. Rather, it seems to me, it must have rested on the view that racial segregation is, in principle, a denial of equality to the minority against whom it is directed. . . . This position also presents problems. Does it not involve an inquiry into the motive of the legislature, which is generally foreclosed to courts?
>
> —Herbert Wechsler, "Toward Neutral Principles of Constitutional Law," 73 *Harv. L. Rev.* 1, 33 (1959)

Wechsler viewed a "principled decision" as one "that rests on reasons with respect to all issues in the case, reasons that in their generality and neutrality transcend any immediate result that is involved." *Id.,* 19.

Professor Bickel agreed with this general proposition about the nature of judicial review. *See* Alexander Bickel, *The Least Dangerous Branch* (New York: Bobbs-Merrill, 1962), 50. However, Bickel discouraged adherence to the "absolute rule of principle: No good society can be unprincipled; and no viable society can be principle-ridden." Bickel coined the "Lincolnian Tension between principle and expediency."

> . . . [the] constitutional role of the Court is to define values and proclaim principles. But this is not a function to be exercised with respect to some exceedingly few matters while society is left wholly to its devices of expediency in dealing with the great number of its concerns. Often, as with the segregation problem and slavery before it, we require principle and expediency at once.
>
> —*Id.,* 68.

Bickel defined judicial review as "the principled process of enunciating and applying certain enduring values of society. These values must, of course, have general significance and even-handed application."

The Least Dangerous Branch should be compared with Bickel's work published in the late seventies, *The Supreme Court and the Idea of Progress* (New Haven, Conn.: Yale University Press, 1978). His later criticism of the Warren Court betrays a sense of disappointment:

> The Justices of the Warren Court thus ventured to identify a goal. It was necessarily a grand one—if we had to give it a single name, that name, as Professor Kurland has suggested, would be the Egalitarian Society. And the Justices steered by this goal . . . in the belief that progress, called history, would validate their course, and that another generation, remembering its own future, would imagine them favorably. Such a faith need not conflict with, but it overrides standards of analytical reason and scientific inquiry as warrantors of the validity of judgment.
>
> —*Id.,* 13.

Professor Bickel saw the Court as the "voice of reason, charged with the creative function of discerning afresh and of articulating and developing impersonal and durable principles." However, the search for impersonal principles—analogous, one might say, to the physicist's persistent hunt for the quark—remained unrewarded; "I have come to doubt therefore that judicial supremacy can work" (*Id.*, 99).

42 *See,* e.g., *San Antonio Independent School District v. Rodriquez,* 411 U.S. 1, 98–99 (1973); *Dandridge v. Williams,* 397 U.S. 471, 520–21 (1970). *Cf.*, "The Evolution of Equal Protection—Education, Municipal Services and Wealth," 7 *Harv. Civ. Rights–Civ. Liberties L. Rev.* 103 (1972), illustrating the impact of *Rodriquez* had the Court decided differently.

43 *Brooks v. Beto,* 366 F.2d 1, 9 (5th Cir. 1966), quoted by the court in *Hawkins v. Town of Shaw,* 437 F.2d 1286, 1288 (5th Cir. 1971).

44 *See Palmer v. Thompson,* 403 U.S. 217 (1971), *supra* note 32. *See also* Paul Brest, "Palmer v. Thompson: An Approach to the Problem of Unconstitutional Legislative Motive," 1971 *Sup. Ct. Rev.* 95; John H. Ely, "Legislative and Administrative Motivation in Constitutional Law," 79 *Yale L.J.* 1205 (1970); and Symposium, "Legislative Motivation," 15 *San Diego L. Rev.* 925 (1978).

45 *See* brief amicus curiae, note 2 above, 23. Another prominent factor in the trial court's decision was the use of history. It was acknowledged in the opinion of the District Court that the plaintiffs claimed to "have made out a prima facie case of racial and economic discrimination by showing long-continued statistical disparities between white and black neighborhoods in the services provided by the town. . . ." Judge Keady made no express finding in response to this allegation; his use of historical data was directed exclusively to the slow pattern of development in Shaw. Much weight was placed upon the fact that the customary approach taken toward the provision of municipal services in Shaw was quite conservative, and "[t]hat was, apparently, the kind of local government preferred by Shaw's citizens."

If by this assertion the trial court was indicating that either history or custom can legitimize a course of conduct that would otherwise offend the Fourteenth Amendment, it ran counter to prevailing reasoning. The point was squarely faced and rejected in *Eubanks v. Louisiana,* 356 U.S. 584 (1958):

> It may well be, as one of the parish judges recently stated, that "the selection of grand juries in this community throughout the years has been controlled by a tradition and the general thinking of the community as a whole is under the influence of that tradition." But

> local tradition cannot justify failure to comply with the constitutional mandate requiring equal protection of the laws.
>
> —*Id.,* 588

46 Reliance was placed upon *Sims v. Georgia,* 389 U.S. 404, 407 (1967) (per curiam). The reason for such a rule had been articulated by Mr. Chief Justice Hughes as early as 1935: "If, in the presence of such testimony . . . , the mere general assertion by officials of their performance of duty were to be accepted as an adequate justification . . . the constitutional provision—adopted with special reference to their [black citizens] protection—would be a vain and illusory requirement."—*Norris v. Alabama,* 294 U.S. 587, 598 (1935).

47 *Hawkins v. Town of Shaw,* 437 F.2d 1286, 1291–92 (5th Cir. 1971) (emphasis in original). The per curiam opinion which affirmed, *en banc,* the panel decision put the point more bluntly: " '[E]qual protection of the laws' means more than merely the absence of governmental action designed to discriminate; . . . 'we now firmly recognize that *the arbitrary quality of thoughtlessness* can be as disastrous and unfair to private rights and to public interest as the perversity of a willful scheme'."—461 F.2d 1171, 1172–73 (1973) (emphasis in original), citing *Norwalk CORE v. Norwalk Redevelopment Agency* 395 F.2d 920, 931 (2nd Cir. 1968).

48 *Hawkins v. Town of Shaw,* 437 F.2d 1286, 1291–92, (5th Cir. 1971).

49 *Hawkins v. Town of Shaw,* rehearing *en banc,* 461 F.2d 1171, 1174 (5th Cir. 1971).

50 *Washington v. Davis,* 426 U.S. 229, 242 (1976).

51 *Id.,* 244–45 (emphasis added). Compare *Palmer v. Thompson,* 403 U.S. 217 (1971). Many have advocated an intermediate approach to equal protection violations, reserving strict judicial scrutiny for those governmental actions reflecting racial prejudice. *See* Fessler and Haar, note 20 above.

52 Proof of discriminatory intent involves "a sensitive inquiry into . . . circumstantial and direct evidence of intent"—*Village of Arlington Heights v. Metropolitan Housing Development Corp.,* 429 U.S. 252, 266 (1976). Often cited as the relevant factors are the magnitude of the disparity, foreseeability of the consequences of the actions of the governmental entity, legislative history, knowledge of disparate impact of the governmental action, and patterns of conduct. *Dowdell v. City of Apopka,* 698 F.2d 1181, 1186 (11th Cir. 1983). *See also Ammons v. Dade City,* Civil Action No. 81-171-CIV-T-K (M.D. Fla. 1983).

53 In reliance upon the precedent of *Hawkins v. Town of Shaw,* black citizens have brought many equal protection challenges against cities and towns for disparities in municipal services. Recent examples are *Dowdell v. City of Apopka,* 698 F.2d 1181 (11th Cir. 1983); and *Johnson v. City of Arcadia,* 450 F.Supp. 1363 (M.D. Fla. 1978). These suits addressed inequities in road and sewer maintenance, provision of water, fire protection, street lighting, and park and recreational facilities. *See,* e.g., *Austin v. City of Lake Wales,* Civil Action No. 77-1065-CIV-T-H (M.D. Fla. June 8, 1978). It is difficult to have a sense of the number of these suits and of their consequences in the real world, for they often do not find their way into the reports. Furthermore, many of these complaints have been resolved in the form of consent decrees: judgments that reflect the terms of the private settlements between the parties. *See* Comment, "Consent Judgment As An Instrument of Compromise and Settlement," 72 *Harv. L. Rev.* 1314 (1957). The final consent judgment in these cases often approves a "Plan of Equalization of Municipal Services" proposed by the plaintiffs and defendants. "Acceptance of any Plan of Equalization of Services by the defendant municipality is declared in the consent decree as not [to be construed] to be an admission of discriminatory practices . . . although defendants do admit to statistical disparity"—*King v. City of Port Meade,* Civil Action No. 77-1066-CIV-T-R (M.D. Fla., April 20, 1979). The Plan of Equalization generally outlines the steps required of the municipality to achieve equal services. *See also Brown v. City of Okeechobee,* Civil Action No. 79-8321-CIV-ALH (S.D. Fla. October 22, 1980). These challenges are based in part upon the Revenue Sharing Act that authorizes the disbursement of federal funds to state and municipal governments. Section 1242 (a)(1) provides:

> No person . . . shall on the ground of race, color, national origin or sex, . . . be subjected to discrimination under any program or activity of a state government or unit of local government, which . . . receives funds made available . . . under this chapter.

Courts have applied this provision to governmental conduct on the basis of discriminatory effect, "irrespective of intent"—*Kyles v. City of Center,* No. TV-80-191-CA (E.D. Tex. May 27, 1981), citing *Cohen v. West Haven Board of Police Commissioners,* 638 F.2d 496, 499 n. 4 (2d. Cir. 1980); *Harris v. White,* 479 F.Supp. 996 (D. Mass. 1979).

54 *City of Mobile v. Bolden,* 446 U.S. 55, 66–67 (1980). Professor Gunther suggests that Justice White's dissent in *Mobile,* after authoring the majority decision in *Washington,* may indicate that "the discriminatory intent requirement has been extended in ways not foreseen when the requirement was first announced."

55 *Rogers v. Lodge,* 458 U.S. 613 (1982).

56 *Id.,* 618.

57 Among the factors listed by the district court were the overtly discriminatory patterns of paving country roads, and that while 73 percent of houses occupied by blacks lacked all or some plumbing facilities, only 16 percent of houses occupied by whites suffered the same deficiency. *Id.,* 626.

58 *Id.,* 623–26.

59 *Jefferson v. Hachney,* 406 U.S. 533, 548 (1978). Justice Rehnquist, writing for the majority, rejected a claim by AFDC recipients that Texas violated equal protection in the distribution of welfare funds. "Applying the traditional standard of review," the majority held that the fact that AFDC families received a lower level of funding than other recipients (coupled with the fact that the percentage of minorities was higher in the AFDC group) nevertheless was not sufficient grounds for the application of strict scrutiny review. *Id.,* 549.

60 Professor Diamond has recently come forward with the "anti-caste" principle as a standard of judicial review in discrimination cases. *See* Paul R. Diamond, "The Anti-Caste Principle: Toward a Constitutional Standard for Review of Race Cases," 30 *Wayne L. Rev.* 1 (Fall, 1983). While incorporating the purposeful aspect of the intent standard, this approach goes further to permit "complete evaluation of the continuing effects of past systemic discrimination"–*Id.,* 5. Racial disparities per se are not prohibited by the principle so long as they "do not perpetuate the effects of past caste discrimination, and do not otherwise stigmatize members of any group as inherently inferior"– *Id.,* 8 n. 19.

By this litmus, Justice Blackmun can be classified as a counterbalance to Justice Stewart's shift in *Milliken v. Bradley,* 418 U.S. 717, 756 note 2 (1973); Justice Blackmun recognized the Court's role in protecting the ability of minority groups to enact legislation designed to counteract prejudice. *Washington v. Seattle School District,* 458 U.S. 457, 484–85 (1982). Justices Brennan, Marshall, and, at times, White are the closest adherents of the anti-caste principle.

61 *Rogers v. Lodge,* 458 U.S. 613 (1982).

62 *Id.,* 643–47.

CHAPTER 2

1 Geoffrey Chaucer, *The Canterbury Tales* (c. 1390), translated by Nevill Coghill (New York and London: Penguin Books, 1951), 27–28.

2 Robert of Gloucester, *Chronicle* (late thirteenth century), in *Middle English Readings in Translation* by Francis X. Corrigan (Boston: Christopher Publishing House, 1965).

3 *See, in general,* Theodore F. T. Plucknett, *A Concise History of the Common Law,* 5th ed. (Boston: Little, Brown & Co., 1956).

4 Coke, *Institutes of the Laws of England* (Brooke, ed. 1747), 219–20. *See, in general,* Plucknett, note 3 above, 20–28.

5 Richard I (1189–1199); John (1199–1216); and Henry III (1216–1272). For a succinct description of the conditions prevailing in the reigns of Richard I and John, *see* William S. McKechnie, *Magna Carta* 19-45 2d ed.) (Glasgow: J. Maclehose, 1914). Henry III, son of John and grandson of Henry II, came to the throne as a boy of nine, thus he had no opportunity to attempt an immediate reassertion of the royal position so recently compromised by his uncle and father. With London playing host to a French army, Henry's advisors probably counted themselves fortunate that they were able to secure the throne itself (*Id.*). And *see* Plucknett, note 3 above, 20. In his mature years, Henry III is described in Pollock and Maitland, *History of English Laws* 174 (2d ed. 1911), as a "feeble, wilful and faithless king." Coke refers to the "troublesome and irregular reigne of H.3." *Institutes,* note 4 above, 220.

6 James Clarke Holt, *King John* (London: London Historical Association, 1963).

7 For the first one hundred years following the Conquest, Norman preoccupation was with the physical inventory of the spoils of their victory and the apportionment of the land along the hierarchic feudal structure. Little effort seems evident of a serious attempt to grapple with the administration of justice for the civilian population. It would appear that the Norman overlords were content during this period merely to sanction the custom and usage of the local courts, the courts of the county, shire, hundred, or the manor. Disputes among the Normans themselves generally surrounded the possessory interest in land, and these were resolved before the King and those tenants-in-chief who attended him from time to time at Westminster. This informal group, acting in a judicial capacity, was known as the *curia regis.* Students steeped in the American tradition of a separation

of powers are likely to be surprised and disquieted at learning that the early judicial function was performed in a highly informal manner by the King in concert with the great lords who also counseled the monarch in a law making (legislative) capacity, and upon whose arms the central government would have to rely if the executive function of government was to be sustained.

The departure from this informal setting proceeded along functional lines. The curtain-raiser was the Exchequer, which Plucknett has termed "the first separate government department in Europe" (Plucknett, note 3 above, 147). Originally, it appears that all of the great magnates met twice each year to discuss the financial affairs of the central government. Later, those Barons who made such concerns their habitual occupation performed policy, administrative, and, when disputes over tax obligations arose, judicial functions. In the course of several decades, an executive/judicial division matured into the office of Lord Treasurer and the Exchequer Bench. The jurisdiction of this tribunal was, in the main, confined by practice to the adjudication of what we would today term tax disputes.

The origin of the Court of Common Pleas is shrouded in controversy. Following the establishment of the *curia regis,* it appears that the next step in the creation of judicial machinery by the royal government was the institution of roving magistrates whose task was both inquisitorial and judicial. These magistrates would range over the realm holding inquiries at diverse times during which the local inhabitants were to come forth with their grievances. Such sessions were termed "eyres," and by the time of Henry II they were most unpopular. In 1178 Henry II reacted to the pressure exerted by widespread complaints; the King reduced the number of such itinerant justices from eighteen to five and commanded that henceforth they should remain with the King. In this capacity a new court was created, one which enjoyed a continuous and fixed membership, but which was subordinate to the King and Council. Yet since it was the practice of the King to be in constant travel, these new judges were not permanently restricted in one place until Chapter 17 of Magna Carta imposed upon the King the obligation to confine his judges to "some certain place." By custom, that place was nearly always at Westminster. The jurisdiction of the Court of Common Pleas gradually matured into a general civil jurisdiction over all actions between subject and subject (in which pleas implicating the Crown itself were not drawn into the controversy).

The emergence of the Exchequer Bench and the Court of Common

Pleas removed from the burden of the *curia regis* questions pertaining to revenue and the common law forms of action. Yet from its inception the Common Pleas had been made answerable in error to the King and Council. Thus the principal function of the *curia regis,* which by this period had come to be known as the *coram rege* (King's Bench), was the settlement of appeals from the Common Pleas and original consideration of those matters personally touching the Crown itself. It appears that the original practice was to hold sessions of the *coram rege* in the presence of the King who would be assisted in his deliberations by certain "greater and wiser men who were in constant attendance upon the King" (Plucknett, note 3 above, 150). During the frequent absences of the Plantagenet monarchs on their continental campaigns it became necessary for this function to be conducted by the Council itself (then referred to as the *coram consilio*). By the time of Edward I it was established that the Court of King's Bench or, as it is more properly termed, "The Justices assigned for the holding of Pleas before the King himself," could proceed as an independent judicial institution with a procedure distinct from that employed either before the Exchequer or Common Pleas. The actual presence of the King was not essential to a sitting of the King's Bench.

Criminal jurisdiction at this time was handled by local courts, and later was shared with the jurisdiction of the itinerant magistrates dispatched by the King's Bench. In this way the jurisdiction of royal magistrates over criminal affairs, which had first been asserted by the justices in eyre, was reasserted by the King's Bench.

For a more detailed analysis *see* William F. Walsh, *History of Anglo-American Law,* 2nd ed., sections 15, 16, 22–24, 30, 31, and 35 (Indianapolis: The Bobbs-Merrill Company, 1937); and, Plucknett, note 3 above, 141–56. *See also* Professor Berman's recent provocative discussion of the role of law in feudal society: Harold J. Berman, *Law and Revolution: The Formation of the Western Legal Tradition* (Cambridge, Mass.: Harvard University Press, 1983), 295–315.

8 A leading modern scholar has asserted with regard to liberties or privileges that: "In fact, there is only one thing common to the palatinate of Durham, views of frankpledge, warrens, and all the rest. According to the law of the thirteenth century, they were all exercises of the King's rights by private persons." D. W. Sutherland, *Quo Warranto Proceedings in the Reign of Edward: 1278–1294* (Oxford: Clarendon Press, 1963), 5.

9 Professor Maitland offers an excellent introductory essay concerning

the intellectual and political climate in which Bracton acted and reacted. *See* Maitland, *Select Passages from the Works of Bracton and Azo,* B. Quaritch, ed. (London: Seldon Society, 1895).

10 Bracton, *On the Laws and Customs of England,* vol. II, Thorne, ed. (Cambridge, Mass.: Belknap Press, 1968), hereinafter cited as Thorne's Bracton. Professor Thorne has translated, revised, and noted the text in such a manner that our citations are to the pages of his work which, in turn, clearly identify the folios of the original.

11 Thorne's Bracton, 166.

12 *Id.,* 167.

The concepts of peace and justice are defined: "For he [the King] has in his hand all the rights belonging to the crown and the secular power and the material sword pertaining to the governance of the realm. Also justice and judgment [and everything] connected with jurisdiction, that . . . he may render to each his due. Also everything connected with the peace, that the people entrusted to his care may live in quiet and repose, that none beat, wound or mistreat another, [or] steal, take and carry off by force and robbery another's property, or maim or kill anyone" (*Id.,* 166).

Although liberties touching the peace and justice cannot be transferred, they may be delegated, but always with the King retaining the ultimate responsibility for their faithful discharge (*Id.,* 167).

The Crown that Bracton would thus defend is not an institution of unchecked power. The seed from which strong constitutional limitations upon the monarch's discretion were to transform that institution are already present. "He in whose power it is to cause the laws, customs, and assises provided, approved and sworn in his realm to be observed by his people, ought himself to observe them in his own person" (*Id.,* 166).

13 *Id.,* 167.

14 *Id.*

15 *Id.*

16 *Id.* (emphasis added). These dual concepts of abuse and non-use, upon which all privileges and liberties are destined to fall, are deserving of brief explanation.

> . . . When such liberties have been granted by the king they are at once *quasi*-transferred and *quasi*-possessed, and he to whom they are granted at once has *quasi*-use, though a case in which he ought to use does not at once arise. When one does arise and he uses he at once retains possession or *quasi*-possession of the delegated ju-

> risdiction or the thing until he loses it by abuse or non-use. One cannot actually use (though he may *quasi*-use) such liberty until a case arises in which he may use it, as where one has a court and the power of pleading . . . in his court and of holding a plea by writ of right; although he is in *quasi*-possession he nevertheless can have no actual use before the impetration of a writ and summons. . . .
>
> —*Id.*

Holding the potential of greater discord was the fate of a privilege that had ripened to the user stage, been neglected by the transferee, and then infringed by the acts of a third party inconsistent with a recognition of the possessor's privileged status. Such a condition, which created an officially embarrassing and economically dysfunctional gap between the de jure grants of privilege and the de facto conduct of the populace, was remedied on the theory of waiver.

> When he [the holder of the privilege] learns of it [that another has "once or twice" infringed his privilege], if he promptly and diligently asserts his right he may reclaim the liberty, but if he is negligent he loses it by his negligence and acquiescence [and] by lapse of time, and thenceforth cannot be restored without the king, since by lapse of time he loses his action.
>
> —*Id.*, 168

In this context, as well as the inevitable dispute that would flow in the wake of a mistaken royal grant of two inconsistent privileges, Bracton is explicit in condemning self-help remedies pursued by the subject. Indeed, though the King is said to be without de jure right to grant to another that which he has already granted, nor to prejudice outstanding grants by subsequent authorizations of inconsistent conduct, if the aggrieved party should attempt a self-help defense of his status ". . . without his having first shown the matter to the lord king that he may revoke and amend his act, . . . he may lose it forever, because on his own authority he prevents the operation of the lord king's act and resists him, which no one may lawfully do." (*Id.*, 169.)

17 At the time of Henry's death, Edward was thirty-five and in Sicily en route home from a crusade. His actual entry into England did not occur until 1274, nearly two years after the demise of his father.

In his attempt to assess the importance of the reign of Edward I, Sir William Holdsworth has borrowed from the seventeenth-century *History of the Common Law* by Lord Chief Justice Matthew Hale:

> Upon the whole matter, it appears that the very scheme, mould, and model of the common law, especially in relation to the administration of common justice between party and party, as it was highly rectified and set in a much better light and order by this king than his predecessors left it to him; so in a very great measure it has continued the same in all succeeding ages, to this day.
>
> —Holdsworth, *Some Makers of English Law* (Cambridge: The University Press, 1966), 25.

18 Justices in eyre were itinerant royal magistrates who moved through the countryside holding both civil and criminal courts. See note 7 above. As used by Edward, they served both an investigative and judicial role.

19 *The First Statute of Westminster,* Chapter XXXI (1275).

20 A further provision dealt with the abuse of a municipal service: the erection of a wall and maintenance of fortifications around the town, and the special levy or tax (murage) associated therewith. Both the theory of the tax and the nature of its abuse were explained by Coke:

> Murage is a reasonable toll to be taken of every cart, wayne [wagon], horse laden comming to that towne, for the enclosing of that towne with walls of defense, for the safeguard of the people in time of war, insurrection, tumults, or uprores, and is due either by grant or prescription.
>
> But if a wall be made, which is not defensible, nor for safeguard of the people, then ought not this toll be paid, for the end of the grant of prescription is not performed.
>
> —2 Coke, *Institutes of the Laws of England,* Brooke, ed., 221 [222], 1747

21 *The Statute of Gloucester* (1278). The preface clearly revealed Edward's assessment and intention:

> The Year of Grace MCCLXXVIII, and the Sixth of the Reign of King Edward Son of King Henry, at Glouces-

> ter, in the month of August, the King himself providing for the Amendment of his Realm, and for a fuller Administration of Justice, as the good of the Kingly Office requireth, having called unto him the more discreet persons of his Kingdom, as well of the greater as of the less: It is Established and ordained with one accord, that Whereas the same Kingdom, in many diverse Cases, as well of Franchises as of other Things, wherein aforetime the Law hath failed, and to avoid the grievous Damages and innumerable Diversions which this Default of the Law hath caused to the People of the Realm, hath need of divers Additions to the Law, and of new Provisions, therefore the Statutes, Ordinances, and provisions underwritten should be steadfastly observed by all the People of the Kingdom.

22 Two generations of deterioration in the royal position were not to be corrected in a decade. The difficulties encountered in pressing the *quo warranto* campaign can be reconstructed by reference to the periodic statutory moves taken by Edward. In the thirteenth year of his reign the Statutes Made at Westminster (termed the Statute of Westminster II) exhibit difficulty with Edward's enforcement machinery, which depended upon the justices in eyre for judicial determinations and upon royal sheriffs for executive enforcement and execution. Chapter XXIX of that Statute reveals that the *quo warranto* campaign was faltering: many defendants were not making returns on the royal writs, and frequently the sheriffs, themselves fearing to disturb the power of local magnates, were lax in requiring that returns be made.

From its birth, there lurked in Edward's campaign the ultimate question of interpretation of extant franchise charters and the fate of those privileges that could be sustained on the basis of custom and usage since "time out of mind," but for which no physical charter could be produced. The command to the Treasurer and Barons of the Exchequer that they compile a "Roll of all the Liberties in all Shires that have Return of Writs," and that copies of said Roll should be distributed for the guidance of the justices in eyre brought to a crisis issues of interpretation.

It should come as no surprise, given the broad-ranging incidence of illiteracy even among the class of Barons, that the liberties or privileges purchased during the irregular reigns of Edward's predecessors (Richard, John, and Henry) should have received a liberal interpretation dictated by a low level of formal understanding and a high level of self-interest. Now, when challenged *"quo warranto,"* these powerful subjects would insist that the imprecise language of their charters be interpreted against this record of use. Bracton had sanctioned the role that usage (user) was to play, but it is evident that the employment of this factor in the inquests now being conducted threatened to redound to the disfavor of the Royal interest.

The operation of these inquests is rather interesting. The justice in eyre increasingly tended to become a neutral force, thus taking on the trappings of impartiality that we today identify as being the essence of the judicial office. Advocacy of the King's cause was in the hands of a group of "king's pleaders" who, having been schooled as to the wishes of their client, represent the embryonic formation of a "justice department." On all issues dealing with interpretation, the King's pleaders argued on the theory of Bracton that all jurisdiction originates from and belongs to the Crown; that no subject is entitled to exercise jurisdiction save by positive evidence of a royal charter; and that ancient charters derogating the Kingly Office were to be given the narrowest possible reading. With regard to the issue of a liberty sustained on "mere length of use," the King's pleaders took the position that, far from being a favorable factor in the defendant's answer, such use aggravated the offense, for *"nullum tempus occurrit regi"* ("time does not run against the King").

23 *A Statute on the Form of Confirmation of Charters* (1285).

24 *Id.*

25 We have already noted that *A Statute on the Form of Confirmation of Charters* (1285) represented a house-cleaning effort by Edward, undertaken in preparation for his French campaign. The military reverses encountered in that campaign are assigned by many historians as the turning point in Edward's reign. Prior to this foreign adventure, Edward had enjoyed general success in his campaigns of military expansion against the Welsh and the Scots. The need for revenue encountered by such ventures and the exaction of military service from his Barons were all made palatable by the military success and subsequent "fruits" of conquered provinces. No such offsetting advantage attended the French campaign. It was not that Edward met with a catastrophic defeat. He simply expended three years in a ruinously expensive effort which seemed to accomplish nothing. The diplomatic success of the French Court exacerbated the blows to Edward's prestige. Yet all of these difficulties worked a far more insidious harm to the efforts undertaken between 1275 and 1286. Cor-

ruption, which had already required attention in the Second Statute of Westminster, had spread in the King's absence like unchecked cancer. Upon his return from France, Edward was forced to oust two of the three justices of the King's Bench. Four of the five judges of the Common Pleas were removed for taking bribes or crimes of worse magnitude. Even the itinerant justices and many minor officials were found guilty of gross abuse of office and removed.

Edward died at Burgh-by-Sands near Carlisle on July 7, 1307. By the date of his death, Scottish rebellions under William Wallace had so depleted a treasury already drained by the French campaign that we find an officially sanctioned reversion to the practice of selling liberties and privileges which had marked the low ebb in Plantagenet fortunes under John and Henry III. *See An Ordinance of Purchasing Liberties* (1299).

26 *Another New Statute of Quo Warranto* (1290).

27 *Id.*

28 H. S. Bennett, *Life on the English Manor* (Cambridge: Cambridge University Press, 1956).

29 *The First Statute of Westminster* XXIX (1275).

30 During the reign of Queen Elizabeth, the Court of Queen's Bench was instructed in this lesson by eloquent counsel: "[T]here are three inseparable incidents to every monopoly against the commonwealth, sc. 1. That the price of the same commodity will be raised, for he who has the sole selling of any commodity, may and will make the price as he pleases: . . . The 2d incident to a monopoly is, that after the monopoly [is] granted, the commodity is not so good and merchantable as it was before: for the patentee having the sole trade, regards only his private benefit, and not the commonwealth. 3. It tends to the impoverishment of diverse artificers and others" (*The Case of Monopolies,* 11 Coke 84 A, 77 Eng. Rep. 1260, 1263 [Q.B. 1602]).

31 *Id.,* 1263.

32 Geoffrey Chaucer, *The Canterbury Tales* 34. *See* note 1 above.

33 The conclusion that a monopoly is "natural" is drawn from an assessment of the nature of the service and capacity of the market. To the extent that it would be both impracticable and counterproductive for individual citizens to seek the private acquisition of such community building services as police protection, street paving, and lighting, one may speak of the monopolization of a market as "natural." The medieval mill cannot claim such a justification because, as we shall see, there existed a practical (at least from the peasant's vantage point) private alternative in the form of hand grinding.

34 A secondary source used in reconstructing the nature and scope of the manorial monopolies over milling and baking activities has been Bennett, *Life on the English Manor,* note 28 above.

35 A quern consisted of two circular stones which, when turned by hand, would enable an individual to grind small quantities of grain for immediate consumption. The frequent instances in which peasants sought to make furtive use of such querns strongly suggests that the manorial mill was unneeded by consumers. Its construction was a form of prudent economic investment only if the owner could guarantee suppression of the private alternative and then centralize that displaced need in the new water- or wind-propelled mill.

36 An indication of the wholly one-sided nature of this system can be seen in the fact that the lord of the manor was under no corresponding duty to erect a mill for the convenience of his tenants. If he elected to do so he could assert mill-soke as one of their servile burdens. If he did not, the villagers were without recourse.

37 Bennett, *Life on the English Manor,* note 28 above, 133.

38 *Id.,* 130.

39 *Id.,* 132–33. Naturally, the actual task of milling was not performed by the local lord. The prevalent practice was to lease the mill to an operator. The reputation of the average miller for honesty and service apparently cast yet another burden upon the monopolized populace.

It would appear that the relationship between the lord and the miller was not always harmonious. In 1309, the justices in eyre for the Channel Islands heard three cases in which freemen who had taken operating leases for the use of mills brought suit against the local lords claiming to have been cheated in the settlement at the conclusion of their tenancy. *See Select Bills in Eyre A.D. 1292–1333,* W. C. Bolland, ed. (London: Seldon Society, 1914), 142–45.

40 By widespread custom the peasant was not allowed to bake at his home, but was forced to use a central oven owned and leased by the lord of the manor. It should be noted that unlike the mill, the central oven was probably an example of genuine utility for it was impossible that the individual tenants in their thatch huts could have constructed ovens for personal use. Under the circumstances, the central oven became a "natural monopoly." *See* note 33 above.

41 Champion, *La France d'après les cahiers de 1789,* 139, 142. Quoted by George G. Coulton, *Medieval Village* (Cambridge, Eng.: The University Press, 1926), 58, 137.

42 During the reign of Richard II the conditions of the manor combined with a famine to produce open rebellion. The year was 1381. One of the most articulate leaders of this peasant uprising was a vil-

lage priest, John Ball. The theme of the revolution he preached survives in the following passage: "We are men formed in Christ's likeness, and they treat us like beasts."

43 The judicial characterization turned upon the assertion of a responsibility that could only be discharged by the central government. Thus, an individual was free if he bore no relationship to the jurisdiction of a magnate lesser than the King. The agricultural workers resident on royal estates were deemed free precisely because no act of infeudation had placed a baron or earl in a position of responsibility between them and the Crown. A class of freemen offering a much greater potential for expansion consisted of individuals with a relationship to a lesser magnate predicated upon an "aggreement" as opposed to the will of that lord. The agreement was the foundation for nonvillain status, for the common law courts asserted their responsibility to act as disinterested judges as between "contracting" parties.

44 The writ *secta ad molendinum* could be purchased by the owner of a mill to initiate an action in the royal courts against the inhabitants of a place where the mill was situated for nonobservance of the mill-soke obligation (Fitz-Herbert, *Natura Brevium* 261–272, London, 1704 edition). There were similar writs of *secta ad fornum* (bakehouse); *secta ad toralle* (kiln); and *secta ad omnia alia hujusordi* (malt house) (*Id.*).

45 By this point the feudal manor was likely inhabited by persons distinguishable into three types of relationship to the local lord. Villains were unfree cultivators of the soil; their status was defined by the will of the lord without intervention or protection from the royal courts. Freemen stood at the opposite extreme. They owed no duties predicated upon servitude but occupied land or performed other services on a feudal manor pursuant to the express terms of an agreement with the lord; they could both sue and be sued in royal courts for the purpose of defining the obligations of these agreements and obtaining remedies for breach. Copyholders were in a state of legal limbo. They stood in a servile relationship to the lord of the manor, but their duties and rights were defined by the custom of the manor as opposed to the transient will of the lord. Their status could be proved with reference to terms of occupation maintained in the records of the manorial customary court. For a significant period the royal courts did not permit copyholders to enforce their claim of custom against their lord. By 1468, the royal courts were prepared to extend their protection to copyholders. In the *Year Book 7 Edward IV,* 19, there is a report of a decision in which a copyholder successfully maintained the writ of trespass against the lord.

46 The evolution of the writ trespass on the case is a micro study in the expansion of the jurisdiction of royal courts at the expense of manorial institutions. In the days of Bracton the major concern of the Crown had been in the suppression of violence. This explains the initial interest of royal courts in responding to complaints in which there was an allegation of wrongs done *vi et armis* (with force and arms) and *contra pacem* (against the peace). The writ used to litigate these allegations was trespass and from it grew the modern law of torts. By the middle of the fourteenth century, litigants had begun to stretch the application of trespass by substituting a long narration of the injurious conduct for the allegation *vi et armis* or *contra pacem*. Since the standard writ now had to be specially drafted it became tailored "to the case." By 1368 the *Year Book of 42 Edward III*, f. 11, no. 13 contained an extensive discussion in which it is clear that trespass and case were being conceptualized as separate forms of action. The separation was complete. From this date forward, trespass on the case could be and was adapted to the recovery of damages for any injury resulting to a party from those acts of another which a court was willing to deem wrongful. *See, in general,* Plucknett, *A Concise History of the Common Law,* note 3 above, 372.

47 *Trespass on the Case in Regard to Certain Mills,* Y.B. 22 Hen. VI, f. 14 (C.P. 1444). We have drawn upon the splendid translation by Professor John P. Danson, found in Charles M. Haar, *Land-Use Planning,* 3rd ed. (Boston: Little, Brown & Co., 1976), 126.

48 *Id.*

49 *Sir George Farmer v. Brook,* 1 Leonard 142, 74 Eng. Rep. 132 (K.B. 1589).

50 *Id.*

51 *Id.*, 133.

52 *Id.*

53 *Sir George Farmer v. Brook,* 1 Owen 67, 74 Eng. Rep. 905 (K.B. 1590).

54 *Sir George Fermor* (sic.) *v. Brooke* (sic), 1 Cro. Eliz. 203, 78 Eng. Rep. 459 (1590).

55 *Id.*

56 *Ball v. Collis,* 3 Bulstrode 62, 81 Eng. Rep. 53 (K.B. 1615).

57 In 1602, the Court of King's Bench declared a royal patent granting a monopoly over the making of playing cards void as against common law:

> All trades, as well mechanical as others, which prevent idleness (the bane of the commonwealth) and exercise men and youth in labour, for the maintenance of them-

> selves and their families, and for the increase of their substance, to serve the Queen when occasion shall require, are profitable for the commonwealth, and therefore the grant to the plaintiff to have the sole making of [cards] is against the common law, and the benefit and liberty of the subject.
>
> —*The Case of Monopolies,* 11 Coke 84 A., 77 Eng. Rep. 1260, 1262 (K.B. 1602)

58 *White and Snoak and His Wife v. Porter,* Hardres 176, 145 Eng. Rep. 439 (Ex. 1672).

59 *Id.*

60 The genius of the writ *secta ad molendinum* as well as of the procedure devised for the administration of trespass on the case was that no *quia timet* (prophylactic) relief was given the ancient monopolist. His only chance for relief arose once the threatened competition had become physically established and the ancient customers had begun to defect. Once this was accomplished, the cost structure and efficiency of the more modern technology was gauged against that of the monopolist in order to determine if he had fully exploited the potential for service ("full user" to Bracton) and not abused the privilege.

CHAPTER 3

1 William Shakespeare, *King Lear* (c. 1605), Kenneth Muir, ed. (Cambridge, Mass.: Harvard University Press, The Arden Edition, 1952), Act 1, scene iv, 44.

2 *Trespass on the Case in Regard to Certain Mills,* Y.B. 22 Hen. VI, f. 14 (C.P. 1444).

3 Allegations of abuser [abuse] of water transportation franchises were clearly asserted in the following fourteenth-century complaints before the royal courts:

> 1 Presentment [circa 1362] by the jurors of the grand inquest that William Forster, William Fugheler, John Silvester, Robert Allot, John Dobelay, the sailors now at Paulfleet, and others likewise for twenty years past took for the passage of every horseman 2d., instead of the customary sum of 1d., for every man on foot 1d. instead of ½d., and that the jurors know not the names of some of the sailors. Also

there is a crossing at Goodall House where sailors take ½d. for every horseman and ¼d. for every man on foot and, whenever for lack of water there is no ferry there, horsemen and men on foot have been wont to pass without payment as on the king's road between Holme and Rotsea, and now the sailors and others of the same places have made wells in the river bed there, whereby it is dangerous to cross, and none the less if any are able to pass they take money from them as if they had passed by boat. Also the sailors at Hessle take money in excess as do the sailors of Paulfleet. Also there are passages at Brough and Foxfleet where the sailors take money in excess as above. Also the sailors at the passage at Whitgift, namely John Scoche and William Frankische, take 1d. where they ought to take only ½d., and unless a number of men come there together they will not cross the water, and if only one or two come they suffer them to wait half the day until more come.

2 Presentment as above by jurors of the liberty of St. Mary, York, that Adam Day of Whitgift and William Frankys, ferryman at Whitgift passage, take 1d. for each horse and ½d. for each man, whereas they ought to take only ½d. and ¼d., respectively.

3 Presentment [circa 1394] by jurors of the wapentake of Osgoldcross that at a passage across the river Aire from Little Airmyn to Great Airmyn Joan late the wife of Adam Feryman keeps a boat called a barge for men and horses and takes for a man and horse 1d. whereas of old time she ought to take only ½d., to wit from William Honylay, Hugh Basy and divers others since 10 Richard II., extorting thereby a sum estimated at 2s a year.

—Exactions by Ferrymen, *2 Public Works in Medieval Law* vol. 40 (London: Seldon Society, 1923), 306.

4 The earliest clear indication that ferry owners could assert the writ trespass on the case directly against a rival operator comes in the remark by Justice Newton in distinguishing the status of a ferry operator from that of a miller (*Trespass on the Case in Regard to Certain Mills,* Y.B. 22 Hen. VI, f. 14 [C.P. 1444]).

5 For a lively discussion of Lord Coke and his times, *see* C. D. Bowen,

The Lion and the Throne (Boston: Little, Brown & Co., 1957); a stimulating work by Stephen D. White analyzes Coke's efforts to reform legal and economic abuses, *Sir Edward Coke and "The Grievances of the Commonwealth," 1621–1628* (Chapel Hill, N.C.: University of North Carolina Press, 1979).

6 *Gravesend Case,* 2 Brownl. & Golds 177, 123 Eng. Rep. 833 (C.P. 1612).

7 Smith's Ms., Sloane, 2596 (British Museum), quoted in W. Denton, *England in the Fifteenth Century* (1888), 133.

8 *Id.,* 181, 123 Eng. Rep. 885.

9 The surprising result of this confrontation was the "promotion" of Coke to the chief justiceship of the King's Bench. This was supposed to be the political masterstroke of Bacon for in his new post Coke was projected as having less practical power. However, the strategy miscarried, for Coke substituted a contest with the Chancery courts for the ecclesiastical struggle in the Common Pleas. At the bottom of both disputes was the rival positions on the relative power of the monarchy as against the custom, machinery, and personnel of the common law. In 1616 Bacon, who had become attorney general, was successful in ousting Coke from his judicial posts and for a time it looked as if he would face imprisonment. However, though his judicial power was broken Coke was able to use his financial reserves to reenter the House of Commons and thus secure immunity from arrest for political offense.

10 *An Act Concerning Monopolies,* 20 Jac. c. 3. A legislative exemption was made for patents not exceeding fourteen years to the authors of new inventions. Further exemptions concerned monopolies over printing, and the manufacture of gunpowder, great ordnance, and shot.

11 A profitable comparison might be drawn between the policies and techniques for implementation of this early Stuart legislation and the nineteenth-century efforts of the United States Congress in enacting the Sherman Act.

12 John Bunyan, *The Pilgrim's Progress* (1678) (New York and London: Penguin Books, 1965), 204.

13 *Churchman v. Tunstal,* 1 Hardres 162, 145 Eng. Rep. 432 (Ex. 1659).

14 *Id.*

15 *Id.*

16 *Id.,* 163, 145 Eng. Rep. 432.

17 The concept of the social compact and the Crown answering monopoly may have escaped the memory of the Barons, but it did not elude the attention of Mr. Hardres, the unofficial court reporter. Following

his account of the judgment, Hardres printed the following question: "*Sed quare de ceo,* for contrary to the book of 22 H.6, and to the precedent in like cases in this court, which is the proper court for the revenue, and ought to prevent damage and prejudice that may arise to it" (*Id.,* 163, 145 Eng. Rep. 433).

18 A report of the reversal in *Churchman* does not survive, yet there is no doubt that it happened for it is expressly mentioned in *The Attorney General v. Richards,* 2 Anst. 603, 608, 145 Eng. Rep. 980, 981 (Ex. 1795).

19 The qualification in this sentence should be stressed. We have no way of determining whether decrees of suppression were being obtained from trial courts. If they were, and the practice was common, it is remarkable that there were no appeals. Subsequent cases that do deal with ferry monopolies fail to see counsel for the ancient monopolist advance a claim that there was ever a notable, to say nothing of massive suppression of unlicensed ferries either at the behest of royal sheriffs or aggrieved ferrymen.

20 *Gravesend Case,* 2 Brownl. & Golds 177, 180, 123 Eng. Rep. 833, 834–35 (C.P. 1612).

21 *Payne v. Partridge et al.,* 1 Salkeld 12, 91 Eng. Rep. 12 (K.B. 1689).

22 If the King's Bench was reacting to a docket overburdened by individual enforcement of the duty to serve, no records survive. If the standing requirement was "prudential," warding off an anticipated glut of cases by directing their consolidation in public prosecutions, it failed as an accurate forecast. Even after the enforcement burden was settled upon public authorities, the suspicion that their record was one of great laxity is reinforced when the other aspect of formal regulatory scheme—the licensing of new facilities—is surveyed for activity.

23 Subsequent usage evolved the spelling *"ad quod damnum."*

24 *Rex v. Butler,* 2 Ventris 344, 3 Levinz's Reports 220, 83 Eng. Rep. 659 (1687). The fact that Sir Oliver Butler, the applicant, stood condemned as a liar, a cheat, and a fraud may well have influenced the Lords in finding for the ancient monopolist. Yet whatever the motive, the flaw in a reasoning process that subordinated the interests of consumers was evident when, within one year after being rebuffed in the quest for a market franchise on grounds of established prejudice to the city of Rochester's ancient market, Butler was granted a royal patent for a market venture in Chatham.

25 *See Yard v. Ford,* 2 Saunders 172, 174 n.2, 85 Eng. Rep. 922, 924 (K.B. 1682); and *Holcroft v. Heel,* 1 Bos. & Pull 400, 403, 126 Eng. Rep. 976, 977 (C.P. 1799).

26 Oliver Goldsmith, *The Deserted Village* (1770) (Boston: Samuel E. Cassimo, 1982), 4–5.

27 *Blissett v. Hart,* 1 Willes 508, 125 Eng. Rep. 1293 (C.P. 1744).

28 *Id.,* 509, 125 Eng. Rep. 1293.

29 The fare schedule recounted in the plaintiff's complaint reveals a substantial pro-agricultural bias; the rate schedule would delight a farmer and enrage a traveler between cities. Perhaps her rates were a legacy of the fact that Ms. Blissett's ferry traced its lineage back some one hundred and twenty years to a point in time when the British economy had a highly different complexion. For whatever reason, the contemporary fact was that her "reasonable" rates exacted the same fare for a horse-drawn coach as they did for a farmer's wagon, his team of oxen, and two score of sheep.

30 *Tripp v. Frank,* 4 T.R. 666, 100 Eng. Rep. 1234 (C.P. 1792).

31 *Id.,* 667, 100 Eng. Rep. at 1235.

32 *Id.*

33 *Id.,* 667–68, 100 Eng. Rep. at 1235.

34 *Id.*

35 *Id.,* 668, 100 Eng. Rep. at 1235 (emphasis added).

36 *Huzzey v. Field,* 2 C.M. & R. 432, 150 Eng. Rep. 186 (Ex. 1835).

37 *Id.,* 443, 150 Eng. Rep. at 191. Few cases demonstrate in greater detail the evolution of English economic life than *Huzzey v. Field.* Norman incursions in this "little bit of England beyond Wales" had commenced within fifty years following the success of Duke William at Hastings. Gradually, the Normans constructed a series of impregnable forts in this small shire. The largest was at Pembroke, some three miles inland from Milford Haven. On the other side of the Haven lay the fortified Norman market town of Haverfordwest. Traffic moving between Pembroke and Haverfordwest encountered Milford Haven, a body of water nearly one and one-half miles in width. Insofar as existing records suggest, the Pembroke Ferry had been established at this point in a direct line across the Haven from Pembroke Ferry House to a small settlement called Burton; later, a second ferry was pushed across the Haven from the Pembroke Ferry House to the settlement of Nayland. At the time both of these ferries were established, there were no settlements on the Pembroke side of the Haven. That was destined to change.

We do not know the exact date, but in the latter part of the eighteenth century, Milford Haven became the site of significant activity by the Royal Navy. A navy yard was established at Pater Dock, approximately one-half mile down the Haven from the Pembroke Ferry house. Eventually the level of economic activity occasioned by the navy works caused the road that in its ancient course had run from Pembroke to Pembroke Ferry House to drop a branch directly to Pater Dock.

At this point, the activities of defendant, Field, entered the picture as he established an irregular boat service between Nayland, in a line running directly across the Haven, to Pater Dock. So long as he carried passengers from Nayland to Pater Dock, the judgment in *Tripp v. Frank* insulated Field's activities from being branded an infringement of Huzzey's monopoly. Huzzey was not obliged to transport passengers from Nayland to any point on the Haven other than his ferry house. Yet the fact that the road from Pater Dock to the town and castle at Pembroke was shorter than the journey from plaintiff's ferry terminus to that same locality must have caused plaintiff grave anxiety. That he should have noted the following incident is evidence of his level of vigilance.

On the critical day in question, one Llewelyn presented himself in Nayland and asked the defendant's boy to transport him across the Haven. The narrative continues with the court's opinion:

> [A]fter the boy had pushed off from the shore, [Llewelyn] desired to be taken to Hobbes' Point, saying he was going to Pembroke. Since the new road had been made, it was nearer to go from Nayland by the Pembroke Ferry House . . . the plaintiff . . . contended that the defendant, by carrying a passenger from Nayland to Hobbes' Point to go to Pembroke, had, in point of law, infringed upon his ferry, and that he was entitled to a verdict.
>
> —*Id.,* 433, 150 Eng. Rep. at 187

Upon this evidence, and the defendant's denial that he had intended in any manner to defraud the plaintiff of any "right," the trial judge left it to the jury to determine whether the act had been done as a fraud upon Huzzey's monopoly. The jury returned a negative verdict, and upon that verdict judgment was entered acquitting the defendant of competitive injury. An appeal followed to the Barons of the Exchequer.

> 38 It is to be observed that, between Hobbes' Point and the junction of the two roads that lead from that place and from Pembroke Ferry respectively to the town of Pembroke, there are intermediate points, to which the passenger Llewelyn might be going; though Pembroke was

> his ultimate object, it might not be his only object; and, if he had any particular view of convenience in making Hobbes' Point the place of his landing, which could not have been accomplished as well by landing at Pembroke Ferry, then, according to the principles laid down in the case of *Tripp v. Frank,* there would have been no evasion of the plaintiff's ferry.
>
> —*Huzzey v. Field,* above, 2 C.M. & R., 443, 150 Eng. Rep. 191

39 *Newton et al. v. Cubitt et al.,* 31 L.J. Rep. [N.S.] 246 (C.P. 1862).
40 *Id.,* 253–54 (emphasis added).
41 William Wordsworth, "Steamboats, Viaducts, and Railways" (1835) in *The Poems of William Wordsworth,* Hutchinson ed. (London: Humphrey Milford, 1916), 477.
42 *Railway Clauses Consolidation Act,* 8 Vict. C. 20. (1845).
43 C. E. R. Sherrington, *A Hundred Years of Inland Transport* (London: Duckworth, 1934), 58. Quoting W. L. Steel, *The History of the London and North Western Railway.*
44 *The Queen v. The Cambrian Railways Co.,* 40 L.J. Rep. [N.S.] 169 (Q.B. 1871).
45 *Hopkins v. Great Northern Railway Co.,* 2 Q.B. 224 (1877).
46 *Id.,* 231.
47 In *Payne v. Partridge et al.,* note 20 above, the King's Bench went so far as to require an ancient ferry monopolist to undergo the *ad quod dampnum* application before he could modify his facilities by the substitution of a bridge for the ferry vessel. This proposition, asserted in the same opinion that placed severe limitations upon the standing of consumers to initiate recovery actions, would seem irrefutable evidence of a judicial disposition to direct all tension in the transportation matrix toward the executive machinery of the central government.

CHAPTER 4

1 Mark Twain and Charles Dudley Warner, *The Gilded Age,* vol. 1 (New York: Harper & Brothers Publishers, 1901), 20–22.
2 *McDuffee v. Portland & Rochester Railroad,* 52 N.H. 430 (1873); *Messenger v. Pennsylvania Railroad Co.,* 37 N.J.L. 531 (1874); and *Johnson v. Pensacola & Perdido Railroad Co.,* 16 Fla. 623 (1878); all discuss English precedent and its degree of applicability.

3 Oscar and Mary Handlin, *Commonwealth, A Study of the Role of Government in the American Economy: Massachusetts, 1774–1861* (Cambridge, Mass.: Harvard University Press, 1969), 137. *See also* Louis Hartz, *Economic Policy and Democratic Thought: Pennsylvania, 1776–1880* (Cambridge, Mass.: Harvard University Press, 1948).

4 Morton J. Horwitz, *The Transformation of American Law* (Cambridge, Mass.: Harvard University Press, 1977), 12. *See also* Charles M. Haar, *The Golden Age of American Law* (New York: George Braziller, Inc., 1965) 423–32.

5 As Chief Justice Shaw flatly remarked ex cathedra: "In considering the rights and obligations arising out of particular relations, it is competent for courts of justice to regard considerations of policy and general convenience" (*Farwell v. Boston & Worcester Railroad Corp.*, 45 Mass. [4 Met.] 49, 58 [1842]).

6 *Twells v. Pennsylvania Railroad Company,* 3 Amer. Law Reg. 728 (1863): "That there are special provisions in the English charters against granting special privileges to individuals or classes of men makes no difference, for they are but declaratory of the common law"; similar language is used in *Sandford v. Catawissa Railroad Co.,* 24 Pa. 378 (1855) and *Atchison, Topeka & Santa Fe Railroad Co. v. Denver & New Orleans Railroad Co.,* 110 U.S. 667 (1884).

7 Ironically, the railroads used this same argument in attacking state regulation in one of the Granger cases, *Peik v. Chicago & North-Western Railway Co.,* 94 U.S. 164 (1876). In the railroad's brief, 50–51, it was argued: "What would be a reasonable rate of freight is a question to be answered only by an inquiry into many facts. The elements which enter into the determination of the question are also constantly changing. . . . That the legislature should undertake to determine all these questions in advance, and by an unbending rule applicable to all roads and under all circumstances, is an absurdity."

8 Henry David Thoreau, *Walden,* Atkinson, ed. (New York: Random House, 1950), 105.

9 John R. Stover, *American Railroads* (Chicago: University of Chicago Press, 1961), 38. The 1800s witnessed the substantial completion of New England's network. Construction in the West was slowed by the Civil War, but in 1869 the first transcontinental railroad was completed.

10 *Report of the Select Committee on Interstate Commerce,* S. Rep. No. 46, 49th Cong. 1st Sess. (1886), [hereinafter *Cullom Committee Report*], 10.

11 This is convincingly illustrated by Alfred D. Chandler, Jr., in his

masterful study *The Visible Hand: The Managerial Revolution in American Business* (Cambridge, Mass.: Harvard University Press, 1977).

12 *See* Edward Chase Kirkland, *Men, Cities, and Transportation: A Study in New England History, 1820–1900* (Cambridge, Mass.: Harvard University Press, 1948).

13 Isaac L. Rice, "A Remedy For Railroad Abuses," 134 *North American Review* 134 (1882). From 1877 to 1889, the Burlington charged four times as much west of the Missouri river as east of it.

Railroads could use their power to discriminate between regions to threaten areas which had taken under consideration proposed laws hostile to railroading interests. Matthew Josephson, in *The Robber Barons* (New York: Harcourt, Brace & Co., 1934), notes that when states passed Granger laws, railroads at times drew a kind of *cordon sanitaire* around disaffected regions which were then faced with a total loss of transportation. ". . . [A]fter one or two years," according to Josephson, "commonwealths like Iowa, Minnesota, and Wisconsin were forced to remove their regulative laws from the statute books, as at the point of a pistol" (*Id.*, 252).

14 *See, in general,* Solon J. Buck, *The Granger Movement* (Cambridge, Mass.: Harvard University Press, 1913); George Hall Miller, *Railroads and the Granger Laws* (Madison, Wis.: University of Wisconsin Press, 1971).

"To stand in with the railroads in order to get free transportation," wrote a contemporary observer, "seemed to be the main object in life with about one-half of the population." *See* J. D. Hicks, *The Populist Revolt* (Minneapolis: University of Minnesota Press, 1931).

15 James Hudson, *Railways and the Republic* (New York: Harper & Brothers, 1886), 23. "[S]ome of these [practices] . . . have grown to a steady and tyrannical exertion of the discriminating power" (*Id.*, 27–28).

16 Richard Ely, "The Nature of the Railway Problem," 73 *Harper's New Monthly Magazine* 250 (1886), 252.

17 The debate over slavery of course shared, in some ways, this concern with equality versus freedom, but in a different, more ambiguous and complex, manner.

18 Alexis de Tocqueville, *Democracy in America,* vol. II (New York: The Colonial Press, 1899), Book II, Chapter 1, 102–103.

19 *Cullom Committee Report,* 54–63.

20 *See* Lewis Haney, *A Congressional History of Railways 1850–1887* (Wisconsin: Democrat Printing Co., 1908), chapters 2–5; and *A Con-*

gressional History of Railways to 1850 (Wisconsin: Democrat Printing Co., 1910), chapters 8–19.

21 *Cullom Committee Report,* 62.

22 Albert Fink, *Annual Report of Louisville and National Railroad Co. for year ending June 30, 1874,* 23.

23 *The Proprietors of the Charles River Bridge v. The Proprietors of the Warren Bridge,* 36 U.S. (11 Peters) 420 (1837).

24 Charles Warren, *The Supreme Court in U.S. History,* vol. II (Boston: Little, Brown & Co., 1937), 24.

25 See *Cullom Committee Report;* and *Hearings Before Senate Committee on Interstate Commerce on Bills to Amend the Interstate Commerce Act,* S. Doc. No. 243, 59th Cong., 1st Sess. (1905), [hereinafter *Hepburn Committee Report.*]

26 *New York Times* editorial, January 13, 1881, 8.

27 Quoted in Hudson, note 15 above, 469.

28 "All the cases in England, for the past forty years, are brought for alleged violations of these statutes," *Scofield v. Lake Shore & Michigan Southern Railway Co.,* 43 Ohio 571, 591 (1885). "In England, . . . it has not been necessary to determine the precise condition of the common law in respect to railway carriers. The English railway cases, therefore, give us no satisfactory light upon the point in question," *Messenger v. Pennsylvania Railroad Co.,* 37 N.J.L. 531, 533–534 (1874). Both courts went on to apply the common law to forbid discrimination.

29 *McDuffee v. Portland & Rochester Railroad,* 52 N.H. 430, 456 (1873).

30 *Id.*

31 *Id.*

32 *Id.*

33 *Id.* That these are the expressed viewpoints of many judges in their written opinions is a matter of record. It is more difficult to determine whether there were other, less noble motivations behind their decisions. Information on the subject is sketchy. However, it can be assumed that judges were subject to many of the same outside pressures (which often involved the judges' own political and economic interests) and intellectual preconceptions that made legislation in this area so difficult to obtain.

There are indications that many judges shared the laissez-faire bent of the legislatures, and often decisions were swayed in the railroads' favor by this factor. But at times it led them to the opposite conclusion: they would prohibit discrimination by railroads because of its tendency to reduce competition and build monopolies in those industries where it was practiced:

> [D]iscrimination in the rate of freights . . . ought not to be sustained. The principle is opposed to a sound public policy. It would build up and foster monopolies, add largely to the accumulated power of capital and money and drive out all enterprise not backed by overshadowing wealth.
>
> —*Scofield v. Lake Shore & Michigan Southern Railway Co.*, 43 Ohio 571, 609 (1885)

Neither were judges immune to the influence of railroads. Concern was widespread at the time over the acceptance of railroad passes by judges. This apparently was common practice, as one lawyer observed:

> In Wisconsin there are about eighty-eight judges, every one of whom, I am informed, accepts bribes in the shape of railroad passes. . . . A solicitor for one of our largest railroads informed me that his road sent passes to every judge in every state where his road ran, and that only three had been returned that year, and I regret to say not one out of the three was a Wisconsin judge.
>
> —"Judges and Railroad Passes," 18 *American Law Review* 96, 688–689 (1884)

Also, in many states judges were elected, and the railroads wielded great influence in the election process. Some felt this affected the reasoning of courts:

> If public scrutiny be more particularly directed against the behavior of courts in general instead of holding the searchlight almost exclusively upon the legislative and executive departments, this would, of itself, tend to check the course of biased, partial and erroneous court decisions in these matters. In this connection it should be remembered that most of the litigation in reference to railroad transportation is in the State courts whose office is elective.
>
> —"The Courts and the Railroad Question." 41 *American Law Review* 696, 704 (1907)

Generally these problems only arose in the lower state courts. On the appellate levels, the judges were both more insulated from railroad influence (often their positions were appointive) and more concerned that the law be applied justly. On the whole their opinions consistently hold that the common law prohibited discrimination in rates.

34 Thoreau, *Walden,* note 8 above, 106. *See, in general,* Leo Marx, *The Machine in the Garden* (New York: Oxford University Press, 1964).

35 Lord Chief Justice Matthew Hale, *De Portibus Maris* (c. 1670, pub. 1787). Lord Hale died in 1676, but the manuscript was not published until 1787. It appears, also, that Chief Justice Waite went beyond the briefs in the *Munn* case to examine the writings of Lord Hale—due to the necessity of considering the constitutionality of railroad rate regulation.

36 *Fitchburg Railroad Co. v. Addison Gage,* 78 Mass. (12 Gray) 393, 395 (1859).

37 *Id.,* 398.

38 *Id.,* 399 (emphasis added).

39 Phrase attributed to Charles Francis Adams, Jr., *Railroads: Their Origin & Problems* (New York: G.P. Putnam's Sons, 1878), 116.

40 George Pierce Baker, *The Formation of New England Railroad Systems* (Cambridge, Mass.: Harvard University Press, 1937), chapter VIII.

41 *Commonwealth v. Fitchburg Railroad Co.,* 78 Mass. (12 Gray) 180 (1858).

42 *Id.,* 186.

43 *Id.,* 190. The marketplace, the court suggests, is the perfect gauge of "public wants": "If trains run at reasonable and moderate fares cannot be supported, it is because they are not needed" (*Id.,* 189).

44 *Id.,* 181.

45 *Fitchburg Railroad Co. v. Addison Gage,* 78 Mass (12 Gray) 393, 398 (1859).

46 Baker, *The Formation of New England Railroad Systems,* note 40 above, 177, 200.

47 Leonard W. Levy, *The Law of the Commonwealth and Chief Justice Shaw* (Cambridge, Mass.: Harvard University Press, 1959), 164.

48 Frank Norris, *The Octopus* (New York: P. F. Collier & Son, 1901), 41–42.

49 Though many still complained of exorbitant prices, railroad rates actually declined mostly due to technological innovations such as steel rails and the standardization of track gauge. Albert Fishlow re-

ports that passenger rates declined 50 percent from 1849 to 1870. *See* Chandler, *The Visible Hand,* note 11 above, 130, 133.

50 Among its other findings, the Cullom Report concluded that the effect of the prevailing policy of railroad management is, by a system of special rates, rebates and concessions, to nurture monopoly and prevent free competition "in many lines of trade in which the item of transportation is an important factor." *See Cullom Committee Report,* 172.

51 *Cullom Committee Report,* 40.

52 William Larrabee, *The Railroad Question* (Chicago: The Schulte Pub. Co., 1893), 161–62.

53 Representative Wilson of Iowa in the *Congressional Record* 1875–6, 278, quoted in Lewis H. Haney, *A Congressional History of Railways 1850–1887* (Madison, Wis.: University of Wisconsin Press, 1910), 287.

54 *Cullom Committee Report. See generally Hepburn Committee Report.*

55 Larrabee, *The Railroad Question,* note 52 above, 160, citing the sixth annual report of the Interstate Commerce Commission. Further, Larrabee notes that, crowning its monopoly, "Standard Oil Company finally bought of the New York Central and Erie road their terminal facilities for the transportation of oil, and thereby made it virtually impossible for them to transport oil for any of its few remaining competitors," 120.

56 *Hepburn Committee Report,* 40–46.

57 George H. Burgess and Miles C. Kennedy, *Centennial History of the Pennsylvania Railroad Company 1846–1946* (Philadelphia: Pennsylvania Railroad Co., 1946), 314.

58 *Messenger v. Pennsylvania Railroad Co.,* 37 N.J.L. 531, 534 (1874). *See, in general,* Wyman, *2 Public Service Corporations* (1911), chapters 37–40.

59 37 N.J.L. at 535. Some courts, however, continued to allow discrimination even after this late date. *Cowden v. Pacific Coast S.S. Co.,* 94 Cal. 470 (1892).

60 37 N.J.L. 531. A major distinction attended the tort liability of private carriers, and common carriers who were deemed insurers of goods placed in their control. *See also Norway Plains Co. v. Boston & Maine Railroad,* 67 Mass. (1 Gray) 263 (1854), where the court stressed the different rules of liability that apply to railroads in their dual roles as common carriers and as warehousemen:

> Being liable as common carriers, the rule of the common law attaches to them, that they are liable for losses

> occurring from any accident which may befall the goods, during the transit, except those arising from the act of God or a public enemy. . . . If, on the contrary, the transit was at an end, if the defendants had ceased to have possession of the goods as common carriers, and held them in another capacity, as warehousemen, then they were responsible only for the care and diligence which the law attaches to that relation; and this does not extend to a loss by an accidental fire, not caused by the default or negligence of themselves, or of servants, agents or others, for whom they are responsible.

61 *McDuffee v. Portland & Rochester Railroad,* 52 N.H. 430, 450 (1873). He continued, "What kind of a common right of carriage would that be which the carrier could so administer as to unreasonably, capriciously, and despotically enrich one man and ruin another?" (*Id.,* 451).

62 *Messenger v. Pennsylvania Railroad Co.,* 36 N.J.L. 407, 409 (1873). Judge Merrick stated in the *Addison Gage* decision that "[T]he recent English cases, cited . . . throw very little light upon questions concerning the general rights and duties of common carriers, and are for that reason not to be regarded as authoritative expositions of the common law upon these subjects" (78 Mass. [12 Gray] 393, 398–399 [1859]).

63 *McDuffee v. Portland & Rochester Railroad,* 52 N.H. 430, 449 (1873).

64 *New England Express Co. v. Maine Central Railroad Co.,* 57 Me. 188, 196 (1869). As the court reiterated in the *Messenger* case, "Most of the evils of special and unequal rates have arisen since the introduction of railways." *Messenger v. Pennsylvania Railroad Co.,* 37 N.J.L. 531, 533 (1874).

65 Some courts continued to apply this rule, requiring reasonable but not equal rates. *See Johnson v. Pensacola & Perdido Railroad Co.,* 16 Fla. 623 (1878), where the court noted that charges must be measured against the value of the service performed, "not by what is charged another":

> To sum the whole matter up, the common law is that a common carrier shall not charge excessive freights. It protects the individual from extortion, and limits the carrier to a reasonable rate, and this on account of the fact that he exercises a public employment, enjoys exclusive franchises and privileges . . . by grant from the

> state. The rule is not that all shall be charged equally, but reasonably. A statement of inequality does not make a legal cause of action, because it is not necessarily unreasonable.
>
> —*Id.*, 667–68

Menacho v. Ward, 27 Fed. 529 (S.D.N.Y., 1886); *Ex parte Benson & Co.,* 18 S.C. 38 (1882). An English case often cited as the source of this rule is *Baxendale v. Eastern Counties Railway Co.,* 4 C.B. (n.s.) 63.

66 *Messenger v. Pennsylvania Railroad Co.,* 37 N.J.L. 531 (1874).

67 *Fitchburg Railroad Co. v. Addison Gage,* 78 Mass (12 Gray) 393, 399 (1859).

68 *Garton v. B&E R. Co.,* 1 B & S 112, *cited in McDuffee v. Portland & Rochester Railroad,* 52 N.H. 430, 453 (1873).

69 *Messenger v. Pennsylvania Railroad Co.,* 37 N.J. 531, 534 (1874). The court also suggested that the railroad stood in something of a trust relationship with the public:

> But there is an additional ground upon which [rate discrimination] is also objectionable . . . [I]n the grant of a franchise of building and using a public railway . . . there is an implied condition that it is held as a *quasi* public trust for the benefit of all the public, and that the company possessed of the grant must exercise a perfect impartiality to all who seek the benefit of the trust. . . . [I]n their very constitution and relation to the public, there is necessarily implied a duty on their part, and a right in the public, to have fair treatment and immunity from unjust discrimination. The right of the public is equal in every citizen, and the trust must be performed so as to secure and protect it.
>
> —*Id.*, 536–37

70 *Sandford v. Catawissa Railroad Co.,* 24 Pa. 378, 381 (1855).

71 *Id.*, 383. *See The Proprietors of the Charles River Bridge v. The Proprietors of the Warren Bridge,* 36 U.S. (11 Peters) 420.

72 *Sandford v. Catawissa Railroad Co.,* 24 Pa. 378, 383 (1855) (emphasis added).

73 *New England Express Co. v. Maine Central Railroad Co.,* 57 Me. 188, 196–97 (1869) (emphasis added).

74 *McDuffee v. Portland & Rochester Railroad,* 52 N.H. 430, 455 (1873).

75 *Id.*, 455. One case that Chief Justice Doe "carefully examined," yet rejected, was the *Addison Gage* case, 78 Mass. (12 Gray) 393 (1859). A year after the *McDuffee* decision, however, the Massachusetts Supreme Judicial Court, in *Sargent v. Boston & Lowell Railroad,* 115 Mass. (1 Lath.) 416 (1874) followed their 1859 holding in a refusal to hold an exclusive contract invalid. The *Sargent* decision was clearly the exception for the state law at the time.

76 Horace G. Wood and H. Dent Minor, *A Treatise on the Law of Railroads,* 2nd ed. (Boston: Boston Book Co., 1894).

77 *Id.,* vol. I, 588 (emphasis in original).

78 *St. Louis, Iron Mountain & Southern Railway Co. v. Southern Express Co.; Memphis & Little Rock Railroad Co. v. Southern Express Co.; Missouri, Kansas, & Texas Railway Co. v. Dinsmore,* 117 U.S. 1, 2 (1886).

79 *Id.,* 25. *See* Charles Fairman, "The So-Called Granger Cases, Lord Hale and Justice Bradley," 5 *Stan. L. Rev.* 587 (1953).

80 117 U.S. 1, 24. Lower federal courts were often much more in line with state jurisprudence. The reporter of *Hays v. Penn. Co.,* 12 Fed. Rep. 311 (N.D. Ohio, 1882), added a note discussing the railroad discrimination cases, in which he states: "The express company cases recently decided at St. Louis by Justice Miller, have perhaps gone as far as any cases yet decided in compelling railroad companies to afford all persons the equal use of their facilities. There it was held that a railroad company was not only bound to carry the goods, but it was bound to furnish special care for that purpose, . . . and that in case of dispute as to rates it was for the court to determine what was a reasonable rate. *Southern Express Co. v. St. Louis & etc. Railway Co.,* 10 Fed. Rep. 210 (1882)."

81 117 U.S. 1, 24–25.

82 *Id.,* 28.

83 Ely, "The Nature of the Railway Problem," note 16 above, 254. Ely's hyperbole makes for entertaining reading. Consider his appraisal of the Pennsylvania judiciary, earlier in the same paragraph: "The State of Pennsylvania has long been regarded as the special property of the Pennsylvania Railway corporation to such an extent that in ordinary conversation in that commonwealth, any endeavor to obtain justice in opposition to the will of that potential body is discouraged as useless, while the Supreme Court of Pennsylvania once renowned for intelligence and integrity, is now a byword and a reproach, and an author of a legal work finds it necessary to warn his students not to attach weight to its decisions, as it is a tool of corporations."

84 Larrabee, *The Railroad Question,* note 52 above, 9.

85 Simon Sterne, "The Railway Question," statement before the Cullom Committee on May 21, 1885, *Cullom Committee Report,* 13.

86 *Chicago, Burlington & Quincy Railroad Co. v. Iowa,* 94 U.S. 155 (1876).

87 *Cullom Committee Report,* 40.

88 For a review of the various approaches, see the outline of state legislation in the *Cullom Committee Report,* 63–137.

89 *Granger Cases,* 94 U.S. 155 (1876). *See* below for a fuller discussion of these cases.

90 Lee Benson, *Merchants, Farmers, and Railroads* (Cambridge, Mass.: Harvard University Press, 1955), 165–85.

91 *Swift v. Philadelphia and R. Railroad Co.,* 58 Fed. 858 (1893); *Gatton v. Chicago, Rock Island & Pacific Railway Co.,* 95 Iowa 112, 123–24, 63 N.W. 589, 593 (1895):

> In support of his contention that the constitution adopted the common law of England as a national system of law, [Duponceau] says: "But why need I go into such a wide argument to prove what I consider to be a self-evident principle? We live in the midst of the common law; we inhale it at every breath, imbibe it at every pore; we meet it when we walk, and when we stay at home; it is interwoven with the very idiom that we speak; and we cannot learn another system of laws without learning at the same time another language. We cannot think of right or wrong, but through the medium of ideas that we have derived from the common law." This may all be true, as applied to the existence of the common law as the local law of the states; but, in and of itself, it does not tend to establish the claim that we have a common law of the United States, national in its character and application.

92 *Cullom Committee Report,* 40.

93 *Id.*

94 Morton Keller, *Affairs of State: Public Life in Late Nineteenth Century America* (Cambridge, Mass.: Harvard University Press, 1977), 428–30.

95 *Cincinnati, New Orleans & Texas Pacific Railway v. Interstate Commerce Commission,* 162 U.S. 184 (1895). The Court rejected the argument that "the power to pass upon the reasonableness of existing rates implies a right to prescribe rates":

> The reasonableness of the rate, in a given case, depends on the facts, and the function of the Commission is to consider these facts and give them their proper weight. If the Commission, instead of withholding judgment in such a matter until an issue shall be made and the facts found, itself fixes a rate, that rate is prejudged by the Commission to be reasonable.
>
> —*Id.*, 196–97

96 Joseph H. Beale, Jr., and Bruce Wyman, *The Law of Railroad Rate Regulation* (Boston: William J. Nagle, 1906), 753–54.
97 *Norway Plains Co. v. Boston & Maine Railroad,* 67 Mass. (1 Gray) 263, 267 (1854).

CHAPTER 5

1 Theodore Dreiser, *Sister Carrie* (1900) (New York: W. W. Norton & Co., Inc., 1970), 11–12.
2 *Norway Plains Co. v. Boston & Maine Railroad,* 67 Mass. (1 Gray) 263, 267 (1854).
3 Details taken from Martin G. Glaesser, *Public Utilities in American Capitalism* (New York: The Macmillan Company, 1957), 48–53. *See also* Irston R. Barnes, *The Economics of Public Utility Regulation* (New York: F. S. Crofts & Co., 1947).
4 Alfred D. Chandler, Jr., *The Visible Hand: The Managerial Revolution in American Business* (Cambridge, Mass.: Harvard University Press, 1977), 197.
5 Although there is some dispute in the regulatory literature concerning industries that can be labelled "natural monopolies," the utilities discussed in this chapter, according to one expert in the field, clearly fall into that category. William K. Jones, *Cases and Materials on Regulated Industries,* 2d ed. (New York: The Foundation Press, Inc., 1976), 6.
6 It should be observed that most of these public service industries are dependent on the growth of cities, with their concentration of population, and that all entail a use of city streets.
7 *Paterson Gas Light Co. v. Brady,* 27 N.J.L. 245, 246 (1858).
8 *Trespass on the Case in Regard to Certain Mills,* Y.B. 22 Hen. VI, f. 14 (C.P. 1444); see the discussion in chapter two.
9 *Paterson Gas Light Co. v. Brady,* 27 N.J.L. 245, 246 (1858).
10 *Id.,* 248.

11 *Fitchburg Railroad Co. v. Addison Gage,* 78 Mass. (12 Gray) 393 (1859.)

12 *Paterson Gas Light Co. v. Brady,* 27 N.J.L. at 245 (1858).

13 *Munn v. Illinois,* 94 U.S. 113, 117–18 (1876).

14 *Id.,* 139.

15 *Id.,* 132.

16 Harry N. Scheiber, "The Road to *Munn:* Eminent Domain and the Concept of Public Purpose in the State Courts," in Donald Fleming and Bernard Bailyn, eds., *Law in American History* (Boston: Little, Brown & Co., 1971), 329–402.

17 *Pine Grove Township v. Talbott,* 86 U.S. (19 Wall) 666, 676 (1874). As the Shaw court put it far earlier, railroads are a "public work, established by public authority, intended for the public use and benefit." *Worcester v. Western Railroad Corp.,* 45 Mass. (4 Met.) 564, 566 (1842).

18 *Proprietors of the Charles River Bridge v. Proprietors of the Warren Bridge,* 36 U.S. (11 Peters) 420, 636–37 (1837) (Story, J., dissenting) (emphasis added).

19 *State ex rel. Webster v. Nebraska Telephone Co.,* 17 Neb. 126, 134 (1885).

20 *Id.,* 135.

21 *State ex rel. Gwynn v. Citizen's Telephone Co.,* 61 S.C. 83, 96–97 (1901). *See also Western Union v. Call Publishing Co.,* 44 Neb. 326 (1895), and *Cashion v. Telegraph Co.,* 124 N.C. 459 (1899).

As the Supreme Court of South Carolina phrased the matter:

> [A] telephone company . . . is a common carrier of news, and as such bound to supply all alike, who are in like circumstances, with similar facilities, under reasonable limitations, for the transmission of news, without any discrimination whatsoever in favor of nor against anyone; and this is so under the well settled principles of the common law, without the aid of any constitutional or statutory provision imposing such an obligation.
>
> —*State ex rel. Gwynn v. Citizen's Telephone Co.,* 61 S.C. 83, 96–97 (1901).

22 *State ex rel. Webster v. Nebraska Telephone Co.,* 17 Neb. 126, 133 (1885).

23 *Portland Natural Gas and Oil Co. v. State ex rel. Kern,* 135 Ind. 54, 55–56 (1893).

24 *City of Danville v. Danville Water Co.,* 178 Ill. 299, 309 (1899).

25 *State ex rel. Wood v. Consumer's Gas Trust Co.,* 157 Ind. 345, 354, 61 N.E. 674, 677 (1901).

26 F. Scott Fitzgerald, "May Day," in Dorothy Parker, ed., *The Stories of F. Scott Fitzgerald* (New York: The Viking Press, 1945), 630.

27 *Consumers Light & Power Co. v. Phipps,* 120 Okla. 233, 251 P. 63 (1927), citing *Oklahoma Power & Light Co. v. Corporation Commission,* 96 Okla. 19, 220 P. 54 (1923).

28 *Noble State Bank v. Haskell,* 219 U.S. 104 (1910). Justice Holmes noted the open-ended nature of the police power: "It is asked where we are going to draw the line. . . . With regard to the police power, as elsewhere in the law, lines are pricked out by the gradual approach and contact of decisions on the opposing sides" (*Id.,* 111).

29 *German Alliance Insurance Co. v. Lewis,* 233 U.S. 389 (1914):

> We may venture to observe that the price of insurance is not fixed over the counters of the companies by what Adam Smith calls the higgling of the market, but formed in the councils of the underwriters, promulgated in schedules of practically controlling constancy which the applicant for insurance is powerless to oppose, and which, therefore, has led to the assertion that the business of insurance is of monopolistic character and that "it is illusory to speak of a liberty of contract." . . .
>
> It is in the alternative presented of accepting the rates of the companies or refraining from insurance, business necessity impelling if not compelling it, that we may discover the inducement of the Kansas statute; and the problem presented is whether the legislature could regard it of as much moment to the public that they who seek insurance should no more be constrained by arbitrary terms than they who seek transportation by railroads, steam, or street, or by coaches whose itinerary may be only a few city blocks, or who seek the use of grain elevators, or to be secured in a night's accommodation at a wayside inn, or in the weight of a 5 cent loaf of bread. We do not say this to belittle such rights or to exaggerate the effect of insurance, but to exhibit the principle which exists in all and brings all under the same governmental power.
>
> —*Id.,* 416–17.

30 *Wolff Co. v. Industrial Court,* 262 U.S. 522 (1923).

31 *Id.,* 538.

32 *Id.*

33 There is no dearth of constitutional experts who have commented on the Supreme Court's substantive enlistment of the due process clause to protect that liberty or freedom of contract. *See, for example,* Gerald Gunther, *Cases and Material on Constitutional Law,* 9th ed. (Mineola: The Foundation Press, Inc., 1975), Part III, chapter 9.

34 *Wolff Co. v. Industrial Court,* 262 U.S. at 534 (1923).

35 Lincoln Steffens, *The Shame of the Cities* (New York: McClure, Phillips & Co., 1904), 30–31, 120.

36 Prior to the initiation of general incorporation acts, forms of regulation were also embodied in special corporate charters issued by the state. The first railroads were built under this regime. State legislatures also used charters for early natural monopoly ventures, but these ventures, in addition, needed a franchise from the local government. During the nineteenth century, the system of dual grants shifted to the franchise procedure. *See* M. H. Hunter, "The Early Regulation of Public Service Corporations," 7 *American Economic Review* 569 (1917).

37 William K. Jones, "The Public Service Enterprise and the Deregulation Debate—The Historical Perspective," 45 *Antitrust L.J.* 198 (1976).

38 Frederick C. Howe, *The City: The Hope of Democracy* (New York: Charles Scribner's Sons, 1909), 5, 62–63, 119.

39 *Hearings Before Senate Committee on Interstate Commerce on Bills to Amend the Interstate Commerce Act,* S. Doc. No. 243, Vols. 4924–4928, 59th Cong., 1st Sess. (1905). For background information, *see* H.R. Rep. No. 4093, 58th Cong., 3d Sess. (1904).

40 I. Leo Sharfman, "State Regulation of Public Utilities," 53 *Annals* 2–14 (1914): "With but few exceptions, present-day utility regulation is legislative in character only in the sense that the extent of commission jurisdiction and power is determined by statutory enactment." *Id.,* 2. The wide range of utilities controlled by commissions of the fifty states is indicated in a report by the Federal Power Commission, "Federal and State Jurisdiction and Regulation of Electric, Gas and Telephone Utilities" (1973), 3:

Railroads	47	Taxicabs	21
Buses	47	Air Transport	18
Trucks	44	Water Carriers	18
Telegraph	45	Sewage	18
Water Supply	42	Street Railways	13
Petroleum Pipelines	24	Warehouses	10
Steam Heating	23	Cable Television	10

41 Gabriel Kolko, *Railroads and Regulation* (Princeton, N.J.: Princeton University Press, 1965).

42 I. Leo Sharfman, *The Interstate Commerce Commission* (New York: The Commonwealth Fund, 1931) is a classic work that supports this interpretation of the popular pressure for affirmative legislative action. *See also* Richard Hofstader, *The Age of Reform* (New York: Vintage Books, 1955); Lee Benson, *Merchants, Farmers and Railroads: Railroad Regulation and New York Politics, 1850–1887* (Cambridge, Mass.: Harvard University Press, 1955); Stanley P. Caine, *The Myth of a Progressive Reform* (Madison, Wis.: State Historical Society of Wisconsin, 1970).

43 Gabriel Kolko, *The Triumph of Conservatism* (New York: The Free Press, 1963), 236.

44 *Id.*

45 The most penetrating assessment of the thesis is Thomas K. McCraw, "Regulation in America: A Review Article," 59 *Business History Review* 159 (1975).

46 Strangely, the general case of the revisionists also suffers from its authors' inattention to available legal sources, for the details and extent of irksome controls over business sprang largely from the localized judicial process.

47 While coming to fruition in the Reagan Administration, the deregulation movement has been stimulated by the retreat of the intellectuals, whose perception of government regulation of industry has been darkened by the "capture" image, that in sector after sector there seems to be an unholy alliance between the business firms and the "captured" regulatory agency. See the 1975 hearings chaired by Edward M. Kennedy on airline deregulation, for instance (culminating in the Airline Deregulation Act of 1978, 92 Stat. 1705), based on the premise that consumer welfare hinges on the free play of the market. *See also* Stephen Breyer, *Regulation and Its Reform* (Cambridge, Mass.: Harvard University Press, 1982).

48 There was also the question of how practical were these individual rights (S. Rep. No. 46, 49th Cong., 1st Sess. [1888]). Often, too, the burden of proof is placed upon the complainant.

49 In the words of Charles Francis Adams of the Massachusetts Board of Railroad Commissioners.

50 *Village of Saratoga Springs v. Saratoga Gas, Electric Light & Power Co.,* 191 N.Y. 123, 143–44, 83 N.E. 693, 710 (1908). For other reasons, the judge in this case held the commission law invalid.

51 *Idaho Power Co. v. Blomquist,* 26 Idaho 222, 241, 141 P. 1083, 1088 (1914) (emphasis added).

52 *Id.*, 261, 141 P. at 1095.
53 *Id.*, 232–233, 141 P. at 1085.
54 *Id.*, 254, 259, 141 P. at 1093, 1095.
55 Morton Keller, *In Defense of Yesterday* (New York: Coward-McCann, 1958), 84.
56 *Idaho Power Co. v. Blomquist*, 26 Idaho at 247, 141 P. 1083, 1090 (1914).
57 *Id.*, 248–49, 141 P. 1091 (emphasis added). Compare the conclusion of Adams that the logic of railway economics propelled that industry toward monopoly. As he mused, "competition and the cheapest possible transportation are wholly incompatible." Charles Francis Adams, "Railway Commissions," 2 *Journal of Social Science* 233–36 (1870).
58 *Idaho Power Co. v. Blomquist*, 26 Idaho at 246, 248, 141 P. 1091. (emphasis added).
59 McCraw, note 43 above, 160.
60 *Idaho Power Co. v. Blomquist*, 26 Idaho at 252, 141 P. at 1092 (emphasis added).
61 Bruce Wyman, "The Law of the Public Callings as a Solution of the Trust Problem," 17 *Harv. L. Rev.* 156 (1904) (emphasis added).
62 *Ohio Valley Water Corp. v. Ben Avon Borough*, 253 U.S. 287 (1920).
63 *FPC v. Hope Natural Gas Co.*, 320 U.S. 591 (1954).
64 This situation led one analyst to comment:

> Neither set of courts couch [sic] their acquiescence in terms of direct abandonment of the classic phrases ["separation of powers" and "non-delegability of powers"]. Their language indeed largely restates them but with the reservation that the legislature sets only the policies, and leaves the administrative to fill in details, a process which is within the permissible. The area of permissibility is often made astonishingly wide, but *notwithstanding the prevalence of the commission agency* and its acceptance in the scheme of government as now organized, *it is still subjected to attack upon its non-delegation of powers theory*.
>
> —Gustavus Hill Robinson, *Cases and Authorities on Public Utilities* (Chicago: Callaghan and Co., 1926), 255–56 (emphasis added)

65 *Strachman v. Palmer*, 177 F.2d 427 (1st Cir. 1949). *See also Hewitt v. New York, N.H. & H.R. Co.*, 1 NYS 2d 292, 166 Misc. 186 (1937).

66 *Montgomery Ward & Co. v. Northern Pacific Terminal Co.,* 128 F. Supp. 475, 494, 496 (D. Ore. 1953).

67 *Re Boston Consolidated Gas Co.,* 12 P.U.R. (N.S.) 113, 127 (Mass. P.U.C. 1936).

68 *Re Arkansas Power & Light Co.,* 13 P.U.R. (N.S.) 514, 515 (Ark. P.U.C. 1935).

69 Upton Sinclair, *The Jungle* (New York: Vanguard Press, 1906), 28–30.

70 *City of Texarkana v. Wiggins,* 151 Tex. 100, 104, 246 S.W. 2d 622, 624–25 (1952).

71 *Messenger v. Pennsylvania Railroad Co.,* 36 N.J.L. 407 (1873).

72 *Re Nantahala Power & Light Co.,* 96 P.U.R. (N.S.) 129 (N.C.U.C. 1952); *Charleston v. Public Service Commission,* 95 W. Va. 91, 120 S.E. 398 (1923).

73 *North Carolina Public Service Co. v. Southern Power Co.,* 179 N.C. 18 (1919).

74 *Re Citizen's Water Company,* 1919F P.U.R. 523 (Cal. Ry. Comm. 1919).

75 Courts and commissions did not always agree on this subject, however. Many court decisions support the right of a municipality, in operating a public utility, to reduce the rates charged to charitable or religious institutions, or for public purposes. If one can generalize from a mass of decisions, the rulings of the commissions are by and large to the contrary, holding that special rates (and, of course, free rates), are unjustly discriminatory. Perhaps this distinction can be explained by the courts' traditional deference to municipal governments, as opposed to the commission's dealings with privately held companies.

76 *Re Fayetteville Gas & Electric Company,* 1920E P.U.R. 155 (Ark. Corp. Comm. 1920), *F. & R. Lazarus & Company v. Ohio Public Utilities Commission,* 162 Ohio St. 223, 7 P.U.R. 3d 313 (1954).

77 *Re Public Service Company of New Hampshire,* 95 P.U.R. 3d 401, 448–49 (N.H.P.C. 1972).

78 *Re New England Telephone & Telegraph Company,* 89 P.U.R. 3d 417, 420 (R.I.P.C. 1970).

79 *Re Arkansas Louisiana Gas Company,* 40 P.U.R. 3d 209 (Ark. P.U.C. 1961).

80 *Re Boston Consolidated Gas Co.,* 14 P.U.R. (N.S.) 433 (Mass. P.U.C. 1936).

81 *Pittsburgh v. Pennsylvania Public Utility Commission,* 178 Pa. Super. Ct. 46, 112 A.2d 826 (1955).

82 *Re Citizens Gas Company,* 87 P.U.R. (N.S.) 245 (Miss. P.S.C. 1950).

83 *Idaho Power Co. v. Thompson,* 19 F.2d 547, 580 (D. Idaho 1927).

84 William Dean Howells, *The Rise of Silas Lapham* (1885) in Henry S. Commager, ed., *Selected Writings of William Dean Howells* (New York: Random House, 1950), 35, 38–39.

85 Frank Norris, *The Octopus* (1901) (New York: Doubleday & Co., Inc., 1947), 293.

86 Sam Bass Warner, Jr., *Streetcar Suburbs,* 2nd ed. (Cambridge, Mass.: Harvard University Press, 1978), vii–viii.

87 *Lukrawka v. Spring Valley Water Co.,* 169 Cal. 318, 146 P. 640 (1915). *See Cedar Island Improvement Assoc. v. Clinton Electric Light & Power Co.,* 142 Conn. 359, 114 A.2d 535 (1955); *State v. Renick,* 145 W. Va. 640, 116 S.E.2d 763 (1960); *Crownhill Homes, Inc. v. City of San Antonio,* 433 S.W.2d 448 (Tex. 1968).

88 *Lukrawka v. Spring Valley Water Co.,* 169 Cal. 318, 321, 146 P. at 641.

89 *Id.,* 325, 146 P. at 643 (emphasis added).

90 *New York and Queens Gas Co. v. McCall,* 245 U.S. 345 (1917). *See also Woodhaven Gas Light Co. v. Public Service Commission,* 269 U.S. 244 (1925).

91 *In re Board of Fire Commissioners, Fire District No. 3, Piscataway Township,* 27 N.J. 192, 142 A.2d 85 (1958).

92 *Id.,* 201, 142 A.2d at 95.

93 *Cedar Island Improvement Association v. Clinton Electric Light & Power Co.,* 4 P.U.R. 3d 65, 70 (Conn. P.U.C. 1954).

94 *Id.,* 71.

95 *Id.,* 73.

96 *Town of Wickenberg v. Sabin,* 68 Ariz. 75, 200 P.2d 342 (1948).

97 *Id.*

98 *Glen Rock v. Ridgewood,* 25 N.J. 241, 251, 22 P.U.R. 3d 44, 50 (1957). Cf. *Delmarva Enterprises, Inc. v. Mayor and City of Dover,* 282 A.2d 601 (Del. 1971) (operation of facilities in a buffer zone must be made available to all alike).

99 *City of Texarkana v. Wiggins,* 151 Tex 100, 104, 246 S.W.2d 622, 625 (1952). *See Mayor and City of Cumberland v. Powles,* 258 A.2d 410, 413 (Md. 1969) (especially true that municipality acts in its business rather than governmental character when the service is supplied beyond its territorial limits).

100 *Linck v. Litchfield,* 31 Ill. App. 118 (1889).

101 *Browne v. Bentonville,* 94 Ark. 80, 82, 126 S.W. 93, 94 (1910). Despite the Supreme Court's decision, a lower court order extending the main had already been carried out, effectively rendering the case moot.

102 *Marr v. Glendale,* 40 Cal. App. 748 (1919).

103 *Moore v. Harrodsburg,* 32 Ky. 384, 105 S.W. 926 (1907); *Lawrence v.*

Richards, 111 Me. 95, 88 A.92 (1913); *Schriver v. Mayor & City Council of Cumberland,* 164 Md. 286, 184 A.443 (1935); *Rose v. Phymouth Town,* 110 Utah 385, 173 P.2d 285 (1946).

104 *Town of Wickenburg v. Sabin,* 68 Ariz. 75, 79, 200 P.2d 342, 345 (1948).

105 *Edris v. Sebring Utilities Commission,* 237 So.2d 585, 587 (Fla. App. 1970).

106 *Id.,* citing *Garner v. City of Aurora,* 149 Neb. 295, 30 N.W.2d 917 (1948); *Dale v. City of Morganton,* 270 N.C. 567, 155 S.E.2d 136 (1967); *Hicks v. City of Monroe Utilities Commission,* 237 La. 848, 112 So.2d 635 (1959).

107 *Owens v. City of Beresford,* 201 N.W.2d 890 (S.D. 1972). *See also Barbaccia v. County of Santa Clara,* 451 F.Supp. 260, 264 n.2 (N.D. Cal. 1978).

108 *Robinson v. City of Boulder,* 19 Colo. 357, 547 P.2d 228 (1976).

109 *Id.,* 362, 547 P.2d at 232 (emphasis added).

110 *City of Greenwood v. Provine,* 143 Miss. 42, 108 So.284 (1926).

111 *Id.,* 53–54, 108 So. at 286. The Massachusetts rule was expounded in *Horton v. Inhabitants of N. Attleboro,* 302 Mass. 37, 19 N.E.2d 15 (1939), at least with respect to responsibilities in contract and tort.

112 *Reid Development Corp v. Parsipanny—Troy Hills Township,* 10 N.J. 229, 89 A.2d 667 (1952).

113 *Id.,* 235, 238, 89 A.2d at 670, 671.

114 *Id.,* 234, 237, 89 A.2d at 670, 671. *See also Crownhill Homes, Inc. v. City of San Antonio,* 433 S.W.2d 448, 483 (Tex. 1968) (Sharpe, J., dissenting): "I am unwilling to hold that a city-owned water utility exercising a monopoly within its city limits has a lesser obligation under Texas law than a privately owned utility with a franchise (which cannot be exclusive) which obligates it to furnish water service to customers in the area."

115 *Lake Intervale Homes, Inc. v. Parsipanny—Troy Hills Township,* 28 N.J. 423, 147 A.2d 28 (1958). *See also State v. East Shores, Inc.* 154 N.J. Super. 57, 380 A.2d 1168 (1977), where the court ordered the Township of Jefferson to take over and upgrade a dilapidated private water system, now in the receivership of the court. The court first reiterated the duty of a municipality to supply water to all within its borders, so long as the cost to the community would not be grossly disproportionate to individual needs. It then addressed a New Jersey statute that provides that a municipality may "operate and make use of such property and right, and sell or furnish water to any other person or persons . . . *provided,* nothing herein contained shall require such municipality generally to supply or

furnish any of such services as a matter of right to any person or persons."

> The latter part of this section is simply a clarification of and limitation upon the former part of this section. This does not mitigate the duty of a municipality to use its police powers for the protection of the health, safety and welfare of its citizens as circumstances reasonably dictate. . . . For Jefferson Township to now stand idly by in the face of an obvious threat to the health, safety and welfare of all the nearly 300 East Shores residents, amounts to an abrogation of one of its basic responsibilities to its citizens by a governmental body.
>
> —*Id.*, 66, 68, 380 A.2d at 1173, 1174

116 *Johnson v. Reasor*, 392 S.W.2d 54 (Ky. 1965).

117 *Reid Development Corp. v. Parsipanny—Troy Hills Township*, 10 N.J. 229, 233, 89 A.2d 667, 670 (1952).

118 Stephen Crane, "Maggie: A Girl of the Streets," in Fredson Bowers, ed., *The Works of Stephen Crane* (Charlottesville: University Press of Virginia, 1969), 11.

119 *Id.*, 68.

120 *See* Charles R. Cherington, *The Regulation of Railroad Abandonment* (Cambridge, Mass.: Harvard University Press, 1948), and Ford P. Hall, "Discontinuance of Service by Public Utilities," 13 *Minn. L. Rev.* 181 (1929).

121 *State v. Sioux City & Pacific R.R. Co.*, 7 Neb. 357 (1878).

122 *See DeCamp Bus Lines v. Dept. of Transportation*, 182 N.J. Super. 42, 46, 440 A.2d 32, 34 (1981) for a contemporary restatement of this rule: "DeCamp . . . urges recognition of an unqualified right to go out of business, a liberty and property right of which it cannot be deprived by statute. [However], there is authority to support the power of the State to require a utility to continue to provide services, even unprofitably, upon a finding of public necessity."

123 *State ex. rel. Naylor v. Dodge City, Montezuma & Trinidad Railway Co.*, 53 Kan. 377, 378–79 (1894).

124 *Commonwealth v. Fitchburg Railroad Co.*, 78 Mass. (12 Gray) 180 (1858).

125 *Fellows v. City of Los Angeles*, 151 Cal. 52, 90 P. 137 (1907): "The water, as we have seen, was appropriated to a public use, of which plaintiff was and is a beneficiary. The city cannot thus continue to hold and control property, so appropriated to public use and at the

same time refuse to perform the public duty which such possession and control implies." *Id.*, 57, 90 P. at 141.

126 *Public Service Commission of Pennsylvania v. D. & H. Railroad Corp.*, 14 P.U.R. (N.S.) 326, 331 (Penn. P.S.C. 1936).

127 *Re Mountain States Power Co.*, 26 P.U.R. (N.S.) 336 (Mont. P.S.C. 1938).

128 *Yezioro v. North Lafayette County Municipal Authority*, 193 Pa. Super. 271, 279, 164 A.2d 129, 137 (1950).

129 *Id.*, 275, 164 A.2d at 133 (emphasis added).

130 See chapters 2 and 3 above.

131 Professor Antieu, in his treatise, *Municipal Corporation Law* (New York: Matthew Bender and Co., 1980), §5.06 notes that the proprietary/governmental distinction has "generally not served the law very well. The line is difficult to draw at many times, and, when applied, has produced some rather unfortunate decisions."

132 12 McQuillan, *Municipal Corporations* (Mundelein: Callaghan & Co., 1970) §35.35, 465 (1970); 18 McQuillan, *Municipal Corporations* §§53.22–53.59, 242–378.

133 *Indian Towing Company v. United States*, 350 U.S. 61, 65 (1954) (emphasis added).

134 18 McQuillan, *Municipal Corporations* §53.01a, 128–32.

135 *Veach v. City of Phoenix*, 102 Ariz. 195, 196, 427 P.2d 335, 336 (1967).

136 *Id.*, 197, 427 P.2d at 337. An Arizona court also extended the same duty to municipal sewer services.

137 *Duran v. City of Tucson*, 20 Ariz. App. 22, 25, 509 P.2d 1059, 1062 (1973).

138 *Arizona State Highway Dept. v. Bechtold*, 105 Ariz. 125, 460 P.2d 179 (1969); *City of Phoenix v. Whiting*, 10 Ariz. App. 189, 457 P.2d 729 (1969); *Vedosky v. City of Tucson*, 1 Ariz. App. 102, 399 P.2d 723 (1965).

139 Nor is Arizona's experience unique. According to one treatise writer, by 1978 thirty American jurisdictions "had abolished chunks of sovereign immunity by judicial action." Kenneth Culp Davis, *Administrative Law of the Seventies* (New York: Lawyers' Cooperative Publishing Co., 1976, 1978 Supp.), 551. In other jurisdictions legislatures moved to abrogate or limit immunity in some way, leaving only five states who have retained the doctrine. *Id.*, 557. Justice Brennan recently took judicial notice of this pattern—in *Owen v. City of Independence* (1980)—when he characterized "the principle of sovereign immunity" as "a somewhat arid fountainhead for municipal immunity." 445 U.S. 622, 645–46. See footnote 28 in Brennan's opinion, *Id.*, 645, for an interesting critical history of the doctrine.

CHAPTER 6

1 Archibald MacLeish, "Apologia," 85 *Harv. L. Rev.* 1505, 1510 (1972).
2 *North Carolina Public Service Co. v. Southern Power Co.,* 179 N.C. 18 (1919).
3 *Id.,* 22.
4 *United States v. American Tobacco Co.,* 221 U.S. 106, 182 (1911). By 1904, James B. Duke's American Tobacco Company had completed a series of mergers and internal expansions that raised its capitalization to $500 million (up from $25 million in 1890). Thomas K. McCraw, *Prophets of Regulation: Charles Francis Adams, Louis D. Brandeis, James M. Landis, Alfred E. Kahn* (Cambridge, Mass.: Harvard University Press, 1984), 64. *See, in general,* Alfred D. Chandler, *The Visible Hand: The Managerial Revolution in American Business* (Cambridge, Mass.: Harvard University Press, 1977), 381–91; Richard Tenant, *The American Cigarette Industry* (New Haven, Conn.: Yale University Press, 1950); Maurice Corina, *Trust in Tobacco: The Anglo-American Struggle for Power* (New York: St. Martin's Press, 1975).
5 *United States v. American Tobacco Co.,* 221 U.S. at 181.
6 *North Carolina Public Service Co. v. Southern Power Co.,* 179 N.C. at 35 (1919).
7 *Id.,* 35–36.
8 T. S. Eliot, "Tradition and the Individual Talent" (1920) in T. S. Eliot, *Selected Essays 1917–1932* (New York: Harcourt, Brace & Co., 1932), 4.
9 Nathaniel Hawthorne, "The Celestial Railroad" (1843) in *The Works of Nathaniel Hawthorne* (Boston: Houghton Mifflin & Co., 1882), vol. 2, 212–35.
10 Eliot, note 8 above, 4.
11 *Sharples v. Philadelphia,* 21 Pa. 147, 169 (1853).
12 *Woodbury v. Tampa Waterworks Co.,* 57 Fla. 243, 265, 49 So. 556, 564 (1909). Equally adaptable is the modern business enterprise. Thus, when steamship and urban traction lines increased in size, they borrowed management procedures perfected by the railroads. And management of the national telephone system was organized along the lines of Western Union. Chandler, *The Visible Hand,* note 4 above, 485.
13 *New Jersey Steam Navigation Co. v. Merchants' Bank,* 47 U.S. 344, 382 (1839).
14 *Messenger v. Pennsylvania Railroad Co.,* 37 N.J.L. 531, 534 (1874).

15 Lord Hale in his treatise *De Portibus Maris,* 1 *Harg. Law Tracts* 46, as cited in *Munn v. Illinois,* 94 U.S. 113, 126 (1876).

16 Observing that "railroad property . . . is dedicated forever to public use" (45), Edward Dudley Kenna, in his *Railway Misrule* (New York: Duffield & Co., 1914), 26, argued for their control: "The real reason is that adequacy of railroad facilities and the charges to be paid for them are matters of such momentous importance to the people as to become Government affairs, affairs to which only the national defense and the preservation of public order are paramount."

17 Thomas M. Cooley, *A Treatise on the Constitutional Limitations* (Boston: Little, Brown, & Co., 1868), 533.

18 *Louisville Gas Co. v. Citizens' Gaslight Co.,* 115 U.S. 683, 692–93 (1885).

19 *Sandford v. Catawissa Railroad Co.,* 24 Pa. 378, 380–81 (1855).

20 *Messenger v. Pennsylvania Railroad Co.,* 37 N.J.L. at 534 (1874).

21 *New England Express Co. v. Maine Central Railroad Co.,* 57 Me. 188, 196 (1869).

22 *Messenger v. Pennsylvania Railroad Co.,* 37 N.J.L. at 536 (1874).

23 *McDuffee v. Portland & Rochester Railroad Co.,* 52 N.H. 430, 457 (1873).

24 *Sandford v. Catawissa Railroad Co.,* 24 Pa. at 380 (1855). Judge Lewis is entitled to a full quotation in context: "Although a railroad company is a private corporation, in one sense of the term, it is one in which the public have a very great interest; and the paramount object of the legislature in creating such a corporation, is the interest of the public."

25 *Id.,* 380, 381.

26 *Bonaparte v. Camden & Amboy Railroad Co.,* 3 Fed. Cas. 821, 829 (C.C. N.J. 1830).

27 *Haugen v. Albina Light & Water Co.,* 21 Or. 411, 28 P. 244 (1891). The acute reader will note the heaping of synonyms, characteristic of this age. Over time, and into our age, the terms "public concern" and "necessity" have become one, and this was the case then, too. The exception that should be noted is *Williams v. Mutual Gas Co.,* 52 Mich. 499, 501 (1884) where in discussing gas works, the court held that the obligations were the other side of the coin of the privileges granted "and are more in the nature of convenience than necessity, and the duty of the corporation imposed cannot, therefore, be likened to that of the innkeeper or common carrier, but more nearly approximates that of the telegraph, telephone, or mill-owner."

28 *Haugen v. Albina Light & Water Co.,* 21 Or. at 424, 28 P. at 248.

29 *Browne v. Bentonville,* 94 Ark. 80, 82 (1910).

30 *Reid Development Corp. v. Parsipanny–Troy Hills Township,* 10 N.J. 229, 234, 89 A.2d 667, 670 (1952).

31 Recently, we have witnessed cases like *City Gas Co. v. Peoples Gas System,* 182 So.2d 429, 435 (Fla. 1965), disagreeing with other jurisdictions on the ground that they "have emphasized unduly the universal desirability of competition and have not shown sufficient awareness of the implications of the modern development of the regulated monopoly."

32 *Proprietors of the Charles River Bridge v. Proprietors of the Warren Bridge,* 36 U.S. (11 Peters) 420 (1837).

33 *Proprietors of Charles River Bridge v. Proprietors of the Warren Bridge,* 24 Mass. (7 Pick.) 345, 430 (1829). Or a recognition of the fact of natural monopolies. Thus, in one of the most famous Granger tracts, *The History of the Granger Movement, or The Farmer's War Against Monopolies* (1873) (New York: Augustus M. Kelly, 1969), 89, James Dabney McCabe wrote:

> Men may travel or not, as they are inclined, but the farmer must send his products to market, and the merchant and manufacturer must transport their wares to the point where there is the greatest demand for them. So the road is sure of its freight traffic. Men are compelled to use it, for it is the only means of transportation open to them. They are fully aware of this, and the corporation is equally aware of it.

Professor Ely stressed the natural monopoly aspect, "for the multiplication of railways is hindered by the enormous expenditures of labor and capital required, and also by such physical limitations as the absorption of available space by existing railways." *See* Richard Ely, "The Reform of Railway Abuses," 73 *Harper's New Monthly Magazine* 572 (1886).

34 *McDuffee v. Portland & Rochester Railroad Co.,* 52 N.H. 430, 455 (1873).

35 *Allnutt v. Ingles,* 12 East 527, 538–40, 104 Eng. Rep. 206, 210–211 (1810).

36 *Shepard v. Milwaukee Gas Light Co.,* 6 Wis. 539, 547 (1857).

37 *Id.*

38 N. B. Ashby, *The Riddle of the Sphinx* (1890), reprinted in George Tindall, ed., *A Populist Reader* (New York: Harper & Row, 1966), 34.

39 Richard Ely, "The Nature of the Railway Problem," 73 *Harper's New Monthly Magazine* 253 (1886).

40 *Id.*

41 *Griffin v. Goldsboro Water Co.,* 122 N.C. 206, 209, 30 S.E. 319, 320 (1898).

42 *Id.*

43 *North Carolina Public Service Co. v. Southern Power Co.,* 179 N.C. 18, 33–34 (1919).

44 *Norwich Gas Light Co. v. Norwich City Gas Co.,* 25 Conn. 19, 37 (1856). At this time the Connecticut court felt that government had no obligation to provide light to the public. "But it is no part of the duty of the government to provide the community with lights in their dwellings," it pronounced, "any more than it is to provide them with the dwellings themselves." All this is a far cry from the public housing and urban renewal cases in which Connecticut has joined the rest of the nation in holding the provision of housing (at least, low- and moderate-income housing) to be a public use, both for the purposes of eminent domain and for the exercise of the spending power.

45 *Commonwealth v. Bacon,* 13 Bush 210, 213 (Ky. 1877).

46 *Sandford v. Catawissa Railroad Co.,* 24 Pa. 378, 381 (1855). The doctrine is not all that clear. *Scudder v. Trenton Delaware Falls Company* 1 N.J. Eq. 694 (1832) represents one of those twists and turns. The land to be taken in that case was for the purpose of "cutting and constructing a raceway to conduct water from the river Delaware to a point below the Trenton Falls," and for erecting on the land a whole series of manufacturing establishments. *Id.,* 696. The complainants claimed this was a taking of private property for private use. The court admitted that the issue presented "a grave and interesting subject for inquiry." *Id.,* 726. The court also pointed out that the case went further than turnpikes and canals, which are considered of a public nature because everyone has a right to travel on them after paying the regular toll. It also went further than *Bonaparte v. Camden & Amboy Railroad and Transportation Co.,* 3 Fed. Cas. 821 (C.C.N.J. 1830), which dealt with railroads that benefit the entire community. In the case before them, the manufacturers were under the control of private individuals, with no obligation to let the public participate in the profits of the undertaking. "If to establish this as a public benefit," the court went on, "it be indispensably necessary that the public should have the privilege of participating in it directly and immediately, then the proposition is not made out, and the defendants have no authority." 1 N.J. Eq. at 728. Nevertheless, the court refused the injunction on the grounds of the vast, if indirect, public benefits from the erection of seventy mills and factories

dependent on the water power. As such, the case is a forerunner of the urban renewal cases, with their more expansive "public benefit" interpretation in lieu of the use by the public test. *Accord, Hankins v. Lawrence,* 8 Blackf. 266 (Ind. 1846).

47 *Wellington v. Petitioners,* 33 Mass. (16 Pick.) 87, 102–103 (1834).

48 *Jordan v. Woodward,* 40 Me. 317, 324 (1855).

49 *Olmstead v. Proprietors of Morris Aqueduct,* 47 N.J.L. 311, 331 (1855).

50 *Swan v. Williams,* 2 Mich. 427, 435 (1852).

51 *Lumbard v. Stearns,* 58 Mass. 60, 62 (1848).

52 This rationale is close to that advanced in *Munn v. Illinois,* 94 U.S. 133 (1876), that some property becomes "clothed with a public interest" when used in a manner to make it of public consequence, thereby affecting the community at large. Thus, when one devotes property to a use in which the public has an interest, the owner, in turn, grants to the public an interest in that use, and must submit to control by the public for the common good. *See Nash v. Page,* 80 Ky. 539 (1882). Similarly, a public duty of charging equal rates can therefore be imposed by implication from the nature of the public calling to which the company has voluntarily chosen to dedicate its property. True, a steamboat, for instance, is the private property of the owner, but he or she has chosen to engage in a public employment. This line of reasoning also partakes of the monopoly argument. *See Griffin v. Goldsboro Water Co.,* 122 N.C. 206, 30 S.E. 319 (1898).

53 *McDuffee v. Portland & Rochester Railroad,* 52 N.H. 430, 449 (1873).

54 *Lumbard v. Stearns,* 58 Mass. (4 Cush.) 60, 62 (1849). Interestingly, this was one of the defendant company's arguments in *Haugen*—that the ordinance setting it up limited the rights conferred and the obligation imposed. Thus, they asserted, there was not "a word in the language of the grant from which it could be inferred that the company is placed under any obligation whatever to supply any inhabitant of the city with water." *Haugen v. Albina Light & Water Co.,* 21 Or. 411, 415, 28 P. 244, 247 (1891). The absence of any express provision in the ordinance was duly noted by the court as it blithely went on to reject the defendant's contention. In *Paterson Gas Light Co. v. Brady,* 27 N.J.L. 245 (1858), the court agreed that the company was under no legal obligation to supply gas to all persons having buildings on the line of their pipes in the absence of any express provision in the charter. This was overturned in *Olmstead v. Proprietors of the Morris Aqueduct,* 47 N.J.L. 333 (1855).

55 *See Griffin v. Goldsboro Water Co.,* 122 N.C. 206, 208, 30 S.E. 319,

320 (1898): "[W]here the owner of property devotes it to a use in which the public has an interest, he in effect grants to the public an interest in such use and must to the extent of that interest submit to be controlled by the public."

56 *Riddle v. Proprietors of the Locks and Canals on the Merrimac River,* 7 Mass. (7 Tyng) 169, 184–85 (1810). In *Turnpike Co. v. New Co.,* 43 N.J.L. 381 (1881), an act concerning telegraph companies contained no express words imposing the duty to send messages for all who apply. The New Jersey Supreme Court upheld its constitutionality on the ground that there must be an implication that in granting the franchise, the legislature intended to charge the company with a duty to the public and the recipient assumed the performance of such duty.

57 William Wordsworth, "Steamboats, Viaducts, and Railways" (1835) in T. Hutchinson, ed., *The Poems of William Wordsworth* (London: Humphrey Milford, 1916), 477.

58 *Cf. Riddle v. Proprietors of the Locks and Canals on the Merrimac River,* 7 Mass. (7 Tyng) 169, 184–85 (1810).

59 *Munn v. Illinois,* 94 U.S. 113, 126 (1876).

60 Edgar Allan Poe, "The Poetic Principle," in W. H. Auden, ed., *Selected Prose, Poetry and Eureka* (New York: Holt, Rinehart & Winston, Inc., 1950), 417.

61 Ralph Waldo Emerson, *The Prose Works of Ralph Waldo Emerson,* vol. I (Boston: Fields, Osgood & Co., 1870), 416. Emerson continues, "[t]he poet has a new thought; he has a whole new experience to unfold; he will tell us how it was with him; and all men will be the richer in his fortune." *Id.,* 418.

EPILOGUE

1 Sir John Davies, *Irish Reports* (Les Reports des Cases & Matters en Ley, Resolves & Adjudges en les Courts del Roy en Ireland. Collect & digest per Sir John Davies Chivaler, Atturney Generall del Roy en cest Realm), Dublin: 1674, Preface.

2 It can be argued, indeed, that seventeenth-century English lawyers and political thinkers developed the theory of an "ancient constitution"—a document supposedly predating historical records and containing all the essential features of contemporary law—because they possessed no record of any other body of law that had governed England in the past. Unlike their French counterparts, whose history was replete with invasions and migrations, English lawyers could

draw on their "Anglo-Saxon heritage" to argue for an ancient and unchanging body of law co-extensive with the land and with the people who inhabited it. These common law lawyers invoked the "ancient constitution" as the precedent of precedents, using it for political as well as legal purposes. See J. G. A. Pocock, *The Ancient Constitution and the Feudal Law* (Cambridge: Cambridge University Press, 1957).

This legal devotion to the course of history was no brief flirtation. During the turbulent formative years of American law, the marriage of law and history not only remained intact, but grew richer and stronger. *See* Roscoe Pound, *The Spirit of the Common Law* (Boston: Marshall Jones Co., 1921), 31. By the turn of the twentieth century, no less imposing a figure than Oliver Wendell Holmes celebrated this time-tested relationship:

> The rational study of law is still to a large extent the study of history. History must be a part of the study, because without it we cannot know the precise scope of rules which it is our business to know. It is a part of the rational study, because it is the first step toward an enlightened skepticism, that is, toward a deliberate reconsideration of the worth of those rules.

Yet, as Holmes cautions us, this love of lawyers and judges must not be blind: jurists must be careful to distinguish the obsolete holding from the indispensable precedent. Oliver Wendell Holmes, "The Path of the Law," 10 *Harv. L. Rev.* 469 (1897).

3 The language of the Seventh Amendment, for example, makes this complementary relationship between the two sources of law most clear:

> In *Suits at common law,* . . . the right of trial by jury shall be preserved, and no fact tried by a jury, shall be otherwise re-examined in any Court of the United States, than *according to the rules of the common law* (emphasis added).

4 *See* Guido Calabresi, *A Common Law for the Age of Statutes* (Cambridge, Mass.: Harvard University Press, 1982).

5 Judge Shirley Hufstedler in *Dillenburg v. Kramer,* 460 F.2d 1222, 1226 (9th Cir. 1972).

6 *Beal v. Lindsay,* 468 F.2d 287 (2nd Cir. 1972).

7 Always a related issue is whether provision of services is to be measured by the efforts of the city (input) or the benefit to the citizens (output). If the equality is to be determined as equal enjoyment of the same functional level of service, it will require a larger expenditure to produce that result in a crowded and physically deteriorating neighborhood than in an area or sector featuring low density premium structure homes. Police patrolling is an example that comes most immediately to mind. Equality of "security"—the output goal—may well necessitate a disproportionate concentration of police personnel in high density areas. A level of municipally provided trash or refuse collection that may attain the health and safety goals in a low density residential area may be woefully inadequate to produce that same output level of minimization of disease and accident threats in a small-lot or attached multiple dwelling unit neighborhood. The examples could be multiplied.

Within the institutional context of litigation, the strength of a theory that insists upon input equality cannot be overemphasized. Any theory founded upon articulation of substantive minimal entitlement of certain—presumably more crucial—services enjoys the surface attraction of being less demanding upon the resources of a given community. Yet the price of this lower level of demand is the nearly impossible task of determining the dimensions of the bare minima. In a case such as *Hawkins,* which is bottomed upon the demonstration of racial classifications and the municipal provision of the services from the proceeds of general tax revenues, the requirement that as to all citizens similarly situated in terms of need there must be equality of governmental efforts has the virtue of both simplicity and immediate plausibility. By definition, the court is dealing with already attained levels of effort in the favored neighborhoods.

There is a need for caution, however, in approaching cases where the "suspect" basis of the classification cannot be demonstrated, and the attempt to attain the strict review standard rests upon an articulation of "fundamental personal interest." It is in the context of defining fundamental personal interests that a court is asked to come closest to issues of substantive due process through the designation of levels of minimum entitlement. In the somewhat analogous area of public assistance benefits, the practical impediments to judicially undertaking the task, coupled with the less than reassuring record compiled during the era of substantive due process, combined to arrest what had been a string of notable victories. *Dandridge v. Williams,* 397 U.S. 471, 484–85 (1970).

Dandridge came down only two weeks following the Court's decision in *Goldberg v. Kelly,* 397 U.S. 254 (1970). Read together, *Dandridge* and *Kelly* can be harmonized only along the theory that the Court will take a firm line in protecting the procedural due process rights that restrain the *way* in which government benefits—once voted—are administered and allocated; but, with regard to the substantive question of *what* is appropriated, courts are not to interfere with the "statutory discrimination . . . if any state of facts reasonably may be conceived to justify it." *Dandridge,* 397 U.S. at 485, citing *McGowan v. Maryland,* 366 U.S. 420, 426 (1966).

In addition to *Kelly,* attacks upon the procedural facets of the public assistance scheme had proved successful in *Shapiro v. Thompson,* 394 U.S. 618 (1969); and *King v. Smith,* 392 U.S. 309 (1968). Another notable "poor peoples' victory" was achieved in *Sniadach v. Family Finance Corp.,* 395 U.S. 337 (1969).

8 *Towns v. Beame,* 386 F.Supp. 470, 472 (S.D.N.Y. 1974) (emphasis added).

9 *Id.,* 474.

10 *Collins v. Town of Goshen,* 635 F.2d 954 (2d Cir. 1980).

11 *Id.,* 956.

12 *Burner v. Washington,* 399 F.Supp. 44 (D.D.C. 1975).

13 *Id.,* 48.

14 *Id.,* 53.

15 The nature of the common law remedy in this setting might well take the form of a tort action. If a plaintiff can show specific harm to person or property which has resulted from a breach of the common law duty, all of the elements for a classical tort action are at hand. It is thus not difficult to forecast consequences in the affected neighborhood in *Towns* which would parallel the recovery in *Veach v. City of Phoenix.*

16 *Sir George Farmer v. Brook,* 74 Eng. Rep. 905 (C.B. 1590).

17 *Travaini v. Maricopa County,* 9 Ariz. App. 228, 450 P.2d 1021 (1969) (rehearing denied).

18 *Id.,* 229, 450 P.2d at 1021.

19 *Id.,* 230, 450 P.2d at 1023.

The fact that *Travaini* dealt with a resident within the incorporated areas of Phoenix whereas the plaintiffs in *Collins* were newcomers to the Land of Goshen would not work a different common law result. The fatal error of the defendants in the *Collins* case was the annexation of Arcadia Hills. Once that step had been voluntarily agreed to, the residents of Arcadia Hills were entitled to equality of treatment and adequacy in the rendition of the common water system. This is not to suggest that at the time of the proposed annexation the municipal authorities might not have licitly insisted upon some form of assessment as a precondition to hooking up the existing facilities. It would be difficult to dispute the legitimacy of reasonable assessments designed to equalize the contributions of the historical and new residents with respect to shared capital facilities. But *cf. Town of Highland Park v. Gutherie,* 269 S.W. 193 (Tex.Civ.App. 1925).

20 For Tocqueville, equality of condition meant sacrificing genius to mass education, glory to contentment, intense pleasure to well being, passionate feelings to good manners, virtue to conformity. Indeed, the obsession with equality has dangerous social consequences:

> Democratic peoples always like equality, but there are times when their passion for it turns to delirium. This happens when the old social hierarchy, long menaced, finally collapses after a severe internal struggle and the barriers of rank are at length thrown down. At such times, men pounce on equality as their booty and cling to it as a precious treasure they fear to have snatched away. The passion for equality seeps into every corner of the human heart, expands, and fills the whole. It is no use telling them that by this blind surrender to an exclusive passion they are compromising their dearest interests; they are deaf. It is no use pointing out that freedom is slipping from their grasp while they look the other way; they are blind, or rather they can see but one thing to covet in the whole world.
>
> —Alexis de Tocqueville, *Democracy in America* (1850), J. P. Mayer, ed., translated by George Lawrence (New York: Anchor Books, 1969), 505.

However, Tocqueville feared that those citizens who stood opposed to the great cost of democratic movements would respond to equality with harsh repressiveness.

21 Several decades, and civil rights struggles, ago, Finley Peter Dunne's Mr. Dooley, in his inimitable brogue, put it thus:

> " 'T is not me that speaks, Hinnissy, 't is th' job. Dooley th' plain citizen says, 'Come in, Rastus.' Dooley's job says: 'If ye come, th' r-rest will stay away.' An' I'd like to do something f'r th' naygur, too."
>
> "What wud ye do?" asked Mr. Hennessy.

> "Well," said Mr. Dooley, "I'd take away his right to vote an' his right to ate at th' same table an' his right to ride on th' cars an' even his sacred right to wurruk. I'd take thim all away an' give him th' on'y right he needs nowadays in th' South."
>
> "What's that?"
>
> "Th' right to live," said Mr. Dooley. "If he cud start with that he might make something iv himsilf."
>
> —From "Booker T. Washington, President Roosevelt, Mr. Dooley, and the Fourteenth Amendment" in *Mr. Dooley on the Choice of Law,* Edward J. Bander, ed. (Charlottesville, Va.: The Michie Company, 1963), 63–64.

22 *Veach v. City of Phoenix,* 102 Ariz. 195, 427 P.2d 335 (1967).

23 The need for and effect of this heightened concern can be demonstrated by the differing treatments given to the defendants' explanation of the allocation of sanitary sewers in the case of *Hawkins v. Town of Shaw,* 437 F.2d 1286 (1971). The unchallenged statistics revealed that "[w]hile 99% of [Shaw's] white residents are served by a sanitary sewer system, nearly 20% of the black population is not so served." *Id.,* 1290. The explanation that the District Court credited as denuding this condition of actionable significance went to the essence of planning priorities, and can be expected to recur in future litigation. At trial, the defendants introduced testimony to the effect that they had adopted a "firm policy" to extend the sewer system into all newer subdivisions at the time of their annexation. While it was alleged that this "policy" extended the benefits of sanitary sewers to new residential additions regardless of their racial composition, the older areas of the city that were thus subordinated to some distantly future improvement were, admittedly, almost exclusively black.

To the extent that the individuals brought within the corporate limits are "new citizens," the discriminatory impact of this policy would be precisely the reverse of that condemned in *Shapiro v. Thompson,* 394 U.S. 618, 632–33 (1969): "Appellants' reasoning would logically . . . permit the State to apportion all benefits and services according to the past tax contributions of its citizens. The Equal Protection Clause prohibits such an apportionment of state services."

The broad issue thus framed is whether a municipality burdened by a record of non-evenhanded rendition of its services can leapfrog the underserved established areas in pursuit of an aggressive policy designed to capture new "additions" with their presumably higher tax base. By its ruling, the District Court took the position that such a "policy," if non-discriminatory in its current application, is sufficient to immunize the municipality against enforceable equalization claims by those not previously served and now, in effect, left behind.

The Circuit Court entertained no such notion. While questioning the existence of such a "firm policy," the original Tuttle opinion holds that in the face of a strict review standard, "the fact that extensions are now made to new areas in a non-discriminatory manner is not sufficient [to withstand the equal protection challenge] when the effect of such a policy is to 'freeze in' the results of past discrimination." 437 F.2d at 1290. Thus we may assume that a subdivision capture policy—while assuredly a legitimate goal—does not constitute a compelling justification for the continued toleration of past neglect. In concert with this value judgment, it would seem that a newly adopted finance policy that would shift the provision of municipal services from the realm of general tax revenues to the plateau of betterment assessments or compensatory user charges would be unacceptable if its effect would be to "freeze in" the results of past discrimination.

24 If Americans were thoroughly prepared to heed judicial solutions to political and social problems, the tension associated with judicial intervention might diminish. As then Attorney General Robert Jackson stated in his Sesquecentennial Address to the U.S. Supreme Court in 1939:

> Judicial functions, as we have evolved them, can be discharged only in that kind of society which is willing to submit its conflicts to adjudication and to submit power to reason.

Precisely the sort of repressive regime Plato and Tocqueville feared might result if such "tensions and conflicts" got out of hand. 309 US at vii (1939).

25 The defendants' response in *Hawkins v. Town of Shaw* to the allegations of unequal street lighting raised this issue, and one likely to be present in future municipal service suits. Plaintiffs' unchallenged statistics revealed that while the town had deployed a significant number of medium- and high-intensity mercury vapor fixtures in a "second generation system," all of the new units had been installed in white neighborhoods. Those black neighborhoods favored with

municipally provided street lighting contained only bare bulb incandescent fixtures. In Judge Keady's opinion, such an undisputed condition was not actionable absent a further showing that the bare bulb fixtures were "practically inadequate or that an insufficient number of such lights ha[d] been erected, or that detriment of any kind ha[d] been sustained." 303 F.Supp. at 1165. In so doing, the District Court raised the fundamental issue as to whether judicially enforceable "equality" assumes the dimension of equal provision of minimally adequate performance or the apparently more ambitious claim of absolute equality at the level services are being provided in favored neighborhoods. Under the theory espoused by Judge Keady, if a bare bulb fixture is adequate to attain the functional advantage of dispelling the danger of accident or crime, then it is a matter of indifference to the judiciary that the town fathers have elected to augment the facilities beyond the requirements of functional need in one section of the community.

The attitude of the Court of Appeals is squarely to the contrary. Declaring that "[*i*]*mprovements* to existing facilities provided in a discriminatory manner may also constitute a violation of equal protection," 437 F.2d at 1290, Judge Tuttle ruled that "[t]he fact that there was no specific showing that lighting was not adequate is not significant. What is significant is that it is clear that all of the *better* lighting that exists in Shaw can be found *only* in the white parts of the town." 437 F.2d at 1289. While the court volunteers the assumption "that the modern high intensity lights are *more* adequate from the fact of their use by the city," 437 F.2d at 1289–90, the Fifth Circuit neatly sidesteps entanglement with any judicial formulation of functional minima. Whether insufficient or excessive, the black citizens of Shaw are entitled to service facilities identical to those established in the white neighborhoods of their town. Nothing more can be required under the court's theory; nothing less is acceptable in the face of their constitutional claim.

26 Finally, all who have hopes for equality must confront the fears of at least one great political philosopher, Nietzsche. When Zarathustra failed to inspire his listeners by showing them a glorious future, he tried to appall them by revealing a wretched one:

> Lo! I show you *the last man*.
>
> "What is love? What is creation? What is longing? What is a star?"—so asketh the last man and blinketh.
>
> The earth hath then become small, and on it there hoppeth the last man who maketh everything small. His

> species is ineradicable like that of the ground-flea; the last man liveth longest.
>
> "We have discovered happiness"—say the last men, and blink thereby. . . .
>
> One no longer becometh poor or rich; both are too burdensome. Who still wanteth to rule? Who still wanteth to obey? Both are too burdensome.
>
> No shepherd and one herd! Every one wanteth the same; every one is equal: he who hath other sentiments goeth voluntarily into the madhouse.
>
> —Friedrich Nietzsche, *Thus Spake Zarathustra*, translated by Thomas Common, in *The Complete Works of Friedrich Nietzsche*, vol. 11, Oscar Levy, ed. (New York: Russell & Russell, Inc., 1964), 12–13.

So much for a rosy picture of a thoroughly equalized community. These theoretical problems associated with equality may strike many as either fantasies or bad faith attempts to inhibit the recognition of fundamental rights. When one remembers the truly pedestrian object of our physical goals it is difficult to take alarm. Yet there are other voices of caution that may deserve greater heed.

27 *Palmer v. Thompson*, 403 U.S. 217 (1971).

28 *See* Chapter 5 above. *Cf.* Morton J. Horwitz, "The History of the Public/Private Distinction," 130 *U. Pa. L. Rev.* 1423 (1982) and Robert H. Mnookin, "The Public/Private Dichotomy: Political Disagreement and Academic Repudiation," 130 *U. Pa. L. Rev.* 1429 (1982).

29 *See*, e.g., Charles M. Haar, *Between the Idea and the Reality: A Study in the Origin, Fate, and Legacy of the Model Cities Program* (Boston: Little, Brown & Co., 1975).

30 See, for example, the recent Boston Harbor litigation, *City of Quincy v. Metropolitan District Commission* (Mass.: Norfolk Superior Court 1983), Civil Action No. 138477.

31 *Swan v. Williams*, 2 Mich. 427, 438 (1852).

32 *Griffin v. Goldsboro Water Company*, 122 N.C. 206, 208, 30 S.E. 319, 320 (1898).

33 The flexibility of the common law to take the measure of modern conditions as well as to cooperate with contemporary legislation was recently illustrated in *Gloucestershire County Council v. Farrow*, All ER 1031 (1983), decided by a direct successor to the framers of the original doctrine. The suit before the chancery division of the High Court was commenced by the County Council in an effort to

preclude the revival of an ancient market franchise on grounds that it would pose an intolerable interference with the course of a modern highway. The defendant was Kenneth de Courcy, Lord of the Manor of Stow and owner of two explicit Royal Market Franchises. The evidence showed that the defendant obtained his status by purchase and that among the rights and privileges associated with the Manor of Stow was one to hold a weekly market granted by a charter of Henry I to the Abbey of Evesham. Three hundred years later, Edward IV granted a second charter to the same Abbey to hold a fair in Stow twice yearly. It was agreed by all that the weekly market had ceased at about the year 1900; thereafter, no attempt to revive it was made until 1979.

It was the submission of the Council that in the intervening three quarters of a century the site of the disused market had become a public highway. They also argued that under terms of the Highways Act of 1980 if the public was allowed enjoyment of a right of passage for twenty years without interruption such continuous user was to be taken as a dedication of the affected real estate as a highway.

The defendant eagerly embraced this Bractonian dialogue. He replied that in the instance of a cessation of user the Crown might commence a proceeding to revoke the charter but that a private citizen was not privileged to throw off the servitude granted by the Royal privilege.

Goulding, J., admitted the force of the contending arguments and lamented that he was forced to decide the issue without the benefit of any direct precedent. Notwithstanding, he issued both a declaratory judgment and injunctions. He rested this result upon the conclusion that:

> the manorial right to have a weekly market in the market place has been lost by the lapse of a 20-year period without such market being held.
>
> –*Id.*, 1038

34 *Blissett v. Hart,* 1 Willes 508, 125 Eng. Rep. 1293 (C.P. 1744).

35 *Sandford v. Catawissa Railroad Company,* 24 Pa. 378, 382 (1855).

36 Henry James, "The Art of Fiction" (1884), in *Henry James, Selected Fiction,* Leon Edel, ed. (New York: E. P. Dutton, 1964), 591.

37 *McDuffee v. Portland & Rochester Railroad,* 52 N.H. 430, 456 (1873).

ACKNOWLEDGMENTS

We have had the benefit of advice and suggestions from many sources. The ideas in the book were tested not only in our classes, but by practitioners in the field, especially David Lipman and Steven Horowitz. We would be personally remiss if we did not acknowledge the hours of conversation with our friend and fellow student Professor Stephen A. Siegel; much of what is here written down is a transcript of those early musings. Professor Michael Wolf of the Oklahoma City University School of Law should be singled out for the intensive labor and great skill he applied to the manuscript. Jonathan Lindsay has been a most perceptive collaborator. Professor Stephen Diamond of the Benjamin N. Cardozo School of Law was most generous with his ideas, as were Professors Suzanne Keller of Princeton University and Steven White of Wesleyan University. Professor Willard Hurst of the University of Wisconsin Law School, Professors Harold J. Berman and Sam Thorne of the Harvard Law School, and Judge Charles E. Wyzanski, Jr., helped considerably by their comments; David Barrett, Jerold Kayden, and Peter Lewis were keen readers and critics; and we were fortunate in receiving editorial help from Bob Asahina. Professor Fessler wishes especially to acknowledge the encouragement of Dean Florian Bartosic, another of those classical liberals who believes in encouraging political conservatives to worry about social ills. Barrett Braun (Class of '87, U.C. Davis Law School), Laura Dadagian, Ellen Fern, and Dina Michels, timeless diggers in archives, struggled valiantly with checking citations. Marilyn McLeod shepherded the entire production line. We also thank Arlo Woolery and the Lincoln Institute of Land Policy for their encouragement.

We are indebted to the Harvard Law School and Harvard Business School for their magnificent collections of portraits and prints. Bernice Loss, curator of the art collection at Harvard Law School, has been most helpful in finding and suggesting materials of artistic and biographical interest. The portraits on pages 155, 204, 205, and 223 and the cartoon on page 118 are from that collection. The picture on page 144 is from the Baker Library collection at Harvard Business School. The photograph of the Fitchburg locomotive is from the Beverly, Massachusetts, Historical Society; the remaining railroad pictures are from the Baker Library. The sketch of the Charles River Bridge came to us from the Library of the Boston Atheneum, and we are indebted to the Museum of the City of New York for permission to use the Jacob Riis photograph on page 248. The map of the town of Shaw as well as the photographs of the conditions confronted by Andrew Hawkins and his neighbors were provided by Professor Yale Rabin of the University of Virginia.

INDEX

ABOUT THE AUTHORS

CHARLES M. HAAR is Louis D. Brandeis Professor of Law at Harvard University and was the first Assistant Secretary for Metropolitan Development in the U.S. Department of Housing and Urban Development. He chaired President Johnson's Task Force on Natural Beauty and the President's Commission on Suburban Problems. He served as advisor on urban affairs to Presidents Johnson and Carter. Formerly Chairman of the MIT-Harvard Joint Center for Urban Studies, he now heads the Land Policy Roundtable of the Lincoln Institute. Currently, he is the court-appointed Special Master in the Boston Harbor pollution litigation.

DANIEL WM. FESSLER was honored as the William and Sally Rutter Distinguished Professor of Law, King Hall School of Law, University of California at Davis, in 1982. He has been a consultant to Secretary Robert Finch, U.S. Department of Health, Education and Welfare, on the provision of legal services to the disadvantaged, and most recently has been counsel to the Alaska Code Revision Commission.